Die ICF-CY in der Praxis

Die ICF-CY in der Praxis

Olaf Kraus de Camargo, Liane Simon, Gabriel M. Ronen, Peter L. Rosenbaum (Hrsg.)

Olaf Kraus de Camargo
Liane Simon
Gabriel M. Ronen
Peter L. Rosenbaum
(Hrsg.)

Die ICF-CY in der Praxis

2., vollständig überarbeitete und erweiterte Auflage

Aus dem Englischen von Gisela Fichtl

unter Mitarbeit von

Jennifer Johannesen
Jaclyn Pederson
Stefanus Snyman
Hillegonda A. Stallinga

hogrefe

Olaf Kraus de Camargo
Department of Pediatrics, McMaster University
1280 Main Street West
HSC 3A
Hamilton, Ontario L85 4K1
E-Mail: krausdc@mcmaster.ca

Gabriel M. Ronen
Department of Pediatrics, McMaster University
1280 Main Street West
HSC 3A
Hamilton, Ontario L85 4K1
roneng@mcmaster.ca

Liane Simon
MSH Medical School Hamburg
University of Applied Sciences and Medical University
Am Kaiserkai 1
20457 Hamburg
E-Mail: liane.simon@medicalschool-hamburg.de

Peter L. Rosenbaum
Department of Pediatrics, McMaster University
1280 Main Street West
HSC 3A
Hamilton, Ontario L85 4K1
rosenbau@mcmaster.ca

Bibliografische Information der Deutschen Nationalbibliothek
Die Deutsche Nationalbibliothek verzeichnet diese Publikation in der Deutschen Nationalbibliografie; detaillierte bibliografische Daten sind im Internet über http://www.dnb.de abrufbar.

Verantwortliche Person in der EU: Hogrefe Verlag GmbH & Co. KG, Merkelstraße 3,
37085 Göttingen, info@hogrefe.de

Anregungen und Zuschriften bitte an den Hersteller:
Hogrefe AG
Lektorat Gesundheit
z. Hd. Susanne Ristea
Länggass-Strasse 76
3012 Bern
Schweiz
Tel. +41 31 300 45 00
info@hogrefe.ch
www.hogrefe.ch

Lektorat: Susanne Ristea
Bearbeitung: Gisela Fichtl, München
Herstellung: Daniel Berger
Umschlag: Claude Borer, Riehen
Satz: punktgenau GmbH, Bühl
Druck und buchbinderische Verarbeitung: AZ Druck und Datentechnik GmbH, Kempten
Printed in Germany

3. Nachdruck 2026 der 2., vollständig überarbeitete und erweiterte Auflage 2020

(E-Book-ISBN_PDF 978-3-456-95764-7)
(E-Book-ISBN_EPUB 978-3-456-75764-3)
ISBN 978-3-456-85764-0
https://doi.org/10.1024/85764-000

Inhaltsverzeichnis

Einführung . . . 9
Peter Rosenbaum

Hintergrund . . . 9

Teil I . . . 15

1 ICF und bio-psycho-soziales Gesundheitsmodell: Von der „Krankheit“ zum „Gesundheitszustand“ . . . 17
Olaf Kraus de Camargo

1.1 Funktionale Gesundheit . . . 20

1.2 Core Sets und Checklisten . . . 21

1.3 Evaluation der Betreuungsmaßnahmen und Interventionen . . . 23

2 Das Konzept der Funktionsfähigkeit . . . 27
Hillegonda A. Stallinga

2.1 Einleitung . . . 27

2.2 Was bedeutet der Begriff der Funktionsfähigkeit? . . . 27

2.3 Wann kann man von erfolgreicher Funktionsfähigkeit sprechen? . . . 29

2.4 Warum die Funktionsfähigkeit im Gesundheitswesen schwerpunktmäßig genutzt werden sollte . . . 29

2.5 Wie man insgesamt mit dem Konzept der Funktionsfähigkeit arbeitet . . . 30

3 Personbezogene Faktoren in der Praxis und im Gesundheitswesen . . . 33
Olaf Kraus de Camargo

3.1 Einführung . . . 33

3.2 Personbezogene Faktoren in der ICF . . . 35

3.3 Personbezogene Faktoren als Grundlage für die Behandlung . . . 35

3.4 Was macht Personen aus und wie kann man sie beschreiben? . . . 36

3.5 Die ICF und Daten zum Gesundheitswesen . . . 37

3.6 Personbezogene Faktoren im öffentlichen Gesundheitswesen . . . 38

3.7 Risiken bei der Erfassung personbezogener Faktoren . . . 40

3.8 Fazit . . . 41

4 Das Verhältnis zwischen ICF und Patient Reported Outcome Measures (PROMs). Wie gut korrelieren sie? . . . 45
Gabriel M. Ronen

4.1 Szenario . . . 45

4.2 Einführung . . . 46

4.3 Grundlegende Begriffe . . . 46

4.4 Theoretische Überlegungen zum Verhältnis von PROMs und ICF . . . 50

4.5 PROM: Von der Theorie und Forschung zur allgemeinen Praxis . . . 52

4.6 Zurück zum Szenario . . . 57

4.7 Zukunftsperspektiven . . . 58

4.8 Ergebnisse . . . 60

Teil II . . . 65

5 Die ICF in der Praxis: Fallbeispiele und Übungen . . . 67
Liane Simon und Olaf Kraus de Camargo

5.1 Ziel 1: Kenntnis und Anwendung der fünf Komponenten des ICF-Rahmenkonzepts . . . 68

5.2 Ziel 2: ICF-basierte Beschreibung eines Funktionsprofils . . . 75

5.3 Ziel 3: Interdisziplinärer Austausch auf Grundlage der ICF . . . 75

5.4 Ziel 4: Mut zur Kommunikation . . . 76

5.5 Ziel 5: Zielformulierung mit Familie und Team . . . 79

6 Entwicklung effektiver Teams: ICF als verbindendes Element . . . 81
Stefanus Snyman, Liane Simon und Olaf Kraus de Camargo

6.1 Die Bedeutung der Ziele und die verschiedenen Sichtweisen auf ein Problem . . . 81

6.2 Nach Zielen suchen – zuvor aber das „Problem" definieren . . . 82

6.3 Weitergabe von Informationen zur Bestimmung des Problems . . . 82

6.4 Interdisziplinäre Zusammenarbeit . . . 83

6.5 Teamentwicklung . . . 91

6.6 Fachleute der Gesundheitsberufe als „Umweltfaktoren“ 93

6.7 Weitere Betrachtungen: Geheime Ziele 96

7 Die ICF: Inhalte und Handreichungen für die Ausbildung von Fachleuten in Gesundheitsberufen 99
Olaf Kraus de Camargo und Stefanus Snyman

7.1 Hintergrund 99

7.2 Berufsausbildung im Gesundheitswesen und die Rolle der ICF 100

7.3 Beispiele für die ICF-Ausbildung 101

7.4 Fazit 108

8 Die ICF unterstützt Verwaltung, Politik und Patientenvertreter 111
Olaf Kraus de Camargo und Jaclyn Pederson

8.1. Administrative Anwendungen 111

8.2 Anwendungen in der Patientenvertretung 114

8.3 Anwendungen für Richtlinien 116

Teil III 119

9 Die ICF aus Elternperspektive 121
Jennifer Johannesen

9.1 Einleitung 121

9.2 Überlegungen zur biomedizinischen Sichtweise 122

9.3 Betrachtung von Behinderung 123

9.4 Entscheidungsfindung 124

9.5 Passt die ICF zu allen Familien? 125

9.6 Zurück zu den Grundlagen 128

9.7 Wege in die Zukunft: mögliche Anwendungen 130

10 Perspektiven einer künftigen Entwicklung der ICF: Herausforderungen und Vorschläge 133
Olaf Kraus de Camargo

Teil IV: Anhang 141

11 Anhang 143

11.1 Übung und vier Fallbeispiele 144

11.2 Teamentwicklung – Phasen und dysfunktionale Gruppen 159

11.3 Mein F-Words-Zielblatt 163
11.4 ICF-Formular für die Entlassung oder Überweisung 164
11.5 Kopiervorlage – ICF-basiertes Funktionsprofil 169
11.6 ICF-Checklisten 170
11.7 Nützliche Links und weitere Ressourcen zur ICF 221

Autorenvitae 223

Sachwortregister 225

Einführung

Peter Rosenbaum

Im Gesundheitswesen zeichnen sich mitunter spannende und herausfordernde neue Entwicklungen ab, die ein Umdenken und Verhaltensänderungen bewirken können. Solche Veränderungen können neue Methoden in der Gesundheitsversorgung und bei der Ausbildung von medizinischem Fachpersonal zur Folge haben; sie können die wissenschaftlichen Voraussetzungen ebenso beeinflussen wie die Art der Forschung, aber auch die Organisation von Gesundheitsdienstleistungen. Und manchmal entwickeln sich daraus neue Ideen, die sich diejenigen, die den Prozess ursprünglich ins Rollen gebracht haben, gar nicht hätten ausmalen können. Tatsächlich provozieren Änderungen auf einem bestimmten Gebiet häufig auch Neuerungen auf anderen Gebieten, die nicht vorhersehbar waren. Die Autoren dieses Handbuchs zur *Internationalen Klassifikation der Funktionsfähigkeit, Behinderung und Gesundheit* (ICF) der Weltgesundheitsorganisation (WHO) (54. Weltgesundheitsversammlung 2001) (WHO, 2001) und der Version für Kinder und Jugendliche (ICF-CY (WHO, 2007)) sind der Ansicht, dass die ICF ein solches Transformationspotential birgt und eingehender untersucht werden sollte.

Die erste Auflage des vorliegenden Buches haben Olaf Kraus de Camargo und Liane Simon auf Deutsch herausgegeben (2013). Es beinhaltete Ideen, Überlegungen und Erfahrungen für Fachleute im Bereich Frühförderung und Sozial- bzw. Entwicklungspädiatrie, die seit der Einführung der ICF-CY 2007 in zahlreichen Workshops zusammengetragen wurden. Bei der Übersetzung dieser Ausgabe ins Englische fiel uns auf, wie viel sich in der Zwischenzeit bereits geändert hatte, sodass eine eingehendere und detailliertere Beschreibung sowohl der Grundlagen, auf denen die „ICF-Sicht" beruht, als auch der sich daraus ergebenden Entwicklungen auf der Hand lag. Weltweit hatten sich die klinische Praxis, aber auch die Lehrpläne für die Ausbildung von Fachkräften im Gesundheitsbereich der Philosophie, dem Rahmenkonzept und dem Instrumentarium der ICF angepasst. Viele der Praxisbeispiele aus der Erstauflage haben wir in die vorliegende Auflage übernommen, da wir die aufgeworfenen Fragen und Lösungsansätze für universal und standortunabhängig halten.

Hintergrund

Die ICF geht auf eine Initiative der Weltgesundheitsorganisation (WHO) von 2001 zurück und wird, insbesondere im Bereich von Behinderungen bei Kindern, immer häufiger eingesetzt. Das Gesundheitsmodell der ICF ist aus der Sicht der Autoren für sämtliche Berufe in Medizin und Gesundheitswesen hervorragend geeignet und sollte unserer Ansicht nach Medizinstudenten und Auszubildenden aller Gesundheitsberufe von Beginn der Ausbildung an vermittelt werden. Wir bemühen uns, die Merkmale der ICF, die für die Leser hilfreich und praktisch umsetzbar sind, in diesem Buch besonders hervorzuheben.

Teil I: In den Kapiteln 1 bis 4 stellen wir das Gesundheitsmodell vor, das die ICF als Rahmenkonzept bereitstellt. Zu den Kerngedanken, die wir für stringent und zwingend halten, gehört auch, dass die ICF Folgendes bietet:

- *Ein bio-psycho-soziales Rahmenkonzept*: Darstellung der Integration und Interaktion des Biomedizinischen und des sozialen Modells von Gesundheit in einem einheitlichen Rahmenkonzept.
- *Ein ganzheitliches Konzept von Gesundheit:* Gültig für die Person als Ganzes und für jede Person im Einzelnen.
- *Ein Modell, das auf Stärken setzt*, unter Hervorhebung der funktionalen Gesundheit.
- *Die theoretische Prämisse der Universalität* (Behinderung als menschliches Wesensmerkmal), daraus folgend die Einforderung der Menschenrechte für alle, inklusive Menschen mit Behinderung (UN, 2006).
- *Eine neutrale Sprache* für eine Methode, die von den Stärken eines Menschen ausgeht.
- *Ätiologische Neutralität und Gleichwertigkeit*, gültig für den gesamten Gesundheitsbereich.
- *Eine interaktive (dynamische) Struktur* („Behinderung“ als mögliches Ergebnis von Faktoren im Leben einer Person, die nicht aufeinander abgestimmt sind).
- *Multidimensionalität und Vollständigkeit.*

Auf der Grundlage der Kinderrechts- und der Behindertenrechtskonvention der Vereinten Nationen bietet die ICF ein Rahmenkonzept zur Beachtung des ethischen Aspekts jeder einzelnen Interaktion im Gesundheitsbereich und jeder medizinischen Maßnahme. Zum Beispiel: Ist allein die Beeinträchtigung für die Behinderung verantwortlich (Stigma, soziale Isolierung, mangelnde Bildung, schlechte Wohnverhältnisse)?

Teil II: Die ICF ist, wie in Kapitel 5 bis 8 gezeigt wird, ein Instrument mit vielfältigen möglichen Anwendungsbereichen. Dazu gehören:

- *Ein personalisiertes klinisches Dokumentations- und Organisationstool* für Patienten (und Fachleute der Gesundheitsberufe) zur Erhebung der Schwierigkeiten / Belange, Bedürfnisse, Stärken und Ziele. Damit können neue Möglichkeiten des Umgangs ausgemacht und das konkrete Vorgehen beurteilt werden.
- *Ein Instrument zur Untersuchung und Erklärung* der Schwierigkeiten des Patienten.
- *Lehrmittel* für alle Gesundheitsberufe, die den Gesundheitsbegriff weiter fassen als nur in den biomedizinischen Kategorien von Gesundheit und Krankheit.
- *Ein terminologisches und Kommunikationswerkzeug*: internationale und berufsübergreifende Klassifikation
- *Ein epidemiologisches Tool* für die Datensammlung und -analyse.
- *Ethisches Arbeitsmittel* (Förderung zentraler Werte wie Respekt, Vertraulichkeit, Autonomie, Wohltätigkeit, Wohlwollen und Gerechtigkeit / Fairness).
- *Gesundheitspolitisches Arbeitsmittel.*

Das vorliegende Buch wurde von Fachleuten der Gesundheitsberufe und Wissenschaftlern verfasst, die im Bereich Aus- und Weiterbildung im Gesundheitswesen bzw. in der Forschung tätig sind und vorwiegend auf dem Gebiet der Entwicklungsdiagnostik von Kindern und Jugendlichen (Behinderung) arbeiten. Ziel ist es zu vermitteln, inwiefern die ICF dieses Gebiet unserer Meinung nach grundlegend verändert und verbessert hat und warum sie ähnliche Auswirkungen auch weit über den speziellen Bereich der Gesundheitsversorgung hinaus haben kann. Das ICF-Rahmenkonzept und die zugrundliegenden Vorstellungen bieten die Chance, die Kommunikation zwischen den verschiedenen Berufsgruppen und die Zusammenarbeit aller beteiligter Bereiche in der Gesundheitsversorgung, insbesondere der Behandlung chronisch Erkrankter, und nicht nur dort, zu verbessern. In diesem Buch greifen wir sowohl auf die Literatur als auch auf unsere Erfahrungen aus Praxis, Lehre und Forschung zurück, um zu zeigen, wie und wozu die ICF-Ideen eingesetzt werden können – ganz gleich in welchem Bereich der komplexen Welt des Gesundheitswesens. Dieses Buch versteht sich nicht als bindender Ratgeber, der eins zu eins umgesetzt werden soll; uns geht es vielmehr darum, ein Bewusstsein dafür zu schaffen, dass und wie diese neue, dynamische Sichtweise all unsere Handlungen im Bereich der Gesundheitsversorgung in Frage stellt.

Das vorliegende Buch gliedert sich in drei Teile. Die vier Kapitel von *Teil I* beschäftigen sich mit konzeptionellen Fragen und stellen den Kontext und Hintergrund der ICF vor.

- *Kapitel 1* ist eine Einführung in die ICF mit Blick auf das sich verändernde Modell von Gesundheit im 21. Jahrhundert. Es wird der Wandel unserer Sicht beschrieben, die vom Gesundheitszustand als biomedizinischem Problem ausgeht, das sich innerhalb der Anatomie und Physiologie eines Menschen bewegt (klinisch zeigt sich das meist im „Ausschluss" konkurrierender diagnostischer Möglichkeiten), hin zu einem bio-psycho-sozialen Rahmenkonzept. Dieses beinhaltet ausdrücklich persönliche (personbezogene) und Umweltfaktoren und bezieht auch das persönliche Leben aktiv mit ein, weil es Einfluss auf die Gesundheit haben kann und damit „Angriffspunkte" für therapeutische Maßnahmen liefert.
- *Kapitel 2* befasst sich mit dem Konzept der *Funktionsfähigkeit* als zentralem Begriff eines modernen Modells von *Gesundheit*.
- In *Kapitel 3* werden zwei ICF-Konzepte detailliert besprochen. Das erste *kontextbezogene* Element der ICF, das hier ausdrücklich erhoben wird und in die Formulierung des Lebenshintergrunds einfließt, sind die *personbezogenen Faktoren*. Das zweite Element in Kapitel 3 ist eine Auseinandersetzung mit der Idee der *Teilhabe* – eine Einbindung in das Leben, die für die betroffene Person bedeutsam und wesentlich ist. In mehrfacher Hinsicht ist Teilhabe der zentrale Faktor für Gesundheit, denn damit lässt sich die persönliche Einbindung unabhängig davon erfassen, wie die entsprechenden Aktivitäten bewerkstelligt werden.
- Das letzte Kapitel von Teil I (*Kapitel 4*) geht dem Verhältnis der vom Patienten bzw. der Person selbst berichteten Ergebnisse (Patient bzw. Person Reported Outcomes, PROs) zur ICF nach. Dieses Kapitel veranschaulicht, wie wichtig die grundlegende Erhebung des persönlichen Lebenshintergrunds eines Menschen für das Verständnis ist – sowohl auf klinischer wie auf wissenschaftlicher Ebene. Eine solche Erhebung ergänzt die professionelle Begutachtung unserer therapeutischen Maßnahmen, die sich danach richtet, nach welcher Methode Erkrankungen und Beeinträchtigungen sowie der Effekt unserer therapeutischen Maßnahmen von Wissenschaft und Praxis beurteilt werden.

Die vier Kapitel von *Teil II* zeigen dem Leser anhand von Beispielen, wie sich Sprache und Konzept der ICF in unterschiedlichen Bereichen des klinischen Alltags umsetzen lassen.

- *Kapitel 5* schildert, wie die ICF im Praxisalltag genutzt werden kann. Anhand von Fallbeispielen kann der Leser das Konzept selbst prüfen.
- *Kapitel 6* geht über den konkreten „klinischen Fall" hinaus und beschreibt den Wert eines in der ICF ausgebildeten Teams für den Erfolg der Gesundheitsförderung und sozialen Betreuung.
- *Kapitel 7* setzt sich für Möglichkeiten ein, Rahmenkonzept, Begrifflichkeit und Grundannahmen der ICF in die Aus- und Weiterbildung von Gesundheitsberufen einfließen zu lassen – ein Ziel das wir nicht nur für erreichbar, sondern auch für notwendig erachten.

- Das letzte Kapitel in Teil II (*Kapitel 8*) setzt sich mit der Bedeutung des Einsatzes des ICF-Konzepts im Kontext mit politischen, administrativen und gesetzlichen Leistungen von Klinik- und Gesundheitsdiensten auseinander.

Der abschließende Teil des Buches, **Teil III**, umfasst zwei Kapitel mit konkreten Perspektiven der ICF.

- In *Kapitel 9* kommt die Mutter eines Kindes mit komplexen spezifischen Bedürfnissen zu Wort. Sie schildert, wie nützlich für sie und ihre Familie das ICF-Konzept und das zugehörige Vokabular gewesen wären, hätte sie es in den 1990ern, auf dem schweren Weg mit ihrem Sohn zur Verfügung gehabt.
- *Kapitel 10* wagt einen Blick in die Zukunft und stellt Überlegungen über künftige Entwicklungen und den Einsatz der ICF an.

Wichtig ist allerdings auch, klarzustellen, was die ICF nicht leistet. Erstens stellt das Rahmenkonzept zwar eine Struktur bereit, um die Details des aktuellen Gesundheitszustandes einer Person auf verschiedenen Ebenen zusammenzutragen, das daraus resultierende Funktionsprofil liefert jedoch lediglich eine punktuelle Momentaufnahme der Situation. Das Profil enthält keinen zeitlichen Faktor. Das bedeutet, dass das Profil im Verlauf der persönlichen Geschichte immer wieder aktualisiert werden muss.

Zweitens, das Profil ist eine Darstellung der tatsächlichen Lebenssituation einer Person, objektiv beschrieben, erhoben und untersucht, ohne – oder mit allenfalls geringfügiger – Wertung der beschriebenen Details. Auch wenn der kontextbezogene Anteil der personbezogenen Faktoren und der Umweltfaktoren dazu bestimmt ist, einen Einblick in diese Lebensbereiche zu ermöglichen, sagt er doch nichts darüber aus, wie diese Komponenten beurteilt werden. Das erfolgt – oder sollte aus unserer Sicht – unter Verwendung des vollständig ausgefüllten ICF-Rahmenkonzepts als „Rohmaterial" erfolgen, mit dessen Hilfe dann die Bedeutung für die Person und ihre Familie ermittelt und zugleich eine mögliche Strategie zur Bewältigung der Probleme bestimmt werden kann.

Daraus folgt, dass das ICF-Rahmenkonzept keine Einschätzung der *Lebensqualität* dieser Menschen liefert – zumindest nicht davon, was wir als existentiell im Hinblick auf ihre persönliche Bewertung ihrer Lebensqualität bezeichnen würden. Es gibt andere Formen des Zugangs zur *Lebensqualität – gesundheitsbezogene*, soziale Faktoren und ökonometrische Systeme – die die Daten aus dem ausgefüllten ICF-Rahmenkonzept gegebenenfalls nutzen könnten, um zum Beispiel einen Gesundheitswert zu ermitteln, der auf dem individuellen Funktionsprofil basiert (Torrance, 1987). Um es jedoch noch einmal zu betonen: Ein solcher Wert beinhaltet nicht, wie die jeweilige Person selbst ihr Leben empfindet oder beurteilt. Das ist von zentraler Bedeutung. Schließlich konnte gezeigt werden, dass selbst dann, wenn Personen eine Behinderung haben, die man objektiv als schwere Behinderung bezeichnen würde, sie sich trotzdem ihrer neuen gesundheitlichen Situation anpassen und die eigene Lebensqualität selbst als sehr gut einschätzen (Albrecht und Devlieger, 1999).

Wer mit der ICF arbeitet, sollte sich dieser Einschränkungen bewusst sein und ICF-Informationen stets nur in Zusammenarbeit mit dem Patienten (und dem weiteren in die Betreuung einbezogenen Fachpersonal) dokumentieren, um ein bestmögliches Verständnis dessen zu erreichen, was für Patienten und ihre Familie von Bedeutung ist.

Dieses Buch hat zum Ziel, in die ICF einzuführen als Instrument zur Erweiterung unseres Denkens und Handelns auf allen Ebenen der Gesundheitsversorgung. Die Autoren beleuchten das vorliegende Konzept von mehreren Seiten und mit Beispielen aus eigener praktischer Erfahrung, sowie der von Kollegen, um die reichhaltigen Möglichkeiten aufzuzeigen, auf Grundlage des bio-psycho-sozialen Rahmenkonzepts umzudenken und die Gesundheitsversorgung zu verbessern. Es versteht sich von selbst, dass wir Feedback von Kollegen, die dieses Buch einsetzen, als Bereicherung empfinden, fördert es doch das Verständnis der ICF und der Teile unserer Präsentation, die vielleicht nicht so leicht verständlich sind, wie von uns erhofft.

Literatur

Albrecht, G. L. & Devlieger, P. J. (1999). The Disability Paradox: High Quality of Life against All Odds. *Social Science and Medicine, 48*, 977–988.

Fifty-Fourth World Health Assembly. (2001). *International Classification of Functioning, Disability and Health (ICF)*. Geneva: WHA54.21.

Kraus de Camargo, O. & Simon, L. (2013). *Die ICF-CY in der Praxis [Practical use of the ICF-CY]*. Bern: Verlag Hans Huber.

Torrance, G.W. (1987). Utility approach to measuring health-related quality of life. *Journal of chronic diseases, 40* (6), 593–603.

WHO. (1980). *International classification of impairments, disabilities, and handicaps*. Geneva: World Health Organization.

WHO. (1992). *International Statistical Classification of Diseases and Related Health Problems*, 10th Revision (ICD-10). Geneva: World Health Organization.

WHO. (2001). *International Classification of Functioning, Disability and Health: ICF*. Geneva: World Health Organization.

WHO. (2007). *International Classification of Functioning, Disability, and Health: Children & Youth version*. Geneva: World Health Organization.

Teil I

1
ICF und bio-psycho-soziales Gesundheitsmodell: Von der „Krankheit“ zum „Gesundheitszustand“

Olaf Kraus de Camargo

Die Grundlagen der modernen Medizin beruhen auf der Erkenntnis, dass den klinischen Befunden und den Symptomen der Patienten biologische Prozesse zu Grunde liegen. Als einer der Begründer dieses Denkens gilt Rudolf Karl Virchow (1821-1902) mit seinem 1847 veröffentlichten Werk über die zelluläre Pathologie (Benaroyo, 1998).

Interessanterweise gilt Virchow zugleich als der Begründer der Sozialmedizin, stammt doch von ihm der Satz „Medizin ist eine Sozialwissenschaft“. Virchow gelangt mit der gleichen wissenschaftlichen Sorgfalt, die auch seinen pathologischen Forschungen zu Grunde lag, zu der Erkenntnis, dass die Bekämpfung von Epidemien, wie sie damals in Europa grassierten (z. B. Typhus), nur durch gesellschaftlichen Wandel und eine Verbesserung der Lebensbedingungen vor allem der ärmeren Bevölkerung erfolgreich sein kann (Virchow, 1848). Etwa zur gleichen Zeit (1854) führte John Snow (1813-1858) die Choleraepidemie in London auf die Wasserversorgung zurück: Auf einer Karte des Stadtteils Soho hielt er systematisch fest, wo die Opfer von Cholera starben. Seine Arbeit führte zur baulichen Trennung der Leitungssysteme für sauberes Wasser und Abwasser. Steven Johnson hat diese Geschichte in einem Buch fesselnd beschrieben. (Johnson, 2006)

Eine systematische Erfassung von Krankheiten begann im 19. Jahrhundert mit den Arbeiten der medizinischen Statistiker William Farr (1807-1883) und Jacques Bertillon (1851-1922). Im August 1900 veranstaltete die französische Regierung die erste Konferenz zur Revision der „Internationalen Klassifikation von Todesursachen“. Es folgten Konferenzen im Laufe des 20. Jahrhunderts, vor allem mit dem Ziel, Cholera, Typhus und Pockenepidemien zu bekämpfen. Im Jahr 1923 wurde ein ständiger Sitz der Gesundheitsorganisation in Genf beschlossen. Doch erst 1948 wurde sie zu der Institution, die wir heute als WHO kennen (World Health Organization, 2012). Sie entstand zwar zunächst auf der Basis von Konferenzen mit dem Schwerpunkt auf Sterblichkeit und Todesstatistiken, entwickelte sich dann aber zu einer weltweiten Organisation mit dem breit gefächerten Ziel, die allgemeine Gesundheit der Weltbevölkerung zu verbessern.

Dieser Sichtwechsel spiegelt sich auch in der Erweiterung der Klassifikationssysteme der WHO wider und prägt den Wandel im theoretischen Verständnis der Beziehung zwischen Krankheit und Gesundheit. Das zunächst ausschließlich biomedizinisch ausgerichtete Krankheitsmodell, wie etwa die „Internationale Klassifikation von Krankheitszuständen“ (ICD), wurde auf Basis der Übernahme eines bio-psycho-sozialen Modells von Gesundheit um die psychischen und sozialen Determinanten von Gesundheit erweitert. Dieses Modell war deutlich besser geeignet, um der Notwendigkeit nachzukommen, auf der Grundlage eines erweiterten Verständnisses von Gesundheit die verschiedenen Aspekte der Lebensumstände von Menschen darzustellen und zu beschreiben (Engel, 1977).

Das *biomedizinische Modell* betrachtet eine Beeinträchtigung der Gesundheit als ein Problem einer Person, das unmittelbar von einer Krankheit, einem Trauma oder einem anderen Gesundheitsproblem verursacht wird. Die Versorgung einer erkrankten Person erfolgt durch Fachleute, deren Ziel es ist, durch Behandlungen oder chirurgische Eingriffe eine Heilung, oder, wenn die Krankheit nicht heilbar ist, eine Anpassung und Verhaltensänderung des Menschen zu bewirken.

Das *bio-psycho-soziale Gesundheitsmodell* der WHO – die *Internationale Klassifikation der Funktionsfähigkeit, Behinderung und Gesundheit* ICF – entwickelte sich aus der Klassifikation von Behinderung (ICIDH, International Classification of Impairments, Disabilities and Handicaps) der WHO von 1980. Die ICIDH wurde aufgrund der Änderungsvorschläge von Kollegen weltweit sowie der Perspektive von Menschen mit Behinderung von der WHO überarbeitet und aktualisiert, um die Auswirkungen und Wechselwirkungen der Gesundheit einer Person mit ihren Lebensbedingungen besser erfassen zu können. Diese Klassifikation wurde 2001 durch die 191 Mitgliedstaaten verabschiedet (54. Weltgesundheitsversammlung 2001). Seit 2007 steht auch die Kinder- und Jugendversion (Children and Youth, ICF-CY) auf Englisch zur Verfügung (WHO, 2007), und seit 2011 ist eine deutsche Übersetzung erhältlich (WHO, 2011). Im Folgenden verwenden wir das Kürzel „ICF" im Zusammenhang mit allgemeinen Aussagen zur Klassifikation und das Kürzel „ICF-CY", wenn wir uns speziell auf die Version für Kinder und Jugendliche beziehen. **Abbildung 1-1** zeigt das ICF-Rahmenkonzept mit den unterschiedlichen Elementen der ICF in ihrer Vernetzung.

Das *bio-psycho-soziale Modell der ICF* betrachtet – ganz im Sinne eines modernen Verständnisses im 21. Jahrhundert – Gesundheit als die Funktionsfähigkeit eines Menschen innerhalb seiner Umwelt. Es integriert das soziale Modell von Gesundheit, welches einen Gegenpol zum biomedizinischen Modell von Gesundheit darstellt. Im bio-psycho-sozialen Modell können Probleme der funktionalen Gesundheit (siehe Kapitel 3) sowohl aufgrund intrinsischer biomedizinischer Beeinträchtigungen entstehen, als auch aufgrund von Umweltbedingungen. Die Verbesserung der funktionalen Gesundheit ist demnach nicht nur die Aufgabe von Gesundheitsberufen, sondern eine gesamtgesellschaftliche Aufgabe. Und das Ziel funktionaler Gesundheit beinhaltet auch nicht allein die im Folgenden beschriebenen Optionen, es

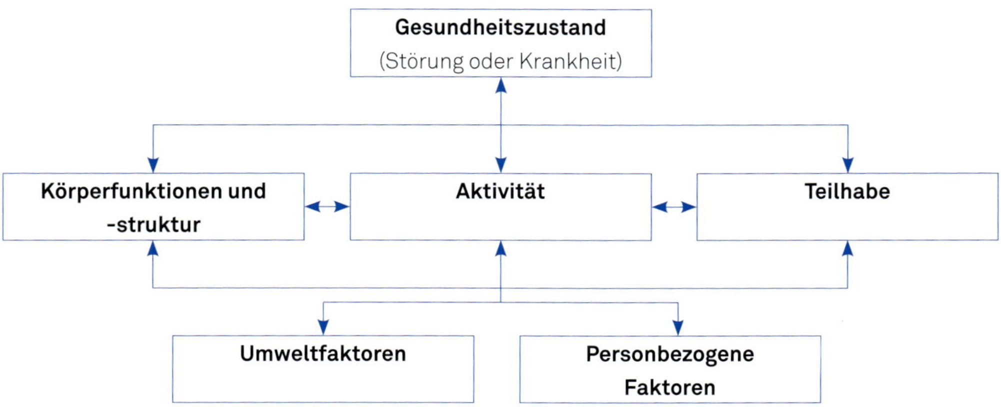

Abbildung 1-1: Das ICF-Rahmenkonzept [aus WHO. (2001). *International Classification of Functioning, Disability, and Health: Children & Youth version.* Geneva: World Health Organization, p. 18; © 2001]

umfasst darüber hinaus die Identifikation und Beseitigung juristischer, physischer und gesellschaftlicher / sozialer Barrieren für eine volle Integration der Betroffenen in die Gesellschaft. Dazu gehören offensichtliche physische Schwierigkeiten des Zugangs für Menschen mit funktionalen Problemen, etwa mit der Sehkraft oder bei der Mobilität, genauso aber auch weniger offenkundige Faktoren im Umgang, die Menschen mit Behinderungen eine Beschäftigung und soziale Möglichkeiten erschweren. Dagegen können Förderfaktoren eine Menge an Arbeitsplatz- und Ausbildungsplatzverbesserungen beinhalten, die über die „üblichen" Behindertenzugänge hinausgehen, damit die Betroffenen, die darauf angewiesen sind, zu flexiblen Zeiten oder von zu Hause aus arbeiten oder lernen können, und ihnen der Zugang zu Beförderungsmitteln erleichtert wird. Weitere Förderfaktoren sind technische Hilfsmittel wie eine Stimmerkennungssoftware, die den Betroffenen hilft, effizient zu kommunizieren entsprechend ihren intellektuellen Fähigkeiten, nicht ihrer körperlichen Einschränkung. Diesem Verständnis nach ist eine „eingeschränkte funktionale Gesundheit" nicht die Charakteristik einer Person, sondern ein Komplex miteinander verknüpfter Sachverhalte, von denen viele vom gesellschaftlichen Umfeld geschaffen sind und häufig soziales Handeln erfordern. Es ist die kollektive Verantwortung der Gesellschaft, die Umwelt so zu gestalten, dass eine volle Teilhabe von Menschen mit gesundheitlichen Problemen in allen Bereichen sozialen Lebens möglich ist.

In Bezug auf das menschliche Wohlbefinden spielt die Anthropologie eine grundlegende Rolle für die Theorie therapeutischer Maßnahmen. Neben einer kognitiven, konativen, affektiven und körperlichen Dimension des Menschseins sollte in diesem Kontext auch die Spiritualität als Faktor betrachtet werden, der zu Zielbewusstheit und Sinn führt. Spiritualität trägt zur Ganzheitlichkeit als Ausdruck von Hoffnung und dem innigen Gefühl von Zugehörigkeit bei (Louw, 2016). Huber et al. wiesen nach, dass Patienten Spiritualität als wesentlichen Faktor von Gesundheit werteten (Huber et al., 2016). Der personenzentrierte Einsatz der ICF führt zu einer erweiterten Sicht des bio-psycho-sozialen Modells, genannt bio-psycho-sozial-spiritueller Ansatz (De Villiers, M.; Conradie, H.; Snyman, S.; Van Heerden, B.; Van Schalkwyk, 2014) (WHO, 2013).

Um den psychischen und Umweltfaktoren gerecht zu werden, ist die ICF – wie auch die ICF-CY – in zwei Teile gegliedert: zum einen in den Bereich *Funktionsfähigkeit und Behinderung* und zum anderen in den Bereich *Kontextfaktoren*. Die *Funktionsfähigkeit und Behinderung* ist weiter untergegliedert in:

a) Körperfunktionen und -strukturen
b) Aktivitäten und Partizipation (Teilhabe)[1]

Die Kontextfaktoren bestehen aus:

a) Umweltfaktoren
b) persönliche Faktoren

Jede dieser insgesamt vier Komponenten ist wiederum in einzelne Kapitel unterteilt. In diesen Kapiteln findet der Anwender Kategorien (Items), die in ihrer Gesamtheit versuchen, möglichst umfassend alle Möglichkeiten und Aspekte der funktionalen Gesundheit (s. u.) zu beschreiben. So gehört das Kapitel „Kommunikation" zur Komponente „Aktivitäten und Teilhabe" und hat u. a. die Items d330 „Sprechen" und d345 „Mitteilungen schreiben".

In der praktischen Anwendung der ICF geht es letztendlich darum, diejenigen Items zu identifizieren, die die aktuelle individuelle Situation der Betroffenen möglichst umfassend beschreiben, um daraus die bestmögliche Förderung und Behandlung abzuleiten entsprechend der aktuellen Stärken, Probleme, der Faktenlage und der Herausforderungen.

1 In der offiziellen Übersetzung der ICF wird der Begriff „Partizipation" bevorzugt, da er die Person als Akteur definiert. In Deutschland hat sich der Begriff „Teilhabe" etabliert und findet sich auch in der entsprechenden Gesetzgebung (Teilhabe-Gesetz) wieder.

Das vorliegende Handbuch will den Nutzer dabei unterstützen.

1.1 Funktionale Gesundheit

Eine ausführliche Diskussion dieses zentralen Konzepts der ICF finden Sie in Kapitel 2.

Funktionale Gesundheit ist wie folgt definiert: Eine Person gilt als *funktional gesund*, unter Berücksichtigung ihres gesamten Lebenshintergrundes (Konzept der Kontextfaktoren), wenn:

- ihre körperlichen Funktionen (einschließlich des mentalen Bereichs) und Körperstrukturen allgemein anerkannten Normen entsprechen (*Konzept der Körperfunktionen und -strukturen*),
- sie nach Art und Umfang das tut oder tun kann, was von einem Menschen ohne Gesundheitsprobleme erwartet wird (*Konzept der Aktivitäten*) und
- sie ihr Dasein in allen Lebensbereichen, die ihr wichtig sind, in der Art und dem Umfang entfalten kann, wie es von einem Menschen ohne Schädigung der Körperfunktionen/-strukturen und Aktivitätseinschränkungen erwartet wird (*Konzept der Teilhabe*).

Dementsprechend wird Behinderung definiert als eine negative Interaktion zwischen einer Person (deren Gesundheitszustand der Definition nach ICD entsprechen kann) und ihren Kontextfaktoren mit Auswirkungen auf die Funktionsfähigkeit der Person (Leonardi et al., 2006). Eine Behinderung liegt insbesondere dann vor, wenn sich diese negative Interaktion auf die Teilhabe der betroffenen Person in Lebensbereichen auswirkt (z. B. in der Kindertagesstätte, der Schule, beim Spielen, Arbeiten bzw. bei Freizeitaktivitäten), die für sie von Bedeutung sind. Behinderungen sind somit nicht absolut und liegen nicht allein bei der betroffenen Person, sondern sind immer auf Lebensbereiche bezogen und auf den Einklang zwischen Person und Umwelt (Leonardi, 2006).

Die Gliederung der Kontextfaktoren in *Umweltfaktoren* und *personbezogene Faktoren* bringt zum Ausdruck, dass es auch von persönlichen Neigungen und Interessen abhängig ist, welche Aktivitäten für den Einzelnen Bedeutung haben. Es geht also *nicht* um die Erfüllung absoluter Normen. In der praktischen Anwendung werden die personbezogenen Faktoren jedoch nicht klassifiziert, da sie stark von kulturellen und persönlichen Wertvorstellungen abhängig sein können.

In der Kinder- und Jugendversion, der ICF-CY, wurden zahlreiche zusätzliche Kategorien in den Bereichen der Körperfunktionen und -strukturen, der Aktivitäten und der Teilhabe sowie bei den Kontextfaktoren eingeführt. Damit wird eine Beschreibung der funktionalen Gesundheit auch von Säuglingen und Kleinkindern möglich. Viele davon wurden in die ICF 2017 übernommen. Die Aktualisierung der ICF ist eine kontinuierliche Aufgabe, die von der „Functioning and Disability Reference Group" (FDRG) der „WHO Family of International Classifications" (WHO-FIC) unterhalten wird.

Die WHO hat folgende Definitionen zu den einzelnen Komponenten von Gesundheit erstellt:

- „Körperfunktionen sind die physiologischen Funktionen von Körpersystemen (einschließlich psychologische Funktionen)."
- „Körperstrukturen sind anatomischen Teile des Körpers wie Organe, Gliedmaßen und ihre Bestandteile."
- „Schädigungen sind Beeinträchtigungen einer Körperfunktion oder -struktur, wie z. B. eine wesentliche Abweichung oder ein Verlust."
- „Eine Aktivität bezeichnet die Ausübung einer Aufgabe oder Handlung (Aktion) durch einen Menschen."
- „Partizipation (Teilhabe) bezeichnet das Einbezogensein in eine Lebenssituation."

- „Beeinträchtigungen der Aktivität sind Schwierigkeiten, die ein Mensch bei der Durchführung einer Aktivität haben kann."
- „Beeinträchtigungen der Partizipation (Teilhabe) sind Probleme, die ein Mensch beim Einbezogensein in eine Lebenssituationen erlebt."
- „Umweltfaktoren bilden die materielle, soziale und einstellungsbezogene Umwelt ab, in der Menschen leben und ihr Dasein entfalten." (WHO, 2007).
- „Personbezogene Faktoren sind der spezielle Hintergrund des Lebens und der Lebensführung eines Menschen und umfassen Gegebenheiten des Menschen, die nicht Teil ihres Gesundheitsproblems oder -zustands sind." (WHO, 2007).

Die Ziele der Therapieplanung sollten sich nach den Möglichkeiten der Kinder, Aktivitäten auszuüben und an ihrer Umwelt teilzuhaben, richten. Die deutsche Vereinigung für Interdisziplinäre Frühförderung (ViFF) fordert den systematischen Einsatz der ICF-CY, um relevante Informationen und eine umfassende Sicht des Gesundheitszustandes eines Kindes innerhalb seines Umfelds zu erlangen (ViFF, 2003 und 2009). Eine solch detaillierte Darstellung ist für die familien- und patientenzentrierte Planung von Hilfen, Therapien und Interventionen sinnvoll und hilfreich. Die Nutzung der ICF ermöglicht es, sowohl die Bedürfnisse zu erfassen, die von den Patienten und ihren Familien geäußert werden, als auch die Bedarfe, die von den beteiligten Fachleuten festgestellt werden. Diese Informationen bedienen sich eines gemeinsamen Rahmenkonzepts und Vokabulars und erleichtern den Prozess der gemeinsamen Entscheidung zur Bestimmung dringender Hilfen, die beantragt werden müssen.

Bei der Planung allen fachlichen Handelns (Therapie, Förderung, Beratung und Begleitung) führt der Einsatz der ICF dazu, dass die Förderziele nicht unbedingt auf eine Normalisierung der Körperfunktionen ausgerichtet sind. Da die Ziele einzelner Kinder und Familien sehr unterschiedlich sind, müssen sie in Abhängigkeit von den Kontextfaktoren formuliert werden.

Für die Operationalisierung dieser Art von Zielen stehen im englischsprachigen Raum verschiedene Verfahren zur Verfügung, etwa das „Canadian Occupational Performance Measure" (COPM) (Law et al., 2005; McColl et al., 2005) und das „Perceived Efficacy and Goal Setting" (PEGS) (Missiuna et al., 2006). Diese Verfahren orientieren sich an den Erwartungen und Ansprüchen der Kinder an ihre Alltagsfertigkeiten und dienen daher dazu, die Rehabilitation in erster Linie auf die für die Kinder wichtigen Ziele, weniger auf die des Fachpersonals, abzustimmen.

Das „Participation and Environment Measure for Children and Youth" (PEM-CY) ist ein neues Verfahren zur Beurteilung der Partizipation und der Umweltfaktoren für die Planung der Rehabilitation der Kinder und Jugendlichen. Es ist ein gutes Beispiel für die Entwicklung moderner Instrumente auf der Grundlage der ICF (Coster et al., 2012) (siehe https://canchild.ca/en/resources/228-the-participation-and-environment-measure-for-children-and-youth-pem-cy-an-innovative-measure-for-home-school-and-community).

1.2 Core Sets und Checklisten

Anders als wir es in der Medizin von diagnostischen Klassifikationsschemata wie der ICD gewohnt sind, gibt es keine typischen ICF-Ziffern für bestimmte Krankheitsbilder wie Epilepsie, Zerebralparese, Adipositas, Schädel-Hirn-Trauma oder emotionale Störungen. Das spiegelt die offene Struktur der ICF wider (d.h., dass keine ICF-Kategorie direkt einer Diagnose zugeordnet ist.) Wir können jedoch aus der Vielzahl der möglichen Kategorien jene auswählen, die aufgrund der bestehenden Grunderkrankung besonders aufmerksam betrachtet werden sollen. Das entspricht dem Vorgehen bei der Anamneseerhebung: nach ersten allgemeinen Fragen, stellen wir aufgrund unserer klinischen Erfahrung gezieltere Fragen, um einen Verdacht zu erhärten oder auszuschließen. Wenn die ICF-Kategorien, die für bestimmte Diagnosen typisch sind, systematisch festgestellt wurden, bilden die Ergebnisses ein „Set" an Kategorien aus den unterschiedlichen Bereichen der ICF, wie der *Körperfunktionen*, den *Körperstrukturen*, der *Aktivitäten und Teilhabe* sowie der *Umweltfaktoren*. Diese Sets werden als „Core Sets" (Kernbereiche) bezeichnet, denn sie stellen in der Regel die Kernfaktoren für die meisten Patienten mit einer bestimmten Erkrankung dar. Im Erwachsenenbereich gibt es eine ganze Reihe dieser Core Sets, die einem standardisierten Prozedere folgen (Selb et al., 2015). Es gibt Core Sets für Patienten mit Multipler Sklerose, bipolaren Störungen oder Krebs, um nur einige zu nennen (Bickenbach et al., 2012). Im Bereich Pädiatrie sind die Erfahrungen dazu noch begrenzt. Sie wurden jedoch beispielsweise für Zerebralparese und Autismus (Schiariti und Masse, 2014; Bölte et al., 2014) entwickelt. Seit über zehn Jahren nutzt die Universitätsklinik Freiburg im Bereich der Kinder- und Jugendpsychiatrie einen Teil dieser Faktoren zur Jugendhilfeplanung bei unterschiedlichen Störungsbildern wie Autismus, ADHS und Essstörungen (Koch et al., 2007). Im Bereich der Frühförderung wurde in Deutschland eine Checkliste mit altersabhängigen (nicht diagnoseabhängigen) Komponenten vorgelegt (Kraus de Camargo, 2007; Kaffka-Backmann, Simon und Grünwaldt, 2007).

In der medizinischen Praxis ist die Verwendung von Core Sets, Fragebögen und Tests weit verbreitet. Dennoch kann ein narrativer Ansatz das Erfassen der Bedürfnisse des Kindes und seiner Familie mit wesentlichen Details bereichern, die mit standardisierten Instrumenten nicht erfasst würden. Sich völlig auf die Anwendung von Core Sets zur Bestimmung des funktionalen Niveaus einer Person zu verlassen, birgt immer auch die Gefahr, wesentliche individuelle Bedürfnisse zu übersehen (Grötzbach und Iven, 2009, S. 25). Es scheint den Autoren dieses Buches zudem, dass die Idee von Core Sets angesichts des Grundgedankens der Offenheit für einen individualisierten Zugang mit dem ICF-„Profil" als intrinsisch wesentliche Haltung eines ICF-basierten Ansatzes als durchaus widersprüchlich empfunden werden könnte.

Um die Funktionsfähigkeit eines Kindes verstehen zu können, müssen wir gerade bei Kleinkindern berücksichtigen, dass die Feststellung bestimmter Probleme und deren Zuordnung zu den einzelnen Komponenten der ICF allein für die Planung der besten Unterstützung oftmals nicht hilft. Der Lebenskontext, die Familie und die personbezogenen Faktoren sowie das Zusammenspiel mit den verschiedenen anderen Komponenten bilden in der frühen Kindheit eine Einheit und sind so eng miteinander verflochten, dass eine isolierte Betrachtung einzelner Faktoren wenig sinnvoll erscheint (Hollenweger, 2009, S. 205).

Versuche, mit Hilfe von Core Sets oder Checklisten den Einsatz der ICF-CY zu erleichtern, sollten im Bewusstsein unternommen werden, dass die ICF zum Ziel hat, die Funktionsfähigkeit von Personen in all ihren Eigenarten und Besonderheiten zu beschreiben (mit anderen Worten: die wesentlichen Merkmale zu bestimmen) und nicht so sehr, eine Diagnose festzulegen. Daher ist es von großer Bedeutung, Kategorien zur Verfügung zu haben, die vielleicht nicht typisch oder häufig bei Patienten mit einem bestimmen Krankheitsbild auftreten, jedoch für den einzelnen Menschen relevant sind. Dies gilt insbesondere für die Umweltfaktoren, sowohl in Bezug auf die Barrieren als auch die Förderfaktoren, die von Region zu Region höchst unterschiedlich sein können. In Zukunft werden Beurteilungen mit der ICF daher höchstwahrscheinlich computergestützt erfolgen, was eine direktere Einbeziehung und mehr Entscheidungsbefugnis der Betroffenen selbst im Lauf des Verfahrens erlaubt (Snyman et al. 2015).

Um die diagnostische Spezifität von Core Sets und die damit einhergehende Etikettierung zu vermeiden, hat die deutsche Arbeitsgruppe zur Implementierung der ICF-CY altersbezogene Checklisten für die ICF-CY erarbeitet, die weniger umfangreich sind als die vollständige ICF-CY und in der Praxis die Anwendung erleichtern. Diese Listen sind auf den Webseiten der teilnehmenden Mitgliedsverbände der Arbeitsgruppen auf Deutsch verfügbar. Eine Version finden Sie im Anhang dieses Buches (siehe Kap. 11.6##) (Deutsche Interdisziplinäre Arbeitsgruppe zur ICF-Adaption für den Kinder- und Jugendbereich, 2012).

1.3 Evaluation der Betreuungsmaßnahmen und Interventionen

Erhalten Kinder mit chronischen Erkrankungen oder Entwicklungsstörungen Betreuungsmaßnahmen nach dem Konzept der ICF-CY, ist es notwendig und wichtig, auch die Verläufe und Ergebnisse zu beurteilen. Das „Goal Attainment Scaling" (Ziel-Erreichungs-Skala, GAS) ist ein Verfahren, das dazu eingesetzt werden kann.

Das GAS ist keine speziell standardisierte Methode, aber ein einfach anwendbares Verfahren z. B. in der Rehabilitation und anderen Bereichen (McDougall & Wright, 2009; Steenbeek, Ketelaar, Galama und Gorter, 2007). Zunächst wird mit GAS gemeinsam mit dem Kind / den Eltern ein Ziel festgelegt und der Zeitrahmen zur Erreichung dieses Ziels bestimmt. Nach Ablauf dieses Zeitrahmens wird beurteilt, bis zu welchem Grad das Ziel erreicht wurde. Ein kritischer Punkt des Verfahrens ist häufig, dass der Prozess der Zielvereinbarung die Kinder überfordert. Problematisch ist auch, wie man mit den möglicherweise unterschiedlichen Zielvorstellungen von Eltern und Kind oder der Partner umgehen soll. Andererseits ist es sicher hilfreich und wichtig, sich der unterschiedlichen Erwartungen bewusst zu sein und sie gleich zu Beginn einer Intervention ansprechen zu können. Tatsächlich ist es wünschenswert, solche Diskrepanzen zu Beginn der Intervention aufzuspüren, statt sich nach der Intervention, a posteriori, fragen zu müssen, woher das erkennbare „Scheitern" oder die „mangelnde Compliance" rührte, nachdem die gesetzten Ziele verfehlt wurden.

Die bereits erwähnte Skala PEGS („Perceived Efficacy and Goal Setting", s. o.) kann neben der Therapieplanung auch zur Beurteilung der Zielerreichung genutzt werden. Eine weitere Möglichkeit besteht in der Nutzung des CAPE (Children's Assessment of Participation and Enjoyment) (King et al., 2007). In diesem Verfahren werden Kinder und Jugendliche von sechs bis 21 Jahren mit insgesamt 55 Fragen nach ihren Aktivitäten im Alltag und nach der Präferenz für bestimmte Aktivitäten befragt. Dieses Verfahren ist nicht darauf angelegt, zu beurteilen, wie gut sie diese Aktivitäten ausführen. Das Ziel besteht vielmehr darin, zu bestimmen, ob die Kinder in der Lage sind, an den Aktivitäten, die ihnen wichtig sind, teilzuhaben, und die Zahl an Aktivitäten, an denen sie teilhaben können, zu vergrößern.

Die unterschiedlichen Arten, Teilhabe zu beschreiben, gewinnen zunehmend an Bedeutung bei der Evaluation der Frühförderung und Rehabilitation. Die ICF hilft, diese Verfahren zu operationalisieren. Denn mit Hilfe der ICF lassen sich die relevanten Bereiche, die beurteilt werden müssen, nicht nur identifizieren, sondern auch geeignete Beurteilungsinstrumente finden. Dazu müssen diese Instrumente in der ICF ihre Entsprechung finden. So lässt sich erkennen, welche Faktoren der ICF beurteilt werden. Ein Beispiel ist der Fragebogen „Kidscreen / Disabkids", mit dem bio-psychosoziale Gesundheit und Lebensqualität beurteilt werden. Er wurde von Mitgliedern der Europäischen Union entwickelt und liegt in zahlreichen Sprachen vor (Niederländisch, Englisch, Französisch, Deutsch, Griechisch,

Schwedisch und Norwegisch; https://www.kidscreen.org/english/project/; https://www.disabkids.org). Eine Inhaltsanalyse der Erhebungsmethode ergab, dass sich zahlreiche Fragen den Komponenten aus dem Bereich *Aktivitäten und Teilhabe* der ICF zuordnen lassen (Fayed et al., 2012).

Das soll nicht bedeuten, dass auf klassische Messinstrumente der Körperstrukturen und -funktionen verzichtet werden kann. Aber, um sinnvoll eingesetzt werden zu können, müssen solcher Art detaillierte Befunde spezifischer Funktionen in einem größeren Rahmen und im Kontext funktionaler Gesundheit gesehen werden. Ein detaillierter Überblick über die Instrumente für die Beurteilung und Evaluation der Betreuung von Kindern mit Behinderungen im Verhältnis zur ICF finden Sie in dem Buch „Measures for Children with Developmental Disabilities: an ICF-CY approach“ (Majnemer, 2012).

Literatur

Deutsche interdisziplinäre Arbeitsgruppe zur ICF-CY-Adaptation für den Kinder- und Jugendbereich. (2012). *Checklisten für die ICF-CY.* Zugriff am 25.01.2019, verfügbar unter: http://www.dgspj.de/service/icf-cy/.

Benaroyo, L. (1998). Rudolf Virchow and the scientific approach to medicine. *Endeavour, 22* (3), 114–116.

Bickenbach, J., Cieza, A., Rauch, A. & Stucki, G. (2012). *ICF-based Documentation Tool – ICF Core Sets in Clinical Practice.* Retrieved January 25, 2019, available from: http://www.icf-core-sets.org

Bölte, S., De Schipper, E., Robison, J.E., Wong, V.C. N., Selb, M., Singhal, N. et al. (2014). Classification of functioning and impairment: The development of ICF core sets for autism spectrum disorder. *Autism Research, 7* (1), 167–172.

Coster, W., Law, M., Bedell, G., Khetani, M., Cousins, M. & Teplicky, R. (2012). Development of the participation and environment measure for children and youth: conceptual basis. *Disability and Rehabilitation, 34* (3), 238–246.

De Villiers, M., Conradie, H., Snyman, S., Van Heerden, B. & Van Schalkwyk, S. (2014). Experiences in developing and implementing a community-based education strategy – A case study from South Africa. In W. Talaat & L. Ladhani (eds.), *Community based education in health professions: Global perspectives* (pp. 176–206). Cairo: World Health Organization Regional Office for the Eastern Mediterranean.

Fayed, N., Kraus de Camargo, O., Kerr, E., Rosenbaum, P., Dubey, A., Bostan, C. et al. (2012). Generic patient-reported outcomes in child health research: A review of conceptual content using World Health Organization definitions. *Developmental Medicine and Child Neurology, 54* (12), 1085–1095.

Fifty-Fourth World Health Assembly. (2001). *International Classification of Functioning, Disability and Health (ICF).* Geneva: WHA54.21.

Grötzbach, H. & Iven, C. (2009). *ICF in der Sprachförderung.* Idstein: Schulz-Kirchner Verlag.

Hollenweger, J. (2009). ICF in der Frühförderung. In H. Grötzbach & C. Iven (Hrsg.), *ICF in der Sprachförderung.* Idstein: Schulz-Kirchner Verlag.

Huber, M., van Vliet, M., Giezenberg, M., Winkens, B., Heerkens, Y., Dagnelie, P.C. et al. (2016). Towards a 'patient-centred' operationalisation of the new dynamic concept of health: a mixed methods study. *BMJ Open, 6* (1), e010091.

Johnson, S. (2006). *The Ghost Map: The Story of London's Most Terrifying Epidemic – and How it Changed Science, Cities and the Modern World.* New York: Penguin Random House.

Kaffka-Backmann, M., Simon, L. & Grunwaldt, A. (2007). Praktische Erfahrungen mit der Verwendung einer ICF-Checkliste für die Interdisziplinäre Frühförderung („ICF-Checkliste IFF“). *Frühförderung Interdisziplinär, 26* (4), 167–172.

King, G.A., Law, M., King, S., Hurley, P., Hanna, S., Kertoy, M. et al. (2007). Measuring children's participation in recreation and leisure activities: construct validation of the CAPE and PAC. *Child Care Health Dev, 33* (1), 28–39.

Kölch, M., Wolff, M. & Fegert, J.M. (2007). Teilhabebeeinträchtigung – Möglichkeiten der Standardisierung im Verfahren nach § 35a SGB VII. *Das Jugendamt, 1*, 1–8.

Kraus de Camargo, O. (2007). Die ICF-CY als Checkliste und Dokumentationsraster in der Praxis der Frühförderung. *Frühförderung Interdisziplinär, 26* (4), 158–166.

Law, M., Baptiste, S., Carswell, A., McColl, M.A., Polatajko, H.J. & Pollock, N. (2005). *The Canadian Occupational Performance Measure.* Nepean: Canadian Association of Occupational Therapists.

Leonardi, M., Bickenbach, J., Ustun, T.B., Kostanjsek, N., Chatterji, S. & Consortium, M. (2006). The definition of disability: what is in a name? *Lancet, 368* (9543), 1219–1221.

Louw, D.J. (2016). Wholeness in Spiritual Healing and Helping. Towards a Base Anthropology for a Pastoral Hermeneutics of Hope Care. In D.J. Louw (ed.), *Wholeness in Hope Care. On Nurturing the Beauty of the Human Soul in Spiritual Healing.* Berlin: Lit Verlag, 1–22.

Majnemer, A. (ed.). (2012). *Measures for Children with Developmental Disability: An ICF-CY Approach.* London: MacKeith Press.

McDougall, J. & Wright, V. (2009). The ICF-CY and Goal Attainment Scaling: benefits of their combined use for pediatric practice. *Disability and Rehabilitation, 31* (16), 1362–1372.

Missiuna, C., Pollock, N., Law, M., Walter, S. & Cavey, N. (2006). Examination of the Perceived Efficacy and Goal Setting System (PEGS) With Children With Disabilities, Their Parents, and Teachers. *American Journal of Occupational Therapy, 60*, 204–214.

Schiariti, V. & Masse, L.C. (2014). Relevant Areas of Functioning in Children With Cerebral Palsy Based on the International Classification of Functioning, Disability and Health Coding System: A Clinical Perspective. *Journal of Child Neurology, 30* (2), 216–222.

Selb, M., Escorpizo, R., Kostanjsek, N., Stucki, G., Ustun, T.B. & Cieza, A. (2015). A guide on how to develop an International Classification of Functioning, Disability and Health Core Set. *European journal of physical and rehabilitation medicine, 51* (1), 105–117.

Snyman, S., Kraus de Camargo, O., Welch Saleeby, P., Paltamaa, J. & Anttila, H. (2015). *Mobile application for the ICF International Classification of Functioning, Disability and Health (mICF).* 13th Congress of European Forum for Research in Rehabilitation. Helsinki, Finland.

Steenbeek, D., Ketelaar, M., Galama, K. & Gorter, J.W. (2007). Goal attainment scaling in paediatric rehabilitation: a critical review of the literature. *Developmental Medicine & Child Neurology, 49*, 550–556.

VIFF. (2003). *Handreichungen zur interdisziplinären Diagnostik, zur Erstellung eines Förder- und Behandlungsplanes und des Zugangs zur Komplexleistung Früherkennung und Frühförderung.* München: VIFF.

VIFF. (2009). *Empfehlungen zur Diagnostik im Rahmen der Komplexleistung in Interdisziplinären Frühförderstellen.* München: VIFF.

Virchow, R.C. (1848). *Mittheilungen über die in Oberschlesien herrschende Typhus-Epidemie.* Archiv für path. Anat. u. Physiol. u. für klin. Medicin. Berlin: G. Reimer.

WHO. (1980). *International classification of impairments, disabilities, and handicaps.* Geneva: World Health Organization.

WHO. (2001, 2007). *International Classification of Functioning, Disability, and Health: Children & Youth version.* Geneva: World Health Organization.

WHO. (2012). *WHO Historical Collection.* Retrieved January 25, 2019, available from: http://www.who.int/about/history/en/

WHO. (2013). *How to use the ICF: A practical manual for using the International Classification of Functioning, Disability and Health (ICF).* Geneva: World Health Organization.

2
Das Konzept der Funktionsfähigkeit

Hillegonda A. Stallinga

2.1 Einleitung

Warum ist es wichtig, im Zusammenhang mit der ICF das Konzept der *Funktionsfähigkeit* zu besprechen? Erstens ist die Funktionsfähigkeit *das* zentrale Thema der *Internationalen Klassifikation der Funktionsfähigkeit, Behinderung und Gesundheit* (ICF), die 2001 von der Weltgesundheitsorganisation (WHO) herausgegeben wurde. Zweitens kann die Idee der *Funktionsfähigkeit* durchaus missverständlich sein. Die Erfahrungen seit dem ersten Erscheinen der ICF zeigten, dass die Verwendung der ICF, inklusive der einheitlichen Terminologie im Bereich Funktionsfähigkeit, nicht notwendigerweise bedeutet, dass das Konzept der Funktionsfähigkeit von allen gleich aufgefasst wird (Chou und Kröger, 2017). Dieses Kapitel liefert einen Überblick über die Charakterisierungen und Modelle des Konzepts der Funktionsfähigkeit; es wird erörtert, wann Menschen funktional erfolgreich sind, und dargelegt, warum und wie das Konzept der Funktionsfähigkeit als zentraler Fokus im Gesundheitswesen eingesetzt werden kann.

2.2 Was bedeutet der Begriff der Funktionsfähigkeit?

2.2.1 Beschreibung des Begriffs der Funktionsfähigkeit

Die WHO versteht *Funktionsfähigkeit* in der ICF als Oberbegriff, der alle Körperfunktionen, Strukturen, Aktivitäten und Teilhabe umfasst; entsprechend dient *Behinderung* als Oberbegriff für Beeinträchtigungen, Aktivitätseinschränkungen und eingeschränkte Teilhabe (WHO, 2001). Funktionsfähigkeit muss als Ergebnis einer dynamischen Interaktion zwischen Gesundheitszustand und Kontextfaktoren (z.B. umwelt- und personbezogene Faktoren) verstanden werden. Zudem ist Funktionsfähigkeit als fließendes Konzept zu verstehen, d.h., als Konzept eines „Mehr oder Weniger", das auf einem Kontinuum zwischen voll funktionsfähig und vollständig behindert rangiert (Bickenbach et al., 2012; Stallinga, 2015). Und schließlich unterscheidet die ICF zwischen zwei Konstrukten: *Leistung (performance)* und *Leistungsfähigkeit (capacity)*. Sie sind zur Beschreibung der Funktionsfähigkeit v.a. auf die Komponenten *Aktivität* und *Teilhabe* anwendbar.

- *Leistungsfähigkeit* (capacity) ist definiert als „die individuelle Fähigkeit, eine Aufgabe oder eine Tätigkeit auszuüben".

- *Leistung* (performance) ist definiert als das, „was eine Person in ihrem aktuellen Umfeld tut". (WHO, 2001).

In kürzlich von der WHO veröffentlichten Dokumenten wird auch der Begriff *funktionale Fähigkeit* (functional ability) gebraucht. *Funktionale Fähigkeit* (functional ability) verweist auf

> *die Merkmale, die eine Person in die Lage versetzen, zu sein und zu tun, was sie als bedeutsam empfindet. Die funktionale Fähigkeit wird von der individuellen, intrinsischen Fähigkeit bestimmt (die Kombination aller physischen und mentalen – inklusive psychosozialen – Fähigkeiten) sowie vom Lebensumfeld und der Interaktion zwischen der Person und diesem Umfeld. (WHO, 2017)*

Funktionale Fähigkeit (funcional ability) scheint eng mit dem Begriff der *Funktionsfähigkeit* (functioning) zusammenzuhängen, wie oben im Kontext der ICF beschrieben. Alle Komponenten der ICF sind enthalten. Der Unterschied zur ICF besteht jedoch in einer erweiterten Beschreibung des Begriffs *Leistungsfähigkeit* durch den Zusatz „was sie als bedeutsam empfindet". Dies wiederum steht in engem Zusammenhang mit dem Begriff der *Fähigkeit (capability)*, wie ihn Amartya Sen in seinem *Befähigungsansatz* (Sen, 1992) beschreibt. In Sens Interpretation ist *Fähigkeit* definiert als „Verfügbarkeit realistischer Möglichkeiten zu tun oder zu werden, was man gewählt hat" und ist somit dem Begriff der Funktionsfähigkeit ähnlich (Sen, 1992). *Funktionsfähigkeit* ist definiert als „das unter Nutzung der eigenen Fähigkeiten (capabilities) selbst gewählte ‚Sein und Handeln', das eine Person verwirklicht" (Sen, 1992). Der Unterschied zwischen der ICF und dem Befähigungsansatz von Sen besteht darin, dass Letzterer eine politisch-theoretische Forderung von egalitärer Gerechtigkeit ist, während die ICF lediglich als Klassifikationssystem zur Beschreibung der Funktionsfähigkeit im Gesundheitsbereich gedacht ist (Bickenbach, 2014). Bickenbach zeigte, dass ein Vergleich des Befähigungsansatzes von Sen und der ICF auffällige Konvergenzen aufweist, die unter Umständen auf eine mögliche Synergie der beiden Ansätze bei der Begriffsbestimmung von *Funktionsfähigkeit* hinweisen (Bickenbach, 2014). Mit Sens Befähigungsansatz stimmt überein, dass das Fehlen „der Fähigkeit, Ressourcen in echte, realistische Möglichkeiten zu verwandeln, um seine Ziele und Lebenspläne verfolgen zu können", auch die *Funktionsfähigkeit*, wie sie in der ICF beschrieben wird, einschränkt (Bickenbach, 2014).

Gemeinsamkeiten mit allen aufgeführten Beschreibungen von Funktionsfähigkeit finden sich in der Begriffsbestimmung von Funktionsfähigkeit insgesamt. Funktionsfähigkeit lässt sich nicht durch nur einen einzelnen Aspekt bestimmen. Das Konzept der Funktionsfähigkeit muss als Ganzheit betrachtet werden, das alles einbezieht, was Menschen

- *haben* (Körperfunktionen und -strukturen, z. B. Sinnesfunktionen, Augen),
- *tun* (Aktivitäten, z. B. Aufgaben und Fähigkeiten) und
- *sind oder zu sein anstreben* (Teilhabe, z. B. Eltern sein, berufstätig sein) (Bickenbach et al., 2012).

2.2.2 Der Begriff der Funktionsfähigkeit und das bio-psycho-soziale Modell

Als theoretische Grundlage verwendet die ICF das *bio-psycho-soziale Modell.* Mit diesem Modell ist es möglich, die verschiedenen Aspekte der *Funktionsfähigkeit* mit einzubeziehen. Das ursprüngliche *bio-psycho-soziale Modell* stammt von Engel (Engel, 1977). Es gilt als komplexes, anpassungsfähiges, personengebundenes und auf Erfahrung beruhendes Systemmodell. Das Hauptmerkmal, wie in vielen anderen Systemmodellen (Allgemeine Systemtheorie) ist, dass nicht ein einzelnes Merkmal allein für das Niveau der Funktionsfähigkeit eines Menschen verantwortlich ist. Das bedeutet, dass das System auch dann scheitern kann, wenn sämtliche Teilbereiche intakt sind und richtig funktionieren (Wade und Halligan, 2017). Stellen Sie sich einen Vogelschwarm vor: Jeder Vogel kann unabhängig fliegen, aber im Schwarm zu fliegen bedeutet, dass jeder Vogel an der richtigen Position und zur richtigen Zeit interagieren muss. Auf die ICF übertragen heißt das, dass die erfolgreiche Funktionsfähigkeit eines Menschen nicht einmal dann garantiert ist, wenn die Elemente Funktion, Struktur, Aktivitäten und Teilhabe vollständig vorhanden sind. Umgekehrt bedeutet eine Abweichung in einem Bereich, z.B. eine schwere Einschränkung beim Laufen, nicht notwendig, dass diese Person nicht erfolgreich funktionsfähig ist.

Das bio-psycho-soziale Modell strebt eine Synthese an, um ein kohärentes Bild der unterschiedlichen Perspektiven von Gesundheit aus biologischer, individueller (persönlicher) und sozialer Sicht zu ermöglichen (Wade und Halligan, 2017). Die Person kann selbst entscheiden, ob die verschiedenen Komponenten im Gleichgewicht sind (Sturmberg, 2009; Wade und Halligan, 2017). Das bedeutet, dass Fachleute der Gesundheitsberufe, Therapeuten und Betreuer, die die ICF anwenden und die Funktionsfähigkeit verbessern wollen, immer alle Komponenten des Modells in ihrem Bezug zueinander und die Beziehungen zwischen ihnen mitberücksichtigen müssen – stets im Zusammenwirken mit den individuellen Zielen und Werten. Der gesamte Mensch aus ganzheitlicher Sicht muss beachtet werden, mit all seinen Möglichkeiten, Beeinträchtigungen und Fähigkeiten in seinem physischen, sozialen und politischen Umfeld und mit seinen Einstellungen.

2.3 Wann kann man von erfolgreicher Funktionsfähigkeit sprechen?

Die ICF ermöglicht es, den Status der Funktionsfähigkeit sowohl aus fachlicher Sicht (die als „objektiv“ gilt), als auch aus Sicht der Betroffenen (die vermeintlich „subjektive“ Einschätzung) zu beschreiben. Funktionsfähigkeit konzentriert sich maßgeblich auf die komplexen Systeme von Individuen. Dazu gehören die medizinischen und personbezogenen Faktoren in ihrer Interaktion (tatsächliche Ausübung) mit ihrem physischen Umfeld, zielorientiert und über längere Zeiträume. Auf diese Weise kann erfolgreiche Funktionsfähigkeit beschrieben werden als das Erreichen persönlicher Ziele durch den richtigen Umgang mit den physischen, psychologischen, soziologischen und kontextbezogenen Faktoren. Erfolgreiche Funktionsfähigkeit wird vom Gesundheitszustand und kontextbezogenen Faktoren beeinflusst, hängt aber nicht völlig davon ab (Talo und Rytökoski, 2016). Im Einklang mit dem beschriebenen Konzept wird die abschließende Beurteilung, wie gut oder erfolgreich jemandes Funktionsfähigkeit ist, hauptsächlich von der Person selbst getroffen.

2.4 Warum die Funktionsfähigkeit im Gesundheitswesen schwerpunktmäßig genutzt werden sollte

2.4.1 Das Konzept der Funktionsfähigkeit im Bereich Gesundheit

Die individuelle Funktionsfähigkeit ist für die Gesundheit und das Wohlbefinden zentral und sollte im Gesundheitssystem unmittelbar berücksichtigt werden (Madden et al., 2012). Im Kontext eines modernen Verständnisses von Gesundheit als „Anpassungsfähigkeit und Eigenständigkeit angesichts sozialer, physischer und emotionaler Herausforderungen“ (Huber et al., 2011) kann Funktionsfähigkeit, bestimmt durch Fähigkeiten und Beeinträchtigungen, die zu Behinderungen führen können, als praktische Operationalsierung von Gesundheit aufgefasst werden. Ein solches modernes Gesundheitskonzept legt auf die allgemeine Leistungsfähigkeit, die Fähigkeit zur Anpassung und die Eigenständigkeit in einem bio-psycho-sozialen Kontext besonderen Wert. Entsprechend seiner Wurzeln im salutogenetischen Ansatz (Antonovsky, 1987, 1996) bezeichnet man dies als „positive Gesundheit". Sie ist eine Art Gegenentwurf zum biomedizinischen, pathogenetischen Ansatz der „schlechten Gesundheit" im herkömmlichen Gesundheitssystem (Bengel et al., 1998; Huber et al., 2011). Beide, die salutogenetische und die bio-psycho-soziale Sichtweise heben die Notwendigkeit hervor, diese in künftigen Gesundheitssystemen als Ganzes zu übernehmen, zu lehren und systematisch umzusetzen (Adler, 2009; Becker et al., 2010; Eriksson and Lindström, 2005; Lezwijn et al., 2011; Sturmberg, 2009, Zeyer, 1997) (siehe auch Kapitel 7 zum Thema „fachübergreifende Ausbildung"). Dies wird dazu beitragen sich „gesund" zu fühlen, auch wenn der „Gesundheitszustand" einer Person ihre biologischen oder physischen Fähigkeiten einschränkt (Tan et al., 2016). Anders ausgedrückt, die praktische Operationalisierung mit dem Konzept der ICF auf individueller Ebene geschieht grundlegend personbezogen, und sie betont, dass die Gesundheitsversorgung, die therapeutischen Maßnahmen und Programme immer vom Konzept der Funktionsfähigkeit ausgehen sollten und entsprechend den physischen, psychologischen und sozialen Fähigkeiten und Ressourcen (Leistungsvermögen), den Werten und Zielen der betroffenen Person entwickelt werden.

2.4.2 Funktionsfähigkeit als bestimmendes Konzept für das Gesundheitswesen

Die WHO stellt fest:

> *Mängel in der Behandlung können dazu führen, dass Patienten ihre „funktionale Fähigkeit" verlieren, sie können auch eine Depression oder den frühen Tod verursachen. Bestenfalls konzentriert sich die Gesundheitsversorgung darauf, die Grundbedürfnisse der Menschen zu befriedigen, etwa Hilfe beim Baden oder Anziehen, zu Lasten umfassenderer Ziele wie Wohlbefinden, Wahrung der Würde, Entscheidungsfreiheit und Respekt. (WHO, 2017)*

Das bedeutet, dass sich die Gesundheitsversorgung auf die Förderung von Leistung und Leistungsfähigkeit oder auf den Ausgleich von fehlender Leistungsfähigkeit konzentrieren sollte, damit die Funktionsfähigkeit, wie sie in diesem Kapitel beschrieben wurde, aufrechterhalten wird und mit deutlich größerer Wahrscheinlichkeit Wohlbefinden erreicht werden kann. Auf der Basis einer personenorientierten Behandlung sollten die Patienten und ihre Angehörigen in die Behandlungsplanung einbezogen werden.

Funktionsfähigkeit als Schwerpunkt im Gesundheitswesen fordert demnach einen auf die Entstehung von Gesundheit (Salutogenese) fokussierten Ansatz, ergänzt durch den pathogenetischen Blick, der sich mehr den Ursachen und Vorboten der Krankheit widmet.

2.5 Wie man insgesamt mit dem Konzept der Funktionsfähigkeit arbeitet

Den Schwerpunkt im Gesundheitswesen auf die Funktionsfähigkeit zu legen, erfordert ein anderes Gesundheitssystem als es unser traditioneller Ansatz der Therapie darstellt. Erstens ist es, anders als bei der Krankenbehandlung, nicht möglich, einen allgemeinen Standard festzulegen. Im Unterschied zum Krankheitskonzept ist dies ein unverwechselbares Merkmal des Konzepts der Funktionsfähigkeit. Für die Diagnose einer Krankheit konzentrieren sich die medizinischen Fachleute auf bestimmte, meist negative Indikatoren, um zu entscheiden, ob eine Person eine bestimmte Erkrankung oder körperliche Verfassung zeigt. Zweitens bedeutet die Arbeit mit dem Konzept der Funktionsfähigkeit, dass zuerst die betroffene Person selbst die Aspekte - Fähigkeiten und Herausforderungen - benennt, die für ihre erlebte Funktionsfähigkeit relevant sind. Mit Hilfe der ICF können die Aspekte der Funktionsfähigkeit messbar gemacht werden. Das ICF-Rahmenkonzept, in seinem ganzheitlichen bio-psycho-sozialen Modell angewendet, bietet die Möglichkeit, in einem gemeinsamen Entscheidungsfindungsmodell mit der Vorstellung des Patienten von seiner Funktionsfähigkeit zu arbeiten.

Ist dies erfolgt, ermöglicht die ICF-Terminologie mit 1500 Kategorien die Funktionsfähigkeit zu erfassen, einzuordnen und sich auf dieser Basis darüber auszutauschen. Um jedoch die Funktionsfähigkeit einer Person zu beschreiben, ist es angesichts ihrer großen Zahl nicht praktikabel, sämtliche ICF-Kategorien anzuwenden. Grundsätzlich sind alle ICF-Kategorien - jede für sich - auch für jeden nutzbar und anwendbar. Um den individuellen Status der Funktionsfähigkeit einer Person aussagekräftig zu beschreiben, wählt der Anwender selbst die Kategorien aus, die in Bezug auf ein konkretes Ziel sinnvoll erscheinen (Tal und Rytökoski, 2016). Natürlich unterscheidet es sich von Person zu Person - und wohl auch innerhalb verschiedener Zeitabschnitte im Leben der gleichen Person –, was erfolgreiche Funktionsfähigkeit bedeutet. Was in einer bestimmten persönlichen Situation wichtig oder sinnvoll ist, funktioniert in einer anderen womöglich nicht.

Zu guter Letzt besteht das Wesentliche der Arbeit mit dem Konzept der Funktionsfähigkeit darin, dass der Patient und die maßgeblichen Personen aus seinem Umfeld in den Prozess der Erhebung und die Entscheidungen darüber einbezogen werden, was für sie von Bedeutung ist und welche Belange ihrer Funktionsfähigkeit sie folglich angehen wollen. Gemeinsame Entscheidungsprozesse und eine personenzentrierte Betreuung sind die entscheidenden Merkmale. Das bedeutet, dass die betreuenden Fachleute manchmal akzeptieren müssen, dass Patienten eine andere Wahl bezüglich ihrer Funktionsfähigkeit treffen - oder bezüglich ihrer Ziele, um eine erfolgreiche Funktionsfähigkeit zu erreichen –, als das, was die beteiligten Fachleute als Erfolg sehen oder beurteilen würden. In diesem Sinne stellt die ICF einen durch und durch demokratischen Ansatz der Gesundheitsversorgung im 21. Jahrhundert dar.

Literatur

Adler, R.H. (2009). Engel's biopsychosocial model is still relevant today. *Journal of psychosomatic research, 67* (6), 607–611.

Antonovsky, A. (1987). *Unraveling the mystery of health. How people mange stress and stay well.* San Francisco, CA: Jossey-Bass.

Antonovsky, A. (1996). The salutogenic model as a theory to guide health promotion. *Health promotion international, 11* (1), 11–18.

Becker, C.M., Glascoff, M.A., & Felts, W.M. (2010). Salutogenesis 30 Years Later: Where do we go from here ? Origins of Salutogenesis. *International Electronic Journal of Health Education, 13*, 25–32.

Bengel, J., Strittmatter, R., Willmann, H. Was erhält Menschen gesund? Antonovskys Modell der Salutogenese. Diskussionsstand und Stellenwert. *Köln, Bundeszentrale für gesundheitliche Aufklärung (BZgA)*, 1998.

Bickenbach, J. (2014). Reconciling the capability approach and the ICF. *Alter 8*, 10–23. https://doi.org/10.1016/j.alter.2013.08.003

Bickenbach, J., Cieza, A., Rauch, A. & Stucki, G. (2012). *ICF Core Sets; manual for clinical practice* (1st ed.). Göttingen: Hogrefe.

Chou, Y.-C. & Kröger, T. (2017). Application of the International classification of functioning disability and health in Taiwan victory of the medical model. *Disability & society, 32* (7), 1043–1064.

Engel, G.L. (1977). The need for a new medical model: a challenge for biomedicine. *Science (New York, N.Y.), 196* (4286), 129–136.

Eriksson, M. & Lindström, B. (2005). Validity of Antonovsky's sense of coherence scale: a systematic review. *Journal of epidemiology and community health, 59* (6), 460–466.

Huber, M., Knottnerus, J.A., Green, L., van der Horst, H., Jadad, A.R., Kromhout, D. et al. (2011). How should we define health? *British medical journal, 343*, d4163.

Lezwijn, J., Vaandrager, L., Naaldenberg, J., Wagemakers, A., Koelen, M., & van Woerkum, C. (2011). Healthy ageing in a salutogenic way: building the HP 2.0 framework. *Health & Social Care in the Community, 19* (1), 43–51.

Madden, R., Ferreira, M., Einfeld, S., Emerson, E., Manga, R., Refshauge, K. et al. (2012). New directions in health care and disability: the need for a shared understanding of human functioning. *Australian and New Zealand Journal of Public Health, 36* (5), 458–461.

Sen, A. (1992). *Inequality Reexamined.* Oxford: Clarendon Press.

Stallinga, H.A. (2015). *Human Functioning in Health Care. Application of the International Classification of Functioning, Disability and Health (ICF).* Groningen: University of Groningen.

Sturmberg, J.P. (2009). The personal nature of health. *Journal of Evaluation in Clinical Practice, 15* (4), 766–769.

Talo, S.A. & Rytökoski, U.M. (2016). BPS-ICF model, a tool to measure biopsychosocial functioning and disability within ICF concepts: theory and practice updated. International *Journal of Rehabilitation Research, 39* (1), 1–10.

Tan, K.K., Chan, S.W. C., Wang, W. & Vehviläinen-Julkunen, K. (2016). A salutogenic program to enhance sense of coherence and quality of life for older people in the community: A feasibility randomized controlled trial and process evaluation. *Patient Education and Counseling, 99* (1), 108–116.

Wade, D.T. & Halligan, P.W. (2017). The biopsychosocial model of illness: a model whose time has come. *Clinical Rehabilitation, 31* (8), 995–1004.

WHO. (2001). *International Classification of Functioning, Disability and Health: ICF.* Geneva: World Health Organization.

WHO. (2017). *Towards long-term care systems in sub-Saharan Africa: WHO series on long-term care.* Geneva: World Health Organization.

Zeyer, A. (1997). Salutogenesis and pathogenesis – a change of paradigm viewed from the standpoint of modern physics. *Sozial- und Präventivmedizin, 42* (6), 380–384.

3
Personbezogene Faktoren in der Praxis und im Gesundheitswesen

Olaf Kraus de Camargo

Die Geschichte eines jeden von uns ist die Geschichte eines Individuums auf dem Weg zur Persönlichkeit. Zu einer Persönlichkeit macht uns nicht der Personalausweis. Der Personalausweis hat keinen Platz für das, was uns zu einer Persönlichkeit macht. Was uns zu einer Persönlichkeit macht, ist unsere Art zu denken, unsere Art zu träumen, unsere Art, uns zu verändern.

Mia Couto in „Se Obama fosse Africano" (Couto, 2011)

3.1 Einführung

Die *Internationalen Klassifikation der Funktionsfähigkeit, Behinderung und Gesundheit* (ICF) der WHO kombiniert das biomedizinische Modell der Gesundheit und das soziale Modell der Gesundheit zu einem übergreifenden bio-psycho-sozialen Modell (siehe **Abb. 3-1**). Psychologische und kontextbezogene Aspekte des Lebens von Menschen werden in der ICF anerkannt und dokumentiert. Sie sind in Ergänzung der biologischen Eigenschaften für die Gesundheit von Bedeutung – ja sogar wesentlich. Als Teil der *kontextbezogenen Faktoren* (zusammen mit den *Umweltfaktoren*) sind die *personbezogenen Faktoren* in der ICF definiert als

> *der spezielle Hintergrund des Lebens und der Lebensführung eines Menschen und umfassen Gegebenheiten des Menschen, die nicht Teil ihres Gesundheitsproblems oder -zustands sind. Diese Faktoren können Geschlecht, ethnische Zugehörigkeit, Alter, andere Gesundheitsprobleme, Fitness, Lebensstil, Gewohnheiten, Erziehung, Bewältigungsstile, sozialer Hintergrund, Bildung und Ausbildung, Beruf sowie vergangene oder gegenwärtige Erfahrungen (vergangene oder gegenwärtige Ereignisse), allgemeine Verhaltensmuster und Charakter, individuelles psychisches Leistungsvermögen und andere Merkmale umfassen, die in ihrer Gesamtheit oder einzeln bei Behinderung auf jeder Ebene eine Rolle spielen können. (WHO, 2007)*

Wie in Kapitel 1 angemerkt, kann eine moderne Auffassung von Gesundheit als „Anpassungsfähigkeit und Eigenständigkeit angesichts sozialer, physischer und emotionaler Herausforderungen" beschrieben werden (Huber et al., 2011). Im Rahmen dieser Sichtweise ist Funktionsfähigkeit als Leistungsfähigkeit definiert und kann als Operationalisierung von Gesundheit verstanden werden. In Erweiterung dieser Idee verweist *Teilhabe*, im Sinne der ICF, auf die Mitwirkung der Person in einer Lebenssituation (eine Situation, die für die Person von Bedeutung ist) ohne Rücksicht darauf, wie „gut" die Handlungen ausgeführt werden. Wenn funktionale Gesundheit mit Hilfe von ICF-Informationen über den Kontext einer Person beschrieben wird, ist es

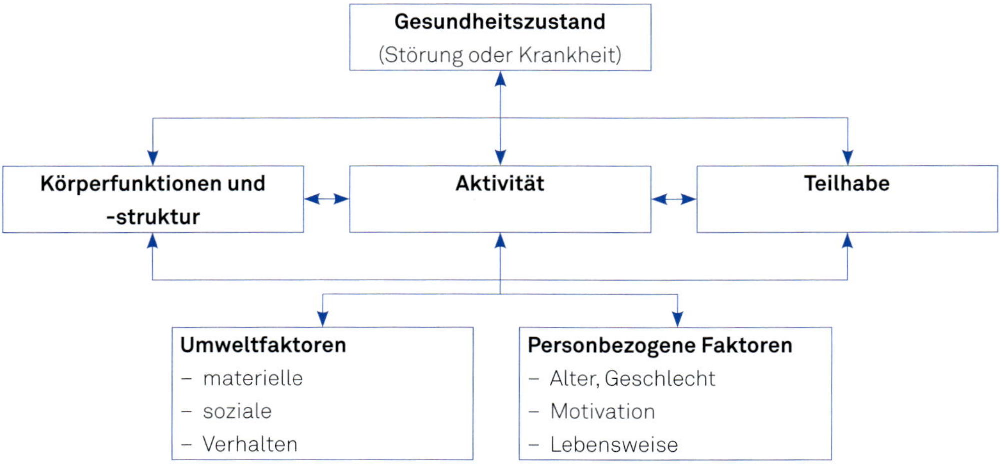

Abbildung 3-1: Das ICF-Rahmenkonzept mit Beispielen für Umweltfaktoren und personbezogene Kontextfaktoren (modifiziert nach der Internationalen Klassifikation der Funktionsfähigkeit, Behinderung und Gesundheit, ICF, WHO, 2001).

von zentraler Bedeutung, deren personbezogene Faktoren einzubeziehen. Bei den Versuchen der letzten 15 Jahre den Status der Funktionsfähigkeit mit der ICF zu beschreiben, haben Vorschläge die personbezogenen Faktoren zu definieren und zu systematisieren, zu kontroversen Diskussionen geführt (Grotkamp et al., 2010; Ewert, 2012; Simeonsson et al., 2014; Leonardi et al. 2015). Das Fehlen definierter Kategorien und Codes im Bereich der personbezogenen Faktoren wird mit dem Argument kritisiert, die ICF beschreibe eine Person dann ausschließlich als funktionsfähiges Objekt und riskiere, die Sicht auf die Person mit eigenen Werten und Charaktermerkmalen zu verlieren (Duchan, 2004). Diese Sorge und die Forderung, die personbezogenen Faktoren klarer zu definieren und an Codes anzupassen, geht auf zwei grundlegend verschiedene Verwendungsmöglichkeiten der ICF zurück.

Erstens kann die ICF bei der individuellen Betreuung und Unterstützung von Menschen mit unterschiedlichen Gesundheitszuständen / Behinderungen / Problemen verwendet werden; und zweitens kann die ICF Teil der Datenerhebung einer größeren Bevölkerungsgruppe sein, um die Planung der Gesundheitsversorgung für Populationen oder Gruppen / Kohorten mit gesundheitlichen Problemen zu verbessern. Versuche, die individuellen personbezogenen Faktoren zu definieren, sehen sich dem Problem gegenüber, nicht klar unterscheiden zu können, welche der beobachteten Aspekte einer Person inhärent sind und welche Teil einer besonderen Situation sind, der diese Person zu einem bestimmten Zeitraum ausgesetzt ist. Einige Aspekte können zur Körperstruktur oder Funktion einer Person gehören und entsprechend nach Körperfunktion und -struktur kodiert werden, zum Beispiel die Unfähigkeit zu laufen. Andererseits nimmt die betroffene Person möglicherweise genau diese Aspekte als unverwechselbaren Faktor wahr, der sie als Person definiert (Rollstuhlfahrer zu sein). Die Logik der ICF (wie jeder Klassifikation) erfordert

> *„dass die einzelnen Kategorien den intendierten Inhalt klar, präzise und unmissverständlich darstellen, damit auf der Grundlage von beobachtbaren, überprüfbaren oder indirekt abgeleiteten Informationen empirische Schlüsse gezogen werden können.“ (WHO, 2007)*

Im Folgenden werden die Implikationen dieses Streits weiter analysiert und diskutiert.

3.2 Personbezogene Faktoren in der ICF

Betrachtet man die Entwicklung der ICF von ihrer Test-Version, der ICIDH (International Classification of Impairments, Disabilities and Handicaps) (WHO, 1980) (siehe **Abb. 3-2.**) hin zur ICIDH-2, liegen die Hauptunterschiede (und unserer Meinung nach Verbesserungen) im Hinzufügen der *Kontextfaktoren* (*Umweltfaktoren* und *personbezogene / persönliche Faktoren*) und der Einführung eines multidirektionalen Rahmenkonzepts anstelle eines linearen Modells. Das lineare Modell in der ICIDH (WHO, 1980) definierte Behinderung als direkte Konsequenz einer Krankheit, kontextabhängige Aspekte wurden nicht berücksichtigt (Gray und Hendershot, 2000).

Zum besseren Verständnis des Zeitgeists und um diese Modelle, die zu einer solchen Entwicklung geführt haben, zu vergleichen, kann man auf die Publikation von Badley, Nagi, Finkelstein, Chamie und Fougeyrollas zurückgreifen (in Badley, 1995). Insbesondere die zu Fougeyrollas gehörige Forschergruppe definierte die personbezogenen Faktoren als Teil von Körpersystem und Fähigkeiten (Fougeyrollas et al., 2002; Levasseur et al., 2007). Auf der Grundlage der Kritik am ICIDH-Modell (dem Fehlen von Umweltfaktoren und der Linearität) (Thuriaux, 1995) entwickelten sie das *Disability-Creation-Process Model* (DCP-Modell, Prozess der Entstehung von Behinderung) (siehe **Abb. 3-3**). In diesem Modell umfasst der Bereich der personbezogenen Faktoren das organische Körpersystem ebenso wie persönliche Fähigkeiten. Das bedeutet, dass die Komponenten *Körperfunktionen*, *Strukturen*, *Aktivitäten* und *personbezogene Faktoren* der ICF alle als Teil der Person betrachtet werden. Diese Person interagiert mit ihrem Umfeld, um ihren Lebensgewohnheiten nachzukommen. Unter dem Einfluss von Risikofaktoren wird die „Behinderung" einer Person durch eine Veränderung in dieser Interaktion erzeugt - diese Veränderung ist definiert als *Prozess der Entstehung von Behinderung*. Fougeyrolas et al. favorisieren dieses Modell mit dem Argument, dass es für die Entscheidung über Interventionen wichtig ist zu wissen, ob diese Interventionen auf die Person oder auf ihr Umfeld gerichtet sind, weil dies jeweils einen völlig anderen Ansatz erfordert (Levasseur et al., 2007). Zahlreiche Aspekte, die im DCP-Modell unter *personbezogenen Faktoren* laufen, sind auch in der ICF zu finden. Dort bei den Komponenten *Körperfunktionen, Strukturen und Aktivitäten*. Solche Zuschreibungen hängen zudem von kulturellen und sozialen Einflüssen ab und können entsprechend variieren, wie in den Anwendungsempfehlungen für den Einsatz der ICF erläutert (WHO, 2013). Dies ist einer der Gründe für die Entscheidung, keinen allgemeingültigen Code für die personbezogenen Faktoren zu entwickeln.

3.3 Personbezogene Faktoren als Grundlage für die Behandlung

Evidenzbasierte Medizin (EBM) wird leicht missverstanden, als ginge es ihr lediglich um die bloße Verfügbarkeit wissenschaftlicher

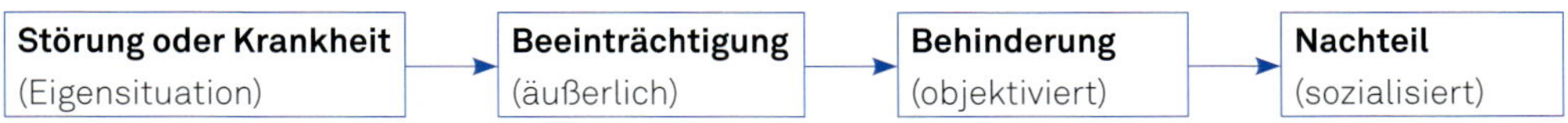
Störung oder Krankheit
(Eigensituation)
Beeinträchtigung
(äußerlich)
Behinderung
(objektiviert)
Nachteil
(sozialisiert)

Abbildung 3-2: ICIDH-Rahmenkonzept, modifiziert nach Badley (1995). Nachdruck mit freundlicher Genehmigung aus WHO (1980): International Classification of Impairments, Disabilities, and Handicaps, Seite 30, Copyright 1980.

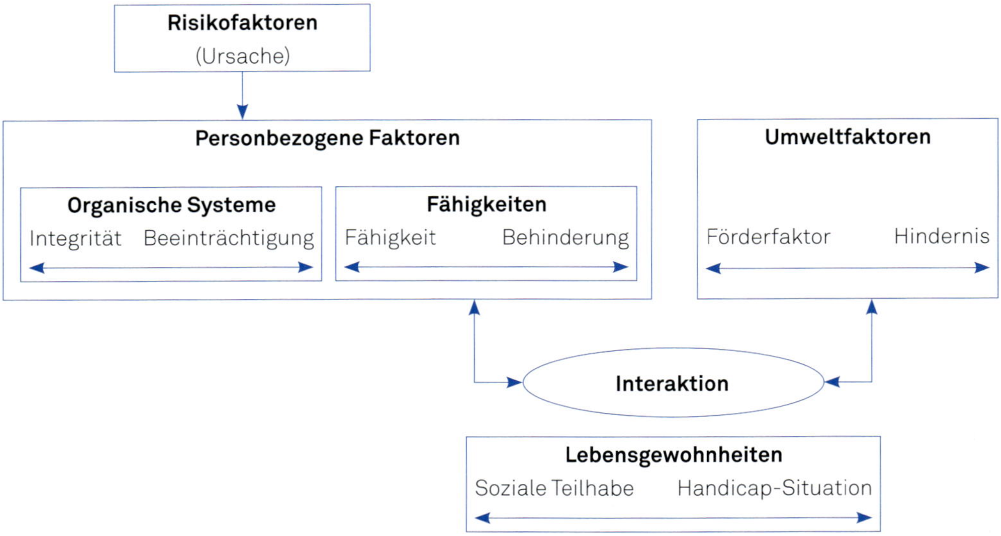

Abbildung 3-3: Der Prozess der Entstehung von Behinderung (DCP, The Disability Creation Process. Nachdruck aus Fougeyrollas et al. (1998). Quebec Classification: Disability Creation Process. International Network on Disability Creation Process / Canadian Society on International Classification of Impairments, Disabilities and Handicaps, INDCP/CSICIDH, Quebec City. © INDCP/CSICIDH, 1998

Nachweise aus Doppelblindstudien. Nach Guyatt, einem der führenden Vertreter der Evidenzbasierten Medizin, stützt sich die evidenzbasierte Praxis auf drei wesentliche Elemente: die besten verfügbaren wissenschaftlichen Erkenntnisse, die Fachkenntnis und Erfahrung der Fachleute zusammen mit den Werten und Zielen des Patienten (Guyatt et al., 2008). Demnach sind die personbezogenen Aspekte des Patienten ein wesentlicher Bestandteil der evidenzbasierten Praxis und für die gemeinsame Entscheidungsfindung unentbehrlich. EBM erfordert die Erhebung von relevanten personbezogenen Faktoren des Patienten, die bei klinischen Entscheidungen mit einfließen müssen. Ein solcher Ansatz hat Maßnahmen zur Folge, die sich stärker am individuellen Patienten orientieren. Die Patienten erreichen durch die gemeinsam getroffenen Entscheidungen eine größere Autonomie und werden darin bestärkt eine aktive Rolle einzunehmen (Institute of Medicine, 2013). In der Praxis ist es demnach von zentraler Bedeutung, die personbezogenen Faktoren zu erfassen und zu dokumentieren, um Einschränkungen bei der Teilhabe verstehen, reduzieren oder ausräumen zu können. Bleibt noch die Frage offen, wie diese persönlichen Faktoren am besten erhoben und berücksichtig werden, wenn über Behandlungen entschieden wird.

3.4 Was macht Personen aus und wie kann man sie beschreiben?

Schon der Ursprung des Begriffs *Person* hat etwas Willkürliches und Undurchsichtiges an sich. Die alten Griechen verwendeten den Begriff *Person* für die Masken im griechischen Drama. Jede Maske symbolisierte eine bestimmte Rolle, die ein Schauspieler darstellte (Hoffe et al., 2002). Im Lauf der Zeit verschob sich die Bedeutung des Begriffs und bezeichnete nicht mehr die Fähigkeit den eigenen Willen zu bekunden, ein vernunftbegabtes Wesen zu sein, sondern wurde zum Synonym für ein menschliches Wesen in den unterschiedlichen Stufen seiner Entwicklung (man denke etwa an die Diskussion über pränatale Diagnostik und Abtreibung und die Frage, ab wann von einer Person gesprochen werden kann) (Hoffe et al., 2002). Der Philosoph Harry Frankfurt definiert „Person" als: „Merkmale, die Gegenstand unserer zutiefst menschlichen Beschäftigung mit uns selbst sind und Quelle dessen, was wir für das Wichtigste und Problematischste in unserem Leben halten." In diesem Kontext sieht er das Wesen einer Person in engem Zusammenhang mit dem Bewusstsein eines freien Willens und entsprechendem Handeln (Frankfurt, 1971). Fox und Ward beziehen sich in ihrer Arbeit auf die philosophischen Schriften von Deleuze und Guattari, die Subjektivität einer Person als Ergebnis einer permanent mit Elementen aus der Umwelt sich verändernden „Assemblage" eines „organlosen Körpers" (Fox und Ward, 2008). Dieses Konzept wurde zunächst für das Persönlichkeitsverständnis bei Schizophrenie entwickelt. Anders als bei der Definition von Frankfurt sehen sie in der *Person* nicht lediglich ein handelndes Subjekt, sondern begreifen, je nach Situation, auch die Umwelt als Teil der *Person*.

Gibson et al. verwenden diesen Ansatz auf dem Gebiet der Rehabilitation in einer Fallstudie, wo sie ein Mädchen, Mimi, in ihrem Umfeld vorstellen. Je nach Situation ändert sich Mimis Identität. Wenn sie ihren Rollstuhl benutzt, erfährt sie sich als eins mit dem Rollstuhl. In anderen Situationen, etwa während der Körperpflege, begreift sie sich als eins mit ihrer Mutter und in wieder einer anderen Situation, zum Beispiel wenn sie sich unterhält, sind sie und ihre Mutter zwei Individuen und getrennte Personen und beide Gesprächspartner haben eigene Ideen und Wünsche. Dieses Beispiel zeigt, dass personbezogene Faktoren nicht mit der gleichen Bestimmtheit erfasst werden oder in Gruppen unterteilt werden können wie klinische Befunde, die sich auf einen „Körper mit Organen" beziehen. Die Kategorisierung und Beschreibung von personbezogenen Faktoren ist immer subjektiv. Um personbezogene Faktoren zu erfassen, ist es von zentraler Bedeutung, den individuellen Patienten / Klienten in den Prozess einzubeziehen, um seine individuellen Bedürfnisse, seine Lebenssituation und seine Ziele zu verstehen. Jede Therapie- oder Rehabilitationsentscheidung, die dazu beiträgt Einschränkungen bei der Teilhabe zu reduzieren, ist das Ergebnis einer solchen Interaktion. Unter diesem Gesichtspunkt und um eine vollständige und individualisierte Dokumentation der personbezogenen Faktoren zu ermöglichen, bleibt die Box für personbezogene Faktoren im ICF-Rahmenkonzept leer. Es ist eine Art leeres Blatt, das Patient und Fachleute gemeinsam, der Situation entsprechend, ausfüllen sollen. Wesentliche personbezogene Faktoren werden in einem narrativen Text dokumentiert, statt vorgefertigte Kategorien in einem Fragebogen anzukreuzen.

3.5 Die ICF und Daten zum Gesundheitswesen

Im 19. Jahrhundert erkannten Fachleute der Gesundheitsberufe wie John Snow in England und Rudolf Virchow in Deutschland die grundlegende Bedeutung einer systematischen Erfassung von Gesundheits- und Umweltdaten einer Population für die öffentliche Gesundheit (Virchow, 1848; Stanwell-Smith, 2013). Auf der Grundlage ihrer Pionierleistung wurden weltweit öffentliche Gesundheitssysteme eingerichtet und die Rolle des Staates als verantwortlicher und aktiver Akteur bei der Erhaltung der öffentlichen Gesundheit erkannt (Fee und Brown, 2005). Aufgrund dieser ersten revolutionären Entwicklungen wurde die systematische Erfassung von Gesundheitsdaten zum weltweiten Standard. Die Klassifikationssysteme der WHO sind wertvolle Instrumente für die Standardisierung im Rahmen dieser Bemühungen. Die Einführung der ICF war mit der Hoffnung verbunden, die gesundheitliche Situation der jeweiligen Bevölkerung besser zu verstehen, als es allein mit den klassischen Gesundheitsstatistiken möglich war. Über die Information zu Diagnosen, Impfquoten und Sterblichkeit hinaus hoffte man, wichtige Informationen über die sozialen Aspekte von Krankheit und Behinderung zu erhalten. Wenzel und Morfeld beschreiben eine vermehrte Anwendung der ICF in verschiedenen Tätigkeitsbereichen begonnen mit der Frühförderung bis hin zur Rehabilitation am Arbeitsplatz (Wenzel und Morfeld, 2015). Sie beschreiben auch internationale Anwendungsbeispiele der ICF zur Definition von Gesundheitsindikatoren und eine adäquatere Beurteilung von Barrieren und Hilfsmitteln zur Verbesserung der Inklusion von Menschen mit Behinderung. In Deutschland wird die ICF in der öffentlichen Gesundheitsberichterstattung zwar erwähnt, eine systematische Erfassung von ICF-Daten jedoch wurde noch nicht etabliert.

Es ist aufgrund der rasanten technischen Entwicklung wahrscheinlich, dass individuelle Herausforderungen von Menschen mit gesundheitlichen Einschränkungen auf anderen Wegen erfasst werden, als es in den herkömmlichen Gesundheitsstatistiken der Fall war. Statt zentraler Erhebungen, die innerhalb der Institutionen und Verwaltungen im Gesundheitswesen ausgetauscht werden, ist es nun für die Betroffenen möglich, ihre Daten unabhängig zu erfassen und auszutauschen (z. B. http://www.myhealthmydata.eu). Die Menschen werden somit zu Eigentümern, Verwaltern und Überbringern von Daten. Erste Beispiele solcher Initiativen gibt es in Finnland, wo elektronische Gesundheitsportale entwickelt wurden, um ICF-basierte Daten zu sammeln, die von den Anwendern ausgetauscht wurden (Antilla, 2016). Eine solche Entwicklung erlaubt Echtzeit-Analysen der gesundheitlichen Situation einer Population. Das kann zur Verbesserung der funktionalen Gesundheit und sozialen Teilhabe der Betroffenen, unabhängig von rein medizinisch-diagnostischen Kriterien, beitragen. Zudem erlaubt eine solche Initiative, die Kontextfaktoren zu erfassen, wie etwa das soziale und physische Umfeld einer Population. Sie geben Auskunft über den Bedarf an Regularien und Gesetzen zur Verbesserung des allgemeinen Wohlbefindens. Die Technik kann genutzt werden, um den eigenen Status der Funktionsfähigkeit proaktiv zu teilen, statt darauf zu warten, an Erhebungen teilzunehmen, die zugesandt werden, oder an einer ausgewählten Gruppe einer Einzelinstitution oder Abteilung teilnehmen zu müssen. Diese Initiative ist Teil der finnischen Politik, die Dienste des Sozialministeriums sowie des Gesundheitsministeriums in ein einziges Ministerium zu überführen, das dem aktuellen Gesundheitsverständnis des bio-psycho-sozialen Modells Rechnung trägt („Ministry of Social Affairs and Health" – Finnland, 2012).

3.6 Personbezogene Faktoren im öffentlichen Gesundheitswesen

Die Daten einer ganzen Bevölkerung zu erfassen, zu sammeln und zu analysieren, unternimmt man mit dem Ziel, auf dieser Grundlage politische Entscheidungen treffen zu können. Aus biomedizinischer Perspektive erfordert der Kampf gegen Krankheiten Daten über die Verursacher, wie etwa Toxine oder Krankheitserreger. Wie oben ausgeführt stellten John Snow und Robert Virchow bereits im 19. Jahrhundert fest, dass Daten über die Umwelt (z. B. verseuchte Brunnen, Armut, Hunger) immens wichtig sind, um die Gesundheit der Bevölkerung zu verbessern.

Heute können wir die Umwelt beschreiben, indem wir die ICF-Daten nutzen und nicht nur physische Kontextfaktoren erheben, sondern auch Faktoren wie die Verfügbarkeit von Hilfsmitteln, medizinischem Fachpersonal, Lehrern sowie die Einstellungen des Fachpersonals und anderer Personen der Gemeinschaft gegenüber Menschen mit chronischen Erkrankungen und Behinderungen. Dies öffnet zusätzliche wertvolle Einblicke, die nicht nur dazu beitragen können, weitere physische Barrieren in unserem Lebensumfeld zu tilgen, sondern möglicherweise auch zu neuen Regelungen und Gesetzen führen, um Teilhabe zu fördern und Barrieren in allen Bereichen des öffentlichen Lebens abzubauen und auf diese Weise die Position von Menschen mit chronischen Erkrankungen und Behinderungen in unserer Gesellschaft zu stärken. Im Gegensatz zu der Situation im 19. Jahrhundert geht es in der öffentlichen Gesundheit heute in vielen Ländern nicht mehr um das bloße Überleben der Menschen, die von Infektionen bedroht sind, sondern vielmehr um die Koexistenz und die gleichberechtigte Teilhabe von Menschen in einer vielfältigen Gesellschaft unabhängig von ihren Fähigkeiten und Einschränkungen.

Welche Rolle spielt in dieser Vision das systematische Erfassen der personbezogenen Faktoren? Geyh et al. geben eine Literaturübersicht zum Thema „Verwendung personbezogener Faktoren“ und schlagen eine Liste möglicher Begriffe für eine solche Klassifikation vor (Geyh et al., 2011). Eine weitere vom Medizinischen Dienst der Krankenversicherung (MDK) Niedersachsen initiierte Gruppe deutschsprachiger Fachleute veröffentlichte ein Konsensuspapier mit einer noch detaillierteren Liste von Kategorien für personbezogene Faktoren, die mit alphanumerischen Codes versehen wurden (Grotkamp et al., 2010, 2012, 2014). Das Ziel des Vorschlags besteht laut Autoren darin, mehr Transparenz und reproduzierbare Entscheidungen bei der Bewilligung von Rehabilitationsleistungen im deutschen Gesundheitssystem zu erreichen. Sie hoffen, dass ein solcher Prozess dazu beiträgt, dass „die Ergebnisse nicht von dem Zufall abhängen, welche Person den Patienten beurteilt“. Der Tatsache, dass Körperfunktionen auch als personbezogene Faktoren aufgefasst werden können, wird in ihrem Vorschlag dadurch Rechnung getragen, dass normale Körperfunktionen als personbezogene Faktoren definiert werden. Ein solches Vorgehen unterschlägt, dass Menschen mit konkreten Diagnosen sich mit ihren Körperfunktionen oder -strukturen, die von der Norm abweichen, identifizieren könnten, weil sie das Gefühl haben, dass diese Unterschiede sie als Person charakterisieren und Teil ihrer Identität sind, auch wenn die konkreten Abweichungen für diese Diagnose gar nicht typisch sind. Theoretisch könnte das zu einem klassifikatorischen Dilemma führen, indem Kategorien, die von der Norm abweichen, als personbezogene Faktoren und zugleich als Körperfunktionen kodiert werden könnten. Das widerspricht dem Prinzip der Eindeutigkeit und der Vermeidung von Unklarheiten für alle Klassifikationssysteme. Es wäre also ein Rückschritt, da der Fokus wieder auf der Normalität liegt, statt auf Funktionsfähigkeit und Teilhabe.

Geyh et al. veröffentlichten einen Versuch, personbezogene Faktoren in der Praxis umzusetzen. Sie beschreiben psychologische personbezogene Faktoren von Patienten mit Rückenmarksverletzungen. Diese sorgfältig entwickelte Studie bereichert die Diskussion über die Umsetzbarkeit und den Nutzen der Bestimmung personbezogener Faktoren (Geyh et al., 2016). Dabei wurden verschiedene Instrumente zur Persönlichkeitsdiagnostik und zur Bestimmung der Bewältigungsmechanismen und Lebensqualität eingesetzt. Über 500 Patienten wurden über ihre Gefühle, Gedanken, Überzeugungen, Bewältigungsstrategien und ihre Lebensqualität befragt. Die Analyse der unterschiedlichen Varianten und Gruppen ergab, dass die meisten Patienten verhältnismäßig geringfügig negative und moderat positive Emotionen aufwiesen. Der Großteil interpretierte schwierige Lebenssituationen nicht als Verlust oder Bedrohung, sondern als positive Herausforderung. Im Großen und Ganzen waren die Patienten mit ihrer Lebenssituation zufrieden und verfügten über gute soziale Kompetenzen und Fähigkeiten zur Problemlösung

(Geyh et al., 2016). Die Studie zeigt eine positive Gesamtsituation unter den Studienteilnehmern, die möglicherweise ebenso mit der Behandlungsqualität zu tun hat wie mit der Fähigkeit der Patienten, sich an die neue Situation und die veränderte persönliche Realität anzupassen. Beide Gruppen, Grotkamp et al. und Geyh et al., vermuten, dass die Erfassung von personbezogenen Faktoren wichtige Zusatzinformationen über die Patienten bereitstellt. Während die Methodik von Grotkamp et al. zur Konsensfindung kritisiert werden kann (zu sehr auf die Perspektive des Fachpersonals und der Betreuer fokussiert und ohne Berücksichtigung unterschiedlicher Patientenperspektiven) (Ewert, 2012), bieten Geyh et al. einen nützlichen Ansatz für die Diskussion, da sie reale Patientendaten erfassen. Aufbauend auf diesem Ansatz stellen sie eine Möglichkeit bereit, „personbezogene Faktoren zu beschreiben und zu definieren, indem sie als das gesamte Spektrum der Merkmale einer Person konzipiert werden, und das in Bezug auf individuelle Fakten, unmittelbare subjektive Erfahrungen und wiederkehrende Erfahrungs- und Verhaltensmuster." (Geyh et al., 2018).

Es stellt sich jedoch die Frage, ob die Kategorien und Ergebnisse, die Geyh et al. aufgestellt haben, die tatsächlich relevanten personbezogenen Faktoren darstellen, die auch die Patienten selbst gewählt hätten, um sich und ihre Lebenssituation zu beschreiben. Wie lässt sich aus den Ergebnissen einer Reihe von Fragebögen schließen, dass die Antworten daraus die „konkrete Lebenssituation jeder Einzelperson" beschreiben und nicht „Teil ihrer gesundheitlichen Probleme" sind (siehe Abschnitt 3.1)? Würden die Patienten der Studie exakt dieselben Aussagen über ihre Bewältigungskompetenzen, ihre Überzeugungen und Gefühle treffen, wenn sie gebeten worden wären, sich selbst als Person zu beschreiben? Würden sie diese Angaben für die Wahl ihrer Behandlung als relevant empfinden? Und würden sie zustimmen, dass diese Faktoren einen wesentlichen Einfluss auf ihre Teilhabe haben?

Die in den Fragebögen erhobenen Informationen sind wichtig und hilfreich. Aber es ist nicht so, dass eine Definition der einzelnen Kategorien mit Codes nötig wäre, um die personbezogenen Faktoren zu beschreiben und diese Art von Information zu erhalten.

3.7 Risiken bei der Erfassung personbezogener Faktoren

Die Erhebung und Weiterleitung personbezogener Faktoren, um über den Zugang zu Gesundheitsdienstleistungen zu entscheiden, ist mit etlichen Schwierigkeiten und Risiken verbunden. Auf ICF-Ebene würde die Erstellung definierter Kategorien für personbezogene Faktoren die Möglichkeit zunichtemachen, sie von anderen Bereichen der Funktionsfähigkeit zu trennen, da dies eine persönliche Entscheidung ist. Zudem würde die Kodierung von Kategorien mit Qualifikationsmerkmalen zur Schaffung einer Werteskala von personbezogenen Faktoren führen. Das Ergebnis wäre, dass die ICF von einer Klassifikation der funktionalen Gesundheit in eine Klassifikation von Personen umgewandelt würde, und das ist *ausdrücklich* nicht der Zweck der ICF (WHO, 2013). Im Bereich zwischenmenschlicher Beziehungen kann die Einführung von Wertungen (Qualifikationsmerkmalen) personbezogener Faktoren zu unerwünschten Folgen führen. Wenn wir eine Beziehung zu einer anderen Person aufbauen, bewerten wir einander unwillkürlich; das geschieht auch in der Behandler-Patienten-Beziehung. Jeder macht sich ein Bild von den jeweiligen Werten des anderen. Diese Einschätzung regelt die Interaktion, aber sie wird nicht konkret formuliert oder dokumentiert und nur dann erwähnt, wenn sie für Therapiemaßnahmen wichtig wird (z. B. kann die wiederholte Beobachtung, dass der Patient zu Terminen zu spät kommt, während der Sprechstunde oder Therapie zur Sprache kommen, aber sie darf nicht die Entscheidung beeinflussen, ob medizinische Dienstleistungen gewährt werden oder nicht). Wenn die Preisgabe personbezogener Aspekte nötig ist, geschieht sie innerhalb des geschützten Rahmens der Behandler-Patient-Beziehung. Wenn man nun aber beginnt, personbezogene Aspekte zu kodieren, auszuwerten und in der Patientenakte zu vermerken (um Entscheidungen über den Zugang zu Gesundheitsdienstleistungen zu rechtfertigen), kann das gefährliche Konsequenzen haben. Einmal abgesehen davon, dass es zu möglichen Diskriminierungen von Patienten auf Grundlage persönlicher Charakteristiken und Wertungen von medizinischem Fachpersonal führen kann, können die Patienten solche Bewertungen, die im Rahmen einer Beziehung vorgenommen werden, bei der eine Seite über mehr Macht verfügt, mit zusätzlichen nachteiligen Auswirkungen verinnerlichen. Vor über sechzig Jahren zeigte Bertram Forer, wie leicht Studenten sogenannte individualisierte Bewertungen – die „Persönlichkeitsbögen" hatten alle exakt den gleichen Wortlaut – als zutreffend und stichhaltig akzeptierten (Forer, 1949). Die systematische Erfassung von personbezogenen Faktoren ist daher keine Garantie für Transparenz und Nachvollziehbarkeit. Es kann ungewollt Leid zufügen und ein erhöhtes Diskriminierungsrisiko verursachen, ohne Nutzen für die öffentliche Gesundheit. Aufgrund dieser Erwägungen unterstützen die Autoren dieses Buches den aktuellen Ansatz der ICF, personbezogene Faktoren nicht zu kodieren, uneingeschränkt.

3.8 Fazit

Die ICF ist ein hervorragendes Instrument, unser Verständnis von Gesundheit und Behinderung zu verbessern. Damit können Funktionsprofile entwickelt werden, die aussagekräftigere Informationen enthalten, als eine Liste mit Diagnosen bieten kann. Das Fachpersonal muss die personbezogenen Faktoren seiner Patienten kennen, um ihre Werte, Wünsche und Ziele besser zu verstehen. Für eine evidenzbasierte Praxis ist das zentral.

Die Erhebung und Dokumentation von personbezogenen Faktoren sollte allein der persönlichen Interaktion zwischen den Menschen vorbehalten bleiben, die dem Betreuungskreis angehören. Personbezogene Faktoren können nicht für statistische Zwecke definiert und kodiert werden, da die dafür notwendigen Kategorien, nicht mit der individuellen Bandbreite korrespondieren, in der sich Menschen selbst definieren. Für statistische Zwecke können andere Instrumente und Klassifikationen herangezogen werden, um Aspekte, die in der ICF fehlen, abzudecken (WHO, 2013; Leonardi et al., 2015).

Literatur

Antilla, H. (2016). *Feasibility Study of a Patient-driven Mobile ICF-based Assessment Tool (mICF) [online].* icfmobile.org. Retrieved January 25, 2019, available from: http://icfmobile.org/2016/01/29/hello-world/

Badley E.M. (1995). The genesis of handicap: definition, models of disablement, and role of external factors. *Disability and Rehabilitation, 17* (2), 53–62.

Couto, M. (2011). E se Obama Fosse Africano? Sao Paulo, Brasil: Companhia das Letras.

Duchan, J.F. (2004). Where is the person in the ICF? *Advances in Speech Language Pathology, 6* (1), 63–65.

Ewert, T. (2012). Stellungnahme der DGRW zu „Personbezogene Faktoren der ICF – Entwurf der AG ‚ICF' des Fachbereichs II der Deutschen Gesellschaft für Sozialmedizin und Prävention (DGSMP)". *Die Rehabilitation, 51* (2), 129–130.

Fee, E. & Brown, T.M. (2005). The Public Health Act of 1848. *Bulletin of the World Health Organization, 83* (11), 866–867.

Forer, B.R. (1949). The fallacy of personal validation: A Classroom Demonstration of Gullibility. *The Journal of Abnormal and Social Psychology, 44* (1), 118–123.

Fougeyrollas, P., Cloutier, R., Bergeron, H., Côté, J. & St-Michel, G. (1998). *Quebec Classification: Disability Creation Process.* International Network on Disability Creation Process / Canadian Society on International Classification of Impairments, Disabilities and Handicaps, INDCP/CSICIDH, Quebec City.

Fougeyrollas, P., Noreau, L. & Boschen, K.A. (2002). Interaction of Environment with Individual Characteristics and Social Participation: Theoretical Perspectives and Applications in Persons with Spinal Cord Injury. *Topics in Spinal Cord Injury Rehabilitation, 7* (3), 1–16.

Fox, N.J. & Ward, K.J. (2008). What are health identities and how may we study them? *Sociology of Health and Illness, 30* (7), 1007–1021.

Frankfurt, H.G. (1971). Freedom of the Will and the Concept of a Person. *Journal of Philosophy, 68* (1), 5–20.

Geyh, S., Kunz, S., Müller, R. & Peter, C. for the SwiSCI Study Group. (2016). Describing functioning and health after spinal cord injury in the light of psychological-personal factors *Journal of Rehabilitation Medicine, 48*, 219–234.

Geyh, S., Peter, C., Muller, R., Bickenbach, J.E., Kostanjsek, N., Ustun, B.T. et al. (2011). The Personal Factors of the International Classification of Functioning, Disability and Health in the literature – a systematic review and content analysis. *Disability and Rehabilitation, 33* (13–14), 1089–1102.

Geyh, S., Schwegler, U., Peter, C., Müller, R. (2018). Representing and organizing information to describe the lived experience of health from a personal factors perspective in the light of the International Classification of Functioning, Disability and Health (ICF): a discussion paper. *Disabil Rehabil 1–12*

Gibson, B.E., Carnevale, F.A. & King, G. (2012). 'This is my way': reimagining disability, in/dependence and interconnectedness of persons and assistive technologies. *Disability and Rehabilitation, 34* (22), 1894–1899.

Gray, D.B. & Hendershot, G.E. (2000). The ICIDH-2: Developments for a new era of outcomes research. *Archives of Physical Medicine and Rehabilitation, 81* (12 Suppl 2), 10–14.

Grotkamp, S., Cibis, W., Behrens, J., Bucher, P.O., Deetjen, W., Nyffeler, I.D. et al. (2010). [Personal contextual factors of the ICF draft from the Working Group 'ICF' of Specialty Group II of the German Society for Social Medicine and Prevention]. *Gesundheitswesen, 72* (12), 908–916.

Grotkamp, S., Cibis, W., Nüchtern, E., Baldus, A., Behrens, J., Bucher, P.O., Dommen Nyffeler, I., Gmünder, H.P., Gutenbrunner, D., Hagen, T., Keller, K., Pöthig, D., Queri, S., Rentsch, H.P., Rink, M., Schian, H., Schian, M., Schwarze, M., von Mittelstaedt, F., Seger, W. (2012). Personbezogne Faktoren der ICF. Beispiele zum Entwurf der AG „ICF" des Fachbereichs II der Deutschen Gesellschaft für Sozialmedizin und Prävention (DGSMP). *Gesundheitswesen 2012; 74:449–458*

Grotkamp, S., Cibis, W., Bahemann, A., Baldus, A., Behrens, J., Nyffeler, I., Echterhoff, W., Fialka-Moser, V., Fries, W., Fuchs, H., Gmünder, H., Gutenbrunner, C., Keller, K., Nüchtern, E., Pöthig, D., Queri, S., Rentsch, H., Rink, M., Schian, H.-M., Seger, W. (2014). Bedeutung der personbezogenen Faktoren der ICF für die Nutzung in der Praktischen Sozialmedizin und Rehabilitation. *Gesundheitswesen 2014; 76:1–9*

Guyatt, G., Rennie, D., Meade, M.O. & Cook, D.J. (2008). *Users's Guide to the Medical Literature: A Manual for Evidence-Based Clinical Practice* (2nd ed.). JAMAevidence, McGraw-Hill Medical.

Hoffe, O., Forschner, M., Horn, C. & Vossenkuhl, W. (2002). Person. In: *Lexikon der Ethik* (S. 198–200). München: C. H. Beck.

Institute of Medicine (2013). *Partnering with Patients to Drive Shared Decisions, Better Value, and Care Improvement: Workshop Proceedings.* Washington: The National Academies Press.

Leonardi, M., Sykes, C., Madden, R.C., ten Napel, H., Hollenweger, J., Snyman, S. et al. (2016). Do we really need to open a classification box on personal factors in ICF? *Disability and Rehabilitation, 38* (13), 1327–1328.

Levasseur, M., Desrosiers, J. & St-Cyr Tribble, D. (2007). Comparing the Disability Creation Process and International Classification of Functioning, Disability and Health Models. *Canadian Journal of Occupational Therapy, 74* (ICF Special Issue), 233–242.

Ministry of Social Affairs and Health – Finland. The National Development Programme for Social Welfare and Health Care: The Kaste Programme 2012-2015, www.mindbank.info/item/1545

Simeonsson, R.J., Lollar, D., Bjorck-Akesson, E., Granlund, M., Brown, S.C., Zhuoying, Q. et al. (2014). ICF and ICF-CY lessons learned: Pandora's box of personal factors. *Disability and Rehabilitation, 36* (25), 2187–2194.

Stanwell-Smith, R. (2013). The remarkable Dr. John Snow. *Perspectives in Public Health, 133* (5), 237.

Thuriaux, M.C. (1995). The ICIDH: evolution, status, and prospects. *Disability and Rehabilitation, 17* (3–4), 112–118.

Virchow, R.C. (1848). *Mittheilungen über die in Oberschlesien herrschende Typhus-Epidemie.* Archiv für path. Anat.u. Physiol.u. für klin. Medicin. Berlin: G. Reimer.

Wenzel, T. & Morfeld, M. (2015). *Die Internationale Klassifikation der Funktionsfähigkeit, Behinderung und Gesundheit (ICF) – Eine Expertise im Auftrag der Deutschen Gesellschaft für Rehabilitationswissenschaften e.V. (DGRW e.V.).* Stendal: Hochschule Magdeburg-Stendal.

WHO. (2007). *International Classification of Functioning, Disability, and Health: Children & Youth version.* Geneva: World Health Organization.

WHO. (2013). *How to use the ICF: A practical manual for using the International Classification of Functioning, Disability and Health (ICF). Exposure draft for comment.* Geneva: World Health Organization.

4 Das Verhältnis zwischen ICF und Patient Reported Outcome Measures (PROMs). Wie gut korrelieren sie?

Gabriel M. Ronen

4.1 Szenario

Cassandra M. ist Ärztin in einer mittelgroßen Stadt, die in einem Gesundheitszentrum für die Betreuung von Kindern und Jugendlichen mit neurologischen Entwicklungsstörungen zuständig ist. Sie ist Mitglied eines Fachverbands, der die Einführung und routinemäßige Anwendung der von der WHO entwickelten *Internationalen Klassifikation der Funktionsfähigkeit, Behinderung und Gesundheit* (ICF) unterstützt. Cassandra erkennt den potentiellen Nutzen dieses Rahmenkonzepts für ihre eigene Institution, aber auch für ihre Patienten und deren Familien. Sie schätzt auch den Wert *Patient-* oder *Person-Reported Outcomes* (patientenberichteter Gesundheitsmerkmale), also von Ergebnissen, die auf Patienteneinschätzungen basieren, um Programme und Gesundheitsleistungen des Gesundheitszentrums aus der Sicht der Betroffenen zu bewerten. Sie führte ihre Kollegen in das ICF-Rahmenkonzept ein und stellte die Idee vor, die ICF mit *Person-Reported Outcomes* (PRO) zu verknüpfen. Sie konzentrierte sich dabei vor allem auf die folgenden Fragen: Wie können unsere Interventionen die Funktionsfähigkeit junger Menschen angesichts chronischer Beeinträchtigungen verbessern – und zwar aus deren eigener Perspektive?

Der Widerstand einiger ihrer Mitarbeiter, die neuen Konzepte zu übernehmen, überraschte Cassandra. Sie bot an, den Prozess mit wöchentlichen Diskussionen zu begleiten, um über die Fragen und Sorgen ihres Mitarbeiterteams informiert zu sein und sie zu verstehen. Rasch wurde deutlich, dass einige Mitarbeiter wichtige Fragen aufbrachten, auf die sie nicht vorbereitet war und auf die sie auch keine evidenzbasierten Antworten zu bieten hatte. Zudem wurde ihr bewusst, dass die Beantwortung einiger Fragen einen umfassenden Überblick über die wissenschaftlichen Publikationen zum Thema verdiente. Cassandra stellte die folgenden Fragen zusammen, die ihrer Meinung nach einer gründlicheren Untersuchung bedurften und nahm ein kurzes Sabbatical, um die von ihren Mitarbeitern aufgeworfenen Themen zu bearbeiten. Dieses aufwändige Verfahren gab ihr das Gefühl, völliges Neuland zu betreten. Ihre Fragen lauteten:

- Was versteht man unter Gesundheit und *Patient-Reported Outcomes* im Kontext des ICF-Rahmenkonzepts?
- Teilen die Patienten meine Sicht, ob eine Intervention mehr Nutzen als Schaden anrichtet?
- Auf welche Weise findet man am besten heraus, ob die Patienten zusätzliche oder andere Probleme mit ihrer Gesundheit und ihrer Funktionsfähigkeit haben?
- Welche Kenntnisse sind nötig, bevor man *Patient-Reported Outcome Measures* (PROMs, Ergebnismessungen, die auf Patienteneinschätzungen basieren) auswählt?

- Wie lassen sich routinemäßige PROMs begründen?
- Wie lässt sich der Verwendungszweck eines PROM herausfinden?
- Erfassen die Instrumente selbst berichteter Gesundheitsmerkmale (PROM-Fragebögen) die erwarteten Ergebnisse des Patienten nach einem Eingriff?
- Wer ist am geeignetsten, um den PROM-Fragebogen auszufüllen?
- Hat der Einsatz von PROMs bei Kindern spezifische ethische Implikationen?
- Gibt es konkrete Tipps, um den Einsatz von PROMs in meiner Praxis zu vereinfachen?

4.2 Einführung

Die ICF und PROMs sind zwei unterschiedliche, voneinander unabhängige Instrumente. Das ICF-Rahmenkonzept betrachtet Gesundheit durch die Linse der Funktionsfähigkeit, wie in der Einleitung dieses Buches und den entsprechenden Kapiteln (siehe vor allem Kapitel 2) bereits ausgeführt. Dieses Kapitel setzt sich mit den potentiellen Chancen dieser Sichtweise auseinander. Es betrachtet, ob und wie man individuelle Patienten bzw. Populationen zur Auswertung und Messung – aus der Perspektive der Betroffenen – von Erfolgen und Misserfolgen der Programme, Dienstleistungen und Interventionen, die das ICF-Rahmenkonzept und damit verbundene Prinzipien nutzen und sich darauf beziehen kann. Der Autor dieses Kapitels – und viele andere, die auf diesem Gebiet arbeiten – glaubt, dass es Einzelpersonen mit gesundheitlichen Problemen und Einschränkungen möglich sein sollte, über ihre eigene Gesundheit, Funktionsfähigkeit und Leistung aus eigener Perspektive, mit den eigenen Erwartungen, Werten und Zielen zu berichten und damit an der Modifizierung und hoffentlich Verbesserung des Behandlungsablaufs selbst teilzuhaben.

Dieses Kapitel erklärt den Begriff *Person-(Patient-)Reported Outcomes* (PROs, Ergebnisse, die auf Patienteneinschätzungen beruhen) und untersucht, warum Einzelpersonen oder ihre stellvertretenden Bevollmächtigten gut in der Lage sind, ihre eigene Gesundheit, Funktionsfähigkeit oder Lebensqualität zu bewerten und so die Entscheidungen über ihre Betreuung und Behandlung aktiv mitzutragen, wenn sie das wünschen. Diese Ideen zu verbinden ist ethisch sinnvoll, da die Patientenautonomie gefördert wird (derjenigen, die am Entscheidungsprozess teilhaben wollen), man sich auf Interventionen konzentriert, die eher die selbstdefinierte Funktionsfähigkeit verbessert, als nur die biomedizinischen Merkmale, und man auf diese Weise darauf gerichtet ist, Ergebnisse zu erzielen, die nach dem Urteil der betroffenen Personen, die die entsprechenden Leistungen erhalten, mehr nützen als schaden.

Diese Verknüpfung scheint demnach sowohl für die betroffene Person wie für ihr enges soziales Umfeld innerhalb ihres Kontexts und ihrer selbst-definierten Ziele angemessen und fair.

Darüber hinaus will der Autor Cassandras Fragen mit Schwerpunkt auf PROMs beantworten und darlegen, wie man diese Ideen in die tägliche Praxis integrieren und umsetzen kann.

4.3 Grundlegende Begriffe

4.3.1 Was ist Gesundheit?

Diese scheinbar einfache Frage kann für verschiedene Personen Unterschiedliches bedeuten. Die ICF betrachtet *Gesundheit* als dynamischen Prozess zwischen den miteinander verbundenen Kategorien *Funktionsfähigkeit* und *kontextbezogene Faktoren*. Im Rahmen dieses Buches ist der Autor der Ansicht, dass die Definition von Gesundheit das ICF-Rahmenkonzept widerspiegeln und in den Blick nehmen muss, was Menschen tun können oder wollen, und sie dabei unterstützen, ihre Ziele und Erwartungen zu verfolgen und zu erreichen. Eine solche Begriffsbestimmung beinhaltet die Idee, dass jede Person, die imstande ist, ihre Ziele zu erreichen, als potentiell *gesund* betrachtet werden kann, ungeachtet einer Beeinträchtigung der Körperstruktur oder -funktion. Huber et al. schlagen dementsprechend vor, Gesundheit positiv wie folgt zu definieren: „... die Fähigkeit, sich anzupassen und mit sozialen, physischen und emotionalen Problemen umgehen zu können." (Huber et al., 2011). Demzufolge erreicht man Gesundheit nicht, indem man dem utopischen Bild eines perfekten physischen, mentalen und sozialen Status' nachkommt, wie er 1948 für die Satzung der Weltgesundheitsorganisation formuliert wurde (United Nations (UN) 1948). Die Unterscheidung zwischen einem realistischen und einem utopischen Begriff von Gesundheit ist besonders wichtig, wenn wir etwa an Bevölkerungsstatistiken wie die des „Centers for Disease Control and Prevention" denken, die uns zeigen, dass nahezu einer von fünf Erwachsenen in den USA irgendeine Art von Behinderung („Schädigung" in der ICF-Terminologie) aufweist. Aus humanistischer und psychosozialer Sicht sollten Menschen mit körperlichen Schädigungen nie a priori als behindert oder von schlechter Gesundheit gelten.

In ihrer gemischt-methodischen, quantitativen wie qualitativen Studie mit Projektbeteiligten aus den Niederlanden identifizierten Huber und Kollegen sechs Dimensionen für den weiter gefassten Begriff der *positiven Gesundheit* (Huber et al., 2016):

- körperliche Funktionen,
- mentale Funktionen und Wahrnehmungen,
- spirituelle Dimension,
- Lebensqualität,
- soziale und gesellschaftliche Teilhabe,
- Funktionsfähigkeit im Alltag.

Ein systematischer Literaturüberblick ergab, dass die spirituelle Bewältigung auch für Kinder mit gesundheitlichen Beeinträchtigungen eine wichtige Bewältigungsstrategie darstellt. (Reynolds et al., 2016). Es ist wenig überraschend, dass die meisten Patienten gern über alle der hier beurteilten Dimensionen verfügen würden, im Gegensatz zu den Fachleuten der Gesundheitsberufe und politischen Entscheidungsträgern, die es vorziehen, Gesundheit enger zu fassen und ihr Engagement vor allem auf den biomedizinischen Aspekt beschränken. Für Fachleute der Gesundheitsberufe jedoch, die selbst chronische Erkrankungen hatten, war die spirituelle / existentielle Dimension, sowie die soziale und gesellschaftliche Teilhabe deutlich wichtiger als für ihre Kollegen (siehe **Abbildung 4-1**) (Huber et al., 2016). Die aktuelle weiter gefasste Definition von Gesundheit baut auf dem ICF-Konzept auf und erweitert es zugleich. Es wird deutlich, dass die meisten PROMs bei der Bewertung all dieser Dimensionen deutlich zurückliegen.

4.3.2 Was sind „gesundheitliche Auswirkungen"?

Es gibt verschiedene Definitionen davon, was unter *gesundheitlichen Auswirkungen* zu verstehen ist. Die folgende Definition passt gut zur Sichtweise der ICF-Konzeption: „*Gesundheitliche Auswirkungen* können also als Veränderungen der globalen Gesundheit oder jeder einzelnen ihrer zentralen Dimensionen bei einer Einzelperson, einer Gruppe oder in einer Population begriffen werden, die einer geplanten Intervention oder einer Reihe von Interventionen zugeordnet werden können, ungeachtet dessen, ob die Intervention mit der Absicht ausgeführt wurde, eine Veränderung zu bewirken." (Definition of Health Outcomes 2017; nach Mayo, 2015).

Der Begriff *Auswirkung* sollte nicht mit dem Begriff *Prognose* verwechselt werden. *Prognose* ist der erwartete Endpunkt der natürlichen Entwicklung einer Krankheit oder eines Gesundheitszustands (Ronen und Rosenbaum, 2013).

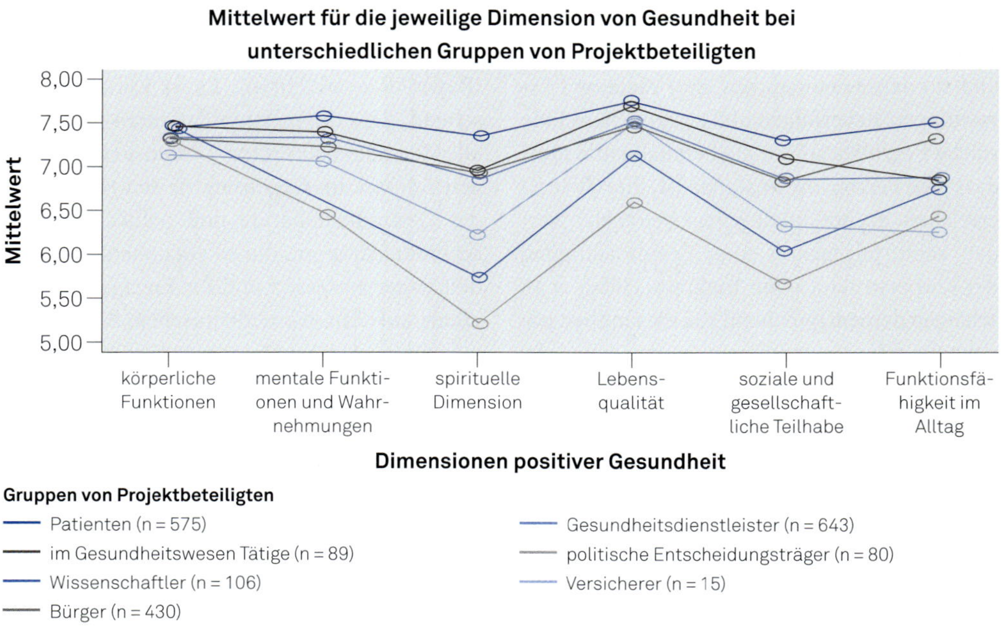

Abbildung 4-1: Mittelwerte für die einzelnen Gruppen von Projektbeteiligten auf einer Neun-Punkte-Skala. Der Wert gibt die Bedeutung an, die die Befragten der jeweiligen Dimension von „Gesundheit" beimessen [Aus: Towards a 'patient-centred' operationalisation of the new dynamic concept of health: a mixed methods study. M. Huber, M. van Vliet, M. Giezenberg, B. Winkens, Y. Heerkens, P.C. Dagnelie, J.A. Knottnerus, 6, e010091, 2016. Mit freundlicher Genehmigung von BMJ Publishing Group Ltd.]

4.3.3 Was sind Person- oder Patient-Reported Outcomes (PRO)?

PRO ist ein moderner Sammelbegriff für alle Aspekte eines persönlichen Gesundheitsberichts, der direkt von dieser Person stammt (inklusive Kinder und Pflegepersonen). Diese Berichte spiegeln die Lebenserfahrung und Werte der Person in Bezug auf ihren Gesundheitszustand und ihren Umgang damit wider, ohne Interpretation der Antworten durch medizinisches Fachpersonal oder andere Beteiligte. Wir ziehen den Begriff *Person* dem Begriff *Patient* für PROs vor, weil ihm gemeinhin mehr Dimensionen im Leben einer Person zugeschrieben werden, als wenn man eine Person nur in ihrer Rolle als *Patient* betrachtet, die gewöhnlich im Kontext von Krankheit, körperlicher Verfassung und Beeinträchtigung in ihrem Verhältnis zum Gesundheitssystem charakterisiert wird. PROs werden heute als Standardkriterium für die Evaluierung von Patienten betrachtet, auch wenn es sich um Kinder handelt. Sie spielen in der Gesundheitsversorgung, die ihren Fokus auf die Person und die Familie legt, eine wesentliche Rolle (Ronen, 2016). Dieser Begriff wurde gewählt, um der Verwirrung zu entgehen, die den verschiedenen Definitionen von Begriffen wie *gesundheitsbezogene Lebensqualität* („health related quality of life", HRQoL) und *Lebensqualität* („quality of life", QoL) geschuldet ist. Dies schadete der begrifflichen Entsprechung und Vergleichbarkeit von Erhebungen, die mit dem Begriff HRQoL oder QoL beschrieben wurden, und behinderte die Kommunikation und Forschung auf diesem Gebiet (Wallander und Koot, 2016). Der Begriff PRO überwindet die terminologischen Schwierigkeiten, indem er die *Informationsquelle* in den

Mittelpunkt stellt und die Bedeutung der Perspektive der Betroffenen bei der Entscheidung über potentielle Eingriffe und das Vorgehen hervorhebt (Valderas und Alonso, 2008).

4.3.4 Warum müssen wir verschiedene Aspekte von Gesundheit messen?

Stucki und Mitarbeiter (2008) betonten, „wenn wir ein umfassendes Verständnis der menschlichen Funktionsfähigkeit (und anderer Aspekte von Gesundheit) und die Entwicklung umfassender Programme zur Optimierung der Funktionsfähigkeit (und Gesundheit) von Menschen und Bevölkerungsgruppen anstreben, müssen wir geeignete Messinstrumente entwickeln" (Stucki et al., 2008, S. 315 ff.). Die Autoren glauben, dass die Entwicklung des universellen ICF-Modells „einen wichtigen Schritt zur Entwicklung eines Messinstrumentariums und letztlich zu unserem Verständnis von Funktionsfähigkeit, Behinderung und Gesundheit" darstellt (Stucki et al., 2008, S. 315 f.). Natürlich müssen wir diese Auseinandersetzung auf alle Aspekte der Gesundheit ausdehnen, über die betroffene Personen und Gruppen berichten können.

Eine routinemäßige Erhebung der Funktionsfähigkeit und anderer Aspekte von Gesundheit wird für das nötige Feedback über den Nutzen unserer Dienste, Programme und Interventionen sorgen und zeigen, wie sie von den Personen beurteilt werden, denen die jeweiligen Maßnahmen galten. Diese Art der Nachweise hilft Regierungen und Leistungsträgern zu entscheiden, welche Dienste aufrechterhalten werden und welche nicht (Duncan und Murray, 2012).

4.3.5 Was sind PROMs, und warum brauchen wir sie?

Der Begriff „PROM" (Person-(Patient-)Reported Outcome Measures) bezieht sich explizit auf standardisierte und validierte Ergebnisse, wie sie die betroffenen Personen (Patienten) berichten, einschließlich aller selbst berichteten Bewertungen und Einzelbeobachtungen, die mit anderen Mitteln nicht direkt erfassbar sind (Dawson et al., 2010). Ursprünglich wurden PROMs zum Teil deshalb entwickelt, um die Effizienz der Maßnahmen im Gesundheitsbereich besser bewerten und vergleichen zu können (Black et al., 2016). Gesundheitsdienstleister können PROMs nutzen, um auf der Basis der individuellen Gesundheitsziele diagnostische und therapeutische Entscheidungen treffen zu können. Mit Hilfe der PROMs sehen Gesundheitsdienstleister und politische Entscheidungsträger, ob die Patienten *unsere* professionelle Perspektive über *ihre* Gesundheit und *ihr* Wohlbefinden teilen, oder ob sie nicht vielleicht zusätzliche oder ganz andere Probleme haben und welches diese sind. PROMS können uns darüber aufklären, ob es unseren Patienten nach den Maßnahmen wirklich *besser* geht. Damit folgen sie im eigenen Leben dem ethischen Grundsatz „Mehr Gutes tun als schaden" (Beauchamp und Childress, 2013). Wichtig ist, dass PROMs dabei helfen, den Wert zahlreicher Gesundheitskonstrukte und den Wert der Veränderungen im Verlauf zu bestimmen und wie dies mit unseren Empfehlungen zusammenhängt. Bislang decken die meisten generischen PROMs nicht alle von Huber und Mitarbeitern herausgearbeiteten Lebensbereiche ab (Huber et al., 2016). Die Wissenschaftler um Huber schlagen ein Modell vor, um jedes selbst berichtete Ergebnisprofil zu jedem einzelnen Zeitpunkt darzustellen (siehe **Abbildung 4-2**). Dieses Modell enthält die ICF-Komponenten, konkretisiert jedoch zusätzliche Bereiche, die in den Kontextfeldern des ICF-Modells verborgen sind. PROMs werden zudem zur Qualitätssicherung im Gesundheitssystem herangezogen. Erfreulicherweise wurden wichtige Fortschritte erzielt – mit einer international übereinstimmenden Klassifizierung, Terminologie und Definition der Eigenschaften einzelner Instrumente können die Eigenschaften un-

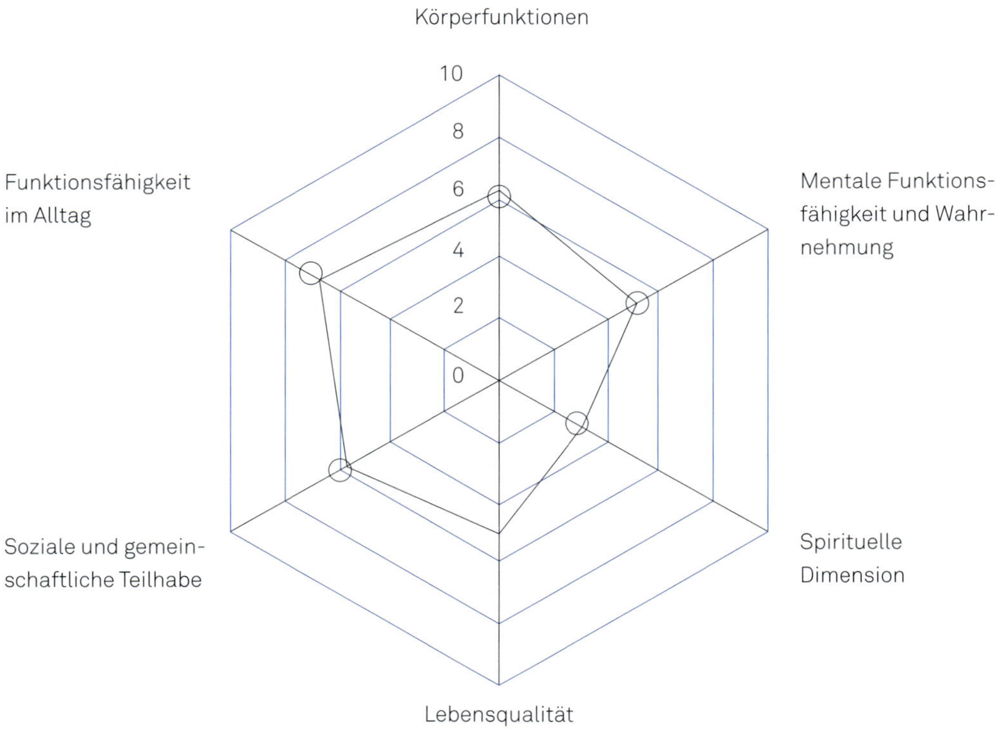

Abbildung 4-2: Für den Praxiseinsatz visualisiert: Sechs Dimensionen einer subjektiven Bewertung, die eine fiktive Einschätzung des „positiven Gesundheitszustands“ einer Person zeigen. (aus: Towards a ‚patient-centred' operationalization of the new dynamic concept of health: a mixed methods study. M. Huber, M. van Vliet, M. Giezenberg, B. Windkens, Y. Heerkens, P.C. Dagnelie, J.A. Knottnerus, 6, e010091, 2016. Mit freundlicher Genehmigung der BMJ Publishing Group Ltd.)

terschiedlicher PROMs kommuniziert werden. Dies sollte interessierten Gesundheitsdienstleistern und politischen Entscheidungsträgern helfen, den Inhalt von PROM-Veröffentlichungen besser zu verstehen (Mokkink et al., 2010).

In diesem fiktiven persönlichen Bericht wird die Funktionsfähigkeit im Alltag, die Körperfunktionen und die Teilhabe als moderat eingestuft; die mentale Gesundheit und Lebensqualität werden etwas schlechter beurteilt. Am schlechtesten schnitt die spirituelle Dimension ab. Diese Bewertung hilft den Fachleuten der Gesundheitsberufe, sich auf die Bereiche zu konzentrieren, die der Patient am schlechtesten beurteilt hat. So kann er, mit Einverständnis des Patienten, den gewählten spirituellen Ansprechpartner konsultieren und helfen, die zugrundeliegenden Probleme zu identifizieren und mit dem Patienten an einer potentiellen Lösung arbeiten.

4.4 Theoretische Überlegungen zum Verhältnis von PROMs und ICF

4.4.1 Können wir PROMs in das ICF-Klassifikationsmodell integrieren?

Valderas und Alonso wiesen darauf hin, dass die „Klassifikations- und Bewertungssysteme (wie ICF und PROMs) komplementär sind und

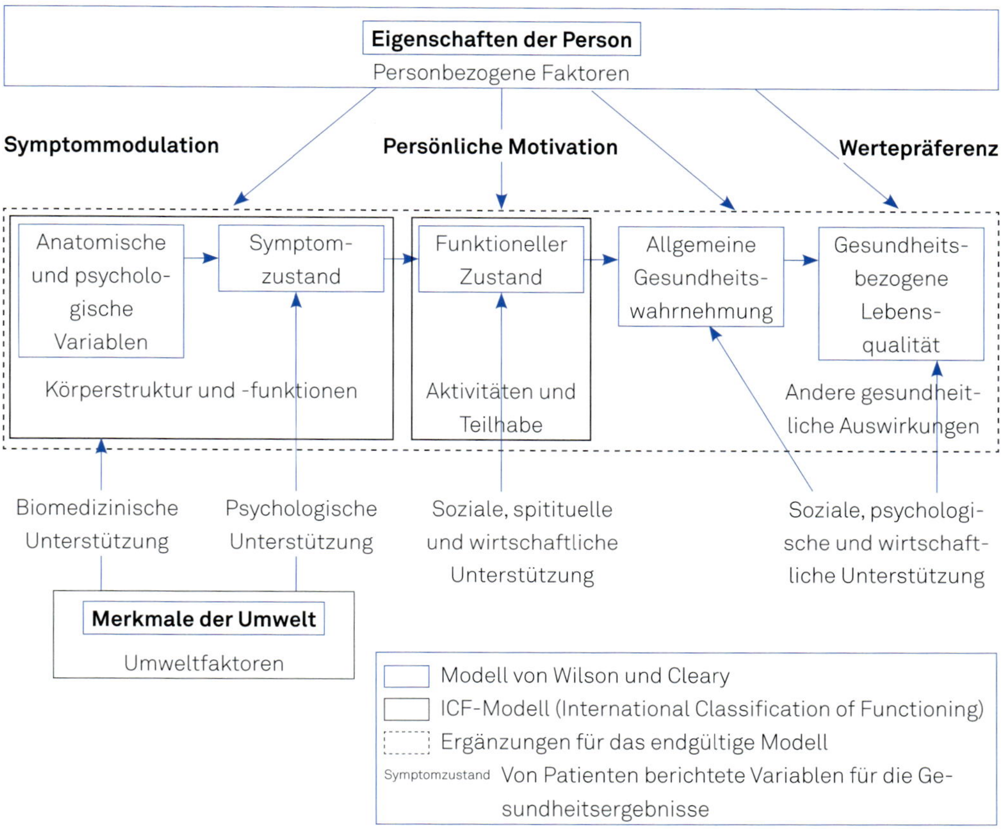

Abbildung 4-3: Integriertes deskriptives Modell der Gesundheitsergebnisse [aus Valderas, J.M. & Alonso, J. (2008). Patient reported outcome measures: A model-based classification system for research and clinical practice. *Quality of Life Research, 17* (9), 1125–1135; © 2008; Nachdruck mit freundlicher Genehmigung von Springer Nature]

ergänzend eingesetzt werden sollten“ (Valderas und Alonso, 2008, S. 1131ff.). Sie haben ein integriertes Modell entwickelt, das auf dem früheren bio-psycho-sozialen Modell von Wilson und Cleary aufbaut. Es wurde um einige wenige Begriffe aus dem ICF-Rahmenkonzept erweitert, die sich als konsistent erwiesen hatten (**Abb. 4-3**) (Wilson und Cleary, 1995). Dieses vielseitige Modell erlaubt eine Klassifizierung der meisten Messinstrumente und soll „eine adäquatere Auswahl und Anwendung des Instrumentariums“ erleichtern (S. 1125ff.). Die wichtigsten Leitbegriffe zur Klassifizierung sind 1) der *Aufbau* bzw. das Messanliegen, 2) die *Bevölkerungsgruppe* (d.h. Alter, Geschlecht, Verfassung, Kultur) und 3) das *Messmodell* (siehe Details in Valderas und Alonso, 2008). Als weiteren nützlichen Vergleichswert ließen sich noch das *Ziel* und der *Verwendungszweck* des Instruments einbeziehen. Wichtig dabei ist, dass jedes Klassifikationssystem, das an ein Rahmenkonzept geknüpft ist, sinnvoll dazu beiträgt, einen Bestand an PROMs für jedes beliebige Ziel zu ermitteln. In ihrem Modell differenzieren und definieren die Autoren die Begriffe, die für PROMs eingesetzt werden können. 1) *Symptomstatus*, 2) *Funktionsstatus*, 3) *Wahrnehmung der Gesundheit* und 4) *allgemeine Lebensqualität* (im Sinne des „subjektiven Wohlbefindens“). Biologische und physiologische Bereiche eignen sich offensichtlich nicht für PROs. Die Autoren wiesen zudem auf die Notwendigkeit hin, die *Zufriedenheit mit der Gesundheitsversorgung* und die *Resilienz* als wichtiges Konstrukt für PROs zu beachten. Innerhalb des Klassifikationssystems können letztere als Kontextfaktoren der ICF einbezogen werden.

4.4.2 Routinemäßige Datenerfassung

Konzeptionell ist eine prospektive Längsschnitt-Datenerhebung unerlässlich, denn solche Daten lassen den Krankheitsverlauf, die Funktionsfähigkeit, die Lebensqualität sowie andere kontextuelle Faktoren erkennen. Das ermöglicht es uns, den natürlichen Verlauf in Bevölkerungsgruppen mit unterschiedlichen Leiden zu verstehen, zudem verfügen wir über die Bewertung der von uns empfohlenen Maßnahmen durch die Betroffenen selbst. Die Daten aus elektronischen Formularen und Formularen in Papierform erlauben es dem praktizierenden Arzt, das Patientenprofil über längere Zeiträume hinweg zu verfolgen. Der Prozess kann erheblich verbessert werden, wenn der Gesundheitsdienstleister die Ergebnisse des Fragebogens gemeinsam mit dem Patienten durchgeht. Die persönliche Beteiligung unterstützt zudem den Erhalt einer langfristigen Vertrauensbeziehung zwischen Arzt und Patient. Der routinemäßige Einsatz von PROMs führt auch zu einer Erhöhung der Frequenz, in der die Patientenergebnisse während eines Klinikbesuchs besprochen werden (Kotronoulas et al., 2014). Wenn die entsprechenden Programme ihren Bedürfnissen entsprechen, akzeptieren die Patienten offenbar auch die effizientere elektronische Datenerfassung.

Wie bereits erwähnt, müssen die PROMs von den Betroffenen selbst ausgefüllt werden, auch wenn es sich dabei um Kinder handelt oder um Personen mit kognitiven Einschränkungen. Hilfe beim Ausfüllen der Fragebögen sollte nicht direkt von den Pflegekräften oder vom klinischen Personal kommen. Nahestehende Helfer können jedoch nötig sein, um die PROMs auszufüllen, wenn die Patienten selbst nicht dazu in der Lage sind.

4.5 PROM: Von der Theorie und Forschung zur allgemeinen Praxis

4.5.1 Die sinnvolle Anwendung von PROMs in der ICF-orientierten Praxis

Wie oben beschrieben hat die Forschung zahlreiche Beweise dafür geliefert, dass sich ICF und PROMs konzeptuell offenbar perfekt ergänzen und gegenseitig bereichern. Nun geht es darum zu untersuchen, ob diese Verbindung in den Praxisalltag integrierbar ist.

Sowohl theoretisch als auch praktisch werden PROMs üblicherweise in generische Erhebungen und Erhebungen für konkrete Leiden unterteilt. Beispiele für generische PROMs bei Kindern sind das in Europa entwickelte KIDSCREEN und das in den USA entwickelte PedQL®. Beide sind so gestaltet, dass die Kinder, sowie gesondert davon ihre Betreuer, die Fragebogen ausfüllen können. Obwohl jedoch beide in Anspruch nehmen, die *Lebensqualität* zu messen, unterscheiden sie sich in einer Reihe wesentlicher Aspekte. Für den praktizierenden Arzt ist das nicht nachvollziehbar (siehe **Tabelle 4-1**, Erläuterungen im Folgenden). Auf konkrete Leiden bezogene Erhebungen messen andererseits bestimmte Aspekte oder Bereiche der Gesundheit von Einzelpersonen mit ähnlichen biomedizinischen Befunden. Dazu gehören die Funktionsfähigkeit, die Symptome, die Lebensqualität und weitere Bereiche. Ähnlich wie bei den generischen Erhebungen variieren auf konkrete Diagnosen bezogene PROMs, etwa die für Zerebralparese und Epilepsie, in bestimmten inhaltlichen Aspekten und sind nicht austauschbar (Sadeghi et al., 2014; Schiariti et al., 2014). Ebenso variieren die Instrumente zur Erhebung von Teilhabe in Bezug auf ihren relativen Anteil und die Zahl an Teilhabe-Bereichen, die einbezogen sind (Chien et al., 2014).

In der Praxis wirkt allerdings die schiere Zahl von mehreren Tausend verfügbaren PROMs eher einschüchternd, zumal täglich neue entwickelt werden (Quality of Life Instruments Database – PROQOLID, 2002). Einige davon wurden noch vor der Veröffentlichung der ICF entwickelt, daher fehlt jeglicher Bezug zum ICF-Rahmenkonzept. Die folgenden Abschnitte beschäftigen sich damit, wie Fachleute der Gesundheitsberufe die passenden PROMs auswählen können.

4.5.2 Lässt sich die ICF als Rahmenkonzept für die Analyse des Inhalts von PROMs verwenden?

Die ICF wurde in zahlreichen Studien als standardisiertes Rahmenkonzept genutzt, um die in den Erhebungen gefundenen Gesundheitsfakten darzustellen (z.B. Cieza und Stucki, 2005; Fayed et al., 2012; Janssens et al., 2015). Erstens nutzten diese Autoren jeweils die WHO-Definitionen, um die bio-psycho-soziale und spirituelle Gesundheit aus den HRQOL/QOL-Ansätzen, die in den multidimensionalen PRO-Erhebungsinstrumentarien gefunden werden, zu unterscheiden. Zweitens beschrieben sie die Gesundheitsfakten innerhalb jedes der Erhebungsinstrumente, indem sie es im ICF-Rahmenkonzept kodierten. Mit Hilfe der ICF beschrieben diese und verwandte Studien die Gesundheitsfakten der PROMs viel klarer. Die Multidimensionalität von Gesundheit, wie von der WHO in der ICF beschrieben, impliziert, dass PROMs über die Funktionsfähigkeit einen Mix aus Körperfunktionen, Aktivitäten und Teilhabe, dem Umfeld und personbezogenen Faktoren abdecken sollten, damit sie eine *ausgeglichene* Sicht auf die bio-psycho-soziale und spirituelle Gesundheit ermöglichen. Derzeit lassen die meisten PROMs mindestens einen wichtigen ICF-Bereich weg und führen Aspekte der Funktionsfähigkeit und des Wohlbefindens zusammen (Janssens et al., 2015). Diese Ansätze werden in Tabelle 4-1 dargestellt, die eine Auswahl von Erhebungsinstrumenten für Kinder und Erwachsene untersucht.

4.5.3 Welche anderen Aspekte sind bei der Auswahl eines PROMs zu berücksichtigen?

Neben guten psychometrischen Fähigkeiten (Streiner et al., 2015) muss jede Messung für die jeweilige Bevölkerungsgruppe (d.h. entweder der gleiche Gesundheitszustand oder die gleichen Symptome innerhalb der Gruppe) ausgewählt werden. Darüber hinaus sollte man feststellen, ob die Inhalte der Messung mit Hilfe einer Probegruppe aus der zu untersuchenden Bevölkerungsgruppe ermittelt wurden, was in der Regel mit einer klar definierten und hoffentlich stabilen qualitativen Methode erreichen wird.

In den letzten Jahren haben Forscher ermittelt, worauf man achten sollte, wenn man ein PROM wählt (Waters et al., 2009; Fayed, 2013). Außerdem können bestehende PROMs für die zu untersuchende Bevölkerungsgruppe irrelevante Fragen enthalten (der Cartoon in **Abbildung 4-4** dürfte selbsterklärend sein). Aus diesem und weiteren Gründen stellt das *Patient Reported Outcome Measurement-Informationssystem* (PROMIS) einen Bestand an Begriffen zur Verfügung, um die Patient-Reported Outcomes (PROs) einer Vielzahl von Krankheitsbildern und Bevölkerungsgruppen zu messen (Riley et al., 2010). Mit Hilfe dieser Begriffe können kurze, maßgeschneiderte Tabellen erstellt werden, die problemlos über lange Zeiträume hinweg verwendet werden können oder von einem auf Präzision und klinische Relevanz erstellten Computerpro-

Tabelle 4-1: Generische Patient-Reported Outcome Measures für Kinder und Jugendliche: Begriffsinhalt unter Verwendung der WHO-Definitionen (nach: Fayed et al., 2012)

Name des Erhebungstools	Zentraler Schwerpunkt	Zentrale ICF*-Komponenten	Inhalt der Erhebung
Gesundheitszustand und Krankheitsbild des Kindes	FDH** mit unbekannten Unterkomponenten	Körperfunktionen sowie Aktivität & Teilhabe	FDH-Tool
Child Health Questionnaire	FDH sowie Lebensqualität & unbekannte Merkmale	Aktivitäten & Teilhabe	FDH incl. einiger Merkmale zur Lebensqualität
DISABKIDS	Lebensqualität mit einigen Funktionsmerkmalen	Körperfunktionen, Aktivitäten & Teilhabe & Umfeld	Lebensqualität mit bio-psycho-sozialen Faktoren
KIDSCREEN	Lebensqualität mit einigen Funktionsmerkmalen	Aktivitäten & Teilhabe	Lebensqualität mit bio-psycho-sozialen Faktoren
PedsQL 4.0	FDH	Aktivitäten & Teilhabe	FDH
Health Utility Index	FDH mit einem Kennzeichen für Lebensqualität	Körperfunktionen	FDH mit Schwerpunkt Körperfunktionen
Satisfaction with Life Scale (Diener)	Lebensqualität	keine	Lebensqualität

**ICF: Internationale Klassifikation der Funktionsfähigkeit, Behinderung und Gesundheit*
***FDH: functioning, disability and health (dt. Funktionsfähigkeit, Behinderung und Gesundheit)*

gramm in einer bestimmten Reihenfolge und Dauer verwaltet werden können.

Die Handhabung der Datenerhebung, die den Einsatz von PROMs in unserem Praxisalltag unterstützt und optimiert, ist noch äußerst rückständig und die gesundheitspolitischen Empfehlungen haben den Beweis für die Praxistauglichkeit des Einsatzes von PROMs im Alltag noch nicht erbracht (Van der Wees et al., 2014). Bisher hat lediglich das NHS-Programm in Großbritannien nachweisen können, dass eine umfangreiche systematische Erfassung von PROMs möglich ist. Wichtig ist dabei, dass Hutchings und Kollegen in der Studie mit 131447 Personen, die sich einer elektiven Operation unterzogen haben, Subpopulationen identifizierten, die mit geringerer Wahrscheinlichkeit auf einen prä- und postoperativen PROM-Fragebogen reagierten. Dazu gehörten Patienten im am stärksten benachteiligten Quintil des Sozioökonomischen Status', Patienten mit schlechterem präoperativem Gesundheitszustand und Patienten, die beim Ausfüllen des präoperativen Fragebogens unterstützt wurden (Hutchings et al., 2012). Diese Studie hebt hervor, dass man bei der Interpretation der Ergebnisse von PROMs in Betracht ziehen muss, dass die Antworten verzerrt sein können. So können sich die Reaktionsmuster etwa von Menschen mit einem schlechteren Gesundheitszustand, einem bestimmten Alter oder einer sozioökonomischen

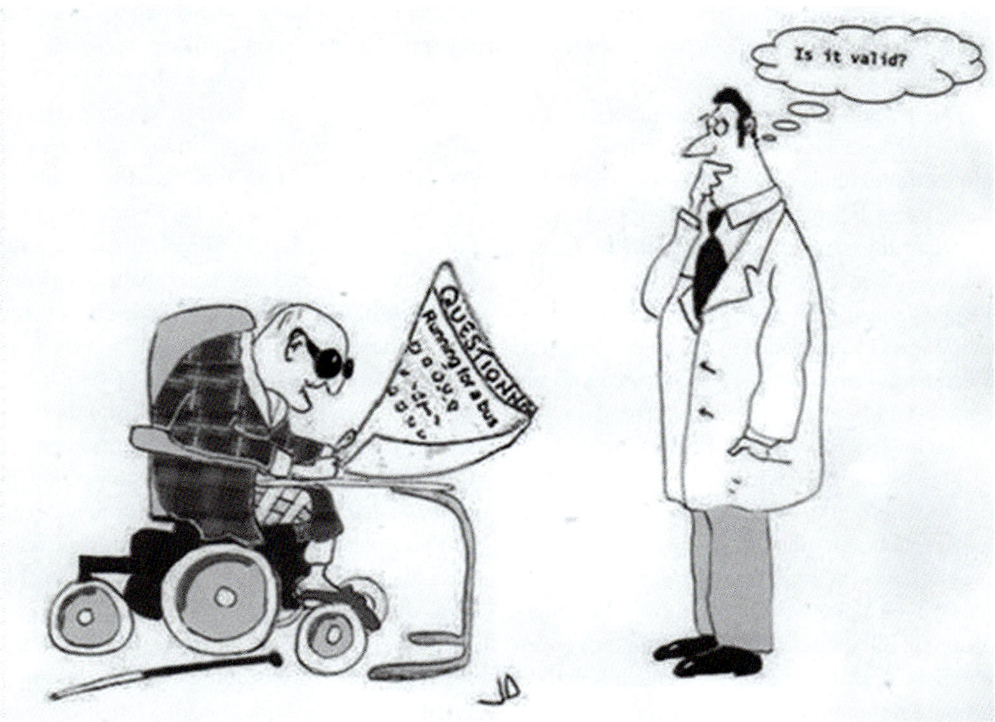

Abbildung 4-4: Bestehende PROMs können Fragen enthalten, die für die zu untersuchende Bevölkerungsgruppe irrelevant sind (aus: J. Dawson, H. Doll, R. Fitzpatrick, C. Jenkinson, A.J. Carr, The routine use of patient reported outcome measures in healthcare settings. 340, c186, 2010. Mit freundlicher Genehmigung der BMJ Publishing Group Ltd.)

Gruppe deutlich von anderen Gruppen unterscheiden.

4.5.4 Praktische Überlegungen zur Anwendung von PROMs

In der Praxis schlecht validierte Erhebungen durchzuführen, ist unethisch. Eine Erhebung muss ihrem Zweck und der untersuchten Bevölkerungsgruppe entsprechend gewählt werden. Dazu gehört auch die Auswahl von PROMs, die in Hinblick auf Alter, Schutzbedürftigkeit und Kultur geeignet erscheinen. Zudem sollten Erhebungen vermieden werden, die sich vorwiegend auf Probleme, Schwierigkeiten, Herausforderungen und negative Emotionen richten. Wenn diese Fragen nicht offen angesprochen wurden und ihre Bedeutung vor dem Ausfüllen des Fragebogens nicht erklärt wurde, kann dies das Selbstwertgefühl sowohl von Kindern wie von Erwachsenen untergraben und ein negatives Selbstbild bestätigen. Beispiele für negative Fragen, die unser Anliegen zeigen, sind etwa:

- Denken die Leute, dass Du weniger klug bist als sie?
- Ist es frustrierend, nicht mit anderen Kindern mithalten zu können?
- Andere Jugendliche necken mich.

Idealerweise sollten die Fragen neutral formuliert sein, sodass keine Gefahr besteht, dass sie zur emotionalen Belastung werden, den Befragten in eine bestimmte Richtung lenken oder gar die Annahmen des Experten bezüglich der Auswirkungen der Erkrankung widerspiegeln.

Die Fragen sollten klar formuliert und in einfacher Sprache verfasst sein, und sie sollten ohne intellektuelle Anstrengung zu bearbeiten sein. Ist es beispielsweise ethisch vertretbar, Bevölkerungsgruppen mit kognitiven Beeinträchtigungen von der Beantwortung von PROMs auszuschließen? Vermeiden Sie Akronyme wie „PedsQL" oder „PROMIS". Erklären Sie, dass es *keine richtigen oder falschen Antworten* gibt, und erlauben Sie Antworten wie „Ich bin nicht sicher" oder „Ich weiß es nicht".

Man kann zu Recht fordern, dass die PROMs für die Befragten, die sie verwenden, auch maßgeblich sein müssen (wie in Abbildung 4-4 gezeigt). Es scheint jedoch ein wachsender Bedarf zu bestehen, PROMs für Bevölkerungsgruppen mit kognitiven Einschränkungen zu entwickeln, insbesondere im Bereich Rehabilitation. Kramer und Schwartz beschäftigten sich bei der PROM-Entwicklung mit der kognitiven Erfassbarkeit und legten ein Musterbeispiel und Empfehlungen für die künftige PROM-Entwicklung in der Rehabilitation vor (Kramer und Schwartz, 2017).

Schließlich sollte sich die Anzahl der Fragen und die zum Ausfüllen des Fragebogens erforderliche Zeit in einem akzeptablen Rahmen bewegen und weder die kognitiven noch die emotionalen Grenzen der Befragten überschreiten (Waters et al., 2009).

4.5.5 Wer sollte den Gesundheitszustand eines Kindes in der Pädiatrie einstufen?

In der Kinderheilkunde waren bislang immer Eltern und Betreuer Sprachrohr ihrer Kinder. Sie entschieden, welche Maßnahmen für ihr Kind ergriffen wurden. Bis vor Kurzem gingen Wissenschaftler und Mediziner davon aus, dass die Betreuer objektiv genug sind, die Selbstwahrnehmung des Kindes wiedergeben zu können. Die Kinder selbst galten als zu unreif und unzuverlässig, um über ihre eigene Gesundheit Auskunft geben zu können. Dennoch wurden in den letzten zwanzig Jahren Kinder eingeladen, aktiv die Entwicklung von PROMs nach qualitativ und quantitativ solider Methodik mitzugestalten. Diese Bemühungen haben bestätigt, dass Kinder ab einem kognitiven Alter von acht Jahren unabhängig, präzise und zuverlässig in der Lage sind, ihre eigene Gesundheit, ihre Einstellungen und Gefühle einzuschätzen (Ronen et al., 2003; Riley, 2004). Heute gelten PROMs als Standardkriterium für die Bewertung von Menschen mit Einschränkungen und Behinderungen, auch wenn es sich um Kinder handelt (Ronen 2016).

Forscher haben wiederholt festgestellt, dass die Berichte der Kinder und die von Eltern, die für ihre Kinder sprechen, nicht immer übereinstimmen. Einige Ursachen für diese Diskrepanz wurden erforscht. Offenbar liegen die Gründe für die Diskrepanz in den subjektiven und persönlichen Realitäten, Wahrnehmungen, Wertungen und Sichtweisen der Person, die die Einschätzung vornimmt. Eine Ursache beschreibt die *Depression Distortion Hypothesis*, die Hypothese der Verzerrung aufgrund einer Depression. Sie besagt, dass berichtende Personen mit Depression (die Person selbst oder der Stellvertreter) dazu neigen, zahlreiche Gesundheitsvariablen deutlich schlechter zu bewerten (Kendall et al., 1990; Richters und Pellegrini, 1989; Eom et al., 2016). Diese Beobachtung ist wichtig, weil das Niveau an Angst und Sorge bei Eltern mit einem Kind / Jugendlichen, das / die / der an einer chronischen Krankheit leidet, wahrscheinlich höher ist. Und noch höher, wenn das Kind / der oder die Jugendliche emotionale und Verhaltensprobleme hat (De los Reyes, 2011). Tatsächlich konnten Macleod und Kollegen (1999) nachweisen, dass die Prävalenz von affektiven Störungen je nach Auskunftsperson und Situation erheblich schwankte. Eine weitere mögliche Ursache ist das sogenannte *Behindertenparadoxon* („disability paradox“, Albrecht und Devlieger, 1999). Dabei berichten Menschen mit körperlichen Schädigungen, offenbar entgegen aller (von außen wahrgenommenen) Widrigkeiten, dass sie mit ihrem Leben zufrieden sind. So bewerten sie ihre Gesundheit ähnlich der von gesunden Personen, während externe Bewerter deutlich negativere Aussagen treffen (Ronen und Streiner, 2013, 2016). Das *Behindertenparadoxon* ist nur ein Beispiel eines allgemeineren Phänomens, das *Response Shift*, die *Veränderung des Bewertungshintergrunds*, bei dem sich Menschen einer Veränderung des Zustands anpassen und diesen dann als *normal* betrachten (Streiner et al., 2015) – einem Zustand, mit dem sie dann (ihrer eigenen Einschätzung nach) offenbar gut leben können.

4.6 Zurück zum Szenario

Die Sichtung zahlreicher wissenschaftlicher Beiträge bestätigte Cassandra den Wert der ICF als internationales Klassifikationssystem für die Funktionsfähigkeit. Es ermöglicht den Fachleuten im Gesundheitsbereich, die Probleme, Bedürfnisse, Stärken und Zielsetzungen sorgfältig zu bestimmen und die Interventionen auf höheren Ebenen und Dimensionen von Funktionsfähigkeit / Beeinträchtigung, Aktivitäten / Einschränkungen, Teilhabe / Restriktion, sowie kontextuell von Hilfsmitteln / Barrieren anzusiedeln. Cassandra wurde jedoch zugleich bewusst, dass die ICF lediglich der Anfang einer neuen Ära im Gesundheitswesen ist. Die Fachleute sollten zunehmend gefordert sein, den Erfolg ihrer Leistungen und Interventionen auf die Funktionsfähigkeit der Betroffenen aus deren eigener Sicht nachzuweisen. Bei Kindern PROMs zu verwenden, so wurde Cassandra klar, würde die Kinder in die Lage versetzen, ihre eigenen Bedürfnisse anzusprechen. Auf diese Weise wären auch die Empfehlungen der Kinderrechtskonvention der Vereinten Nationen (1989) und der Behindertenrechtskonvention (2006) mit aufgenommen. Sie erkannte, dass je früher den Kollegen in ihrer eigenen und anderen Einrichtungen die Bedeutung der Einbindung der Patientenperspektive in die Praxis bewusst wurde, desto einfacher sich die Umstellung auf eine Welt vollziehen lassen würde, in der die Messung der Ergebnisse der erbrachten Leistungen obligatorisch ist.

Gleichzeitig wurde Cassandra bewusst, dass der Versuch die ICF und PROMs aufeinander abzustimmen, etliche Herausforderungen birgt. Es sind noch wichtige Schritte erforderlich, wie Wissensvermittlung, Aufklärung und weitere Forschungsbemühungen zum Gesundheitswesen, um das Vertrauen in den Mehrwert des Einsatzes von PROMs zur Interventionsbewertung aus Patientenperspektive zu fördern. Derzeit werden PROMs zwar häufig routinemäßig in randomisierten klinischen Studien eingesetzt, um zu prüfen, ob die Behandlungserfolge von Patientenseite evidenzbasiert sind, für alltägliche klinische Behandlungen jedoch findet kein routinemäßiger Einsatz statt.

Cassandra beschloss, an ihrer eigenen Einrichtung von jetzt an darauf hin zu arbeiten, die Hindernisse für die Integration von PROMs in den klinischen Ablauf zu überwinden. Und sie hoffte, dass ihre Bemühungen – anders als das Schicksal ihrer mythologischen Namensvetterin suggerieren könnte – anerkannt und akzeptiert würden. Zu den von ihr identifizierten Hindernissen gehörten (Van der Wees et al. 2014):

- eine negative Einstellung der Mediziner gegenüber Datenerhebungen und evidenzbasierten Empfehlungen (Cassandra erinnerte sich, dass es mehr als 20 Jahre gedauert hatte, bis die Fachleute der Gesundheitsberufe die Empfehlung für Eltern übernahmen, die Schlafposition ihres Babys von der Bauchlage auf die Rückenlage zu ändern, um das Risiko eines plötzlichen Kindstods zu verringern) oder der anhaltende Widerstand vieler Fachleute der Gesundheitsberufe gegen Impfungen;

- das Wissen um die Komplexität einer routinemäßigen Datenerhebung, deren Einbindung und Umsetzung;
- Spannungen zwischen Interessengruppen, wenn PROM-Daten für verschiedene Zwecke verwendet werden oder jemand ebenfalls Anspruch darauf erhebt;
- Probleme, was die Vertraulichkeit und den Datenschutz betrifft.

4.7 Zukunftsperspektiven

4.7.1 Ein Warnhinweis

Für die systematische Einführung von PROMs in den Praxis-Alltag von medizinischen Fachleuten kann viel getan werden. Allerdings sollte dies nur geschehen, wenn sichergestellt ist, dass die PROMs auch zielführend sind. Noch sind Forschungsbemühungen erforderlich, um die Auswirkungen auf die Interventionen beim Einsatz von PROMs über längere Zeiträume hinweg zu beurteilen (Antunes et al., 2014). In ihrem kritischen Buch „Ending Medical Reversal" analysierten Prasad und Cifu, wie Eingriffe ins System schieflaufen können (Prasad und Cifu, 2015). Die Autoren zeigen, dass Systemeingriffe im Gesundheitswesen nicht selten vorgenommen werden ohne einen richtigen Plan, wie sie geprüft werden. Sie stellen zudem fest, dass diese Systeme, sind sie einmal etabliert, zum „Versorgungsstandard" werden und nur sehr schwer wieder zu modifizieren sind. Tatsächlich kommt es vor, dass solche ineffektiven Systeme auf nationaler Ebene vorgeschrieben werden. Jedes System sollte, bevor es eingeführt wird, nachweisen, dass es tatsächlich effektiv ist und mehr Gutes bewirkt als Leid. Was in der Regel im Gesundheitswesen fehlt, ist ein System der kontinuierlichen Evaluierung und Re-Evaluierung der Programme, stets mit der Bereitschaft, wieder aufzugeben, was nicht funktioniert. Bislang gibt es nur dünnes Beweismaterial dafür, dass PROMs unabhängig vom Kontext chronischer Erkrankungen bestenfalls einen bescheidenen Einfluss auf die Entwicklung oder Veränderungen von medizinischen Leistungen, Programmen oder Eingriffen hatten, die sich auf die Ergebnisse der Patienten ausgewirkt haben (Boyce und Browne, 2013; Kotronoulas et al., 2014).

4.7.2 Herausforderungen beim Einsatz von PROMs in der Praxis

Trotz qualitativer und quantitativer Studien, die verschiedene Impulse und Hindernisse für den breiteren Einsatz von PROMs im Praxis-Alltag untersuchen, fehlen noch immer allgemein anerkannte Tools für eine umfassende Messung von PROs, die alle, für Patienten relevante Gesundheitsaspekte abdecken. Bestehende und künftige PROMs müssen besser in die klinische Versorgung integriert und auf die jeweiligen Besonderheiten nationaler Gesundheitswesen zugeschnitten werden. Um eine nachhaltige Nutzung von PROMs zu ermöglichen, bedarf es einer gemeinsamen Vision, die Mitarbeiter im Gesundheitswesen, Kostenträger und Patienten teilen, und einer klugen Wahl der Schritte bei der Einführung von PROMs, die ihren Einfluss auf die Qualität im Gesundheitswesen maximieren. PROMs können als Indikatoren für die Wirkung neuer Produkte und Interventionen dienen, um Behandlungen auszuwählen, die Qualität der Behandlung zu beurteilen und die Gesundheit von Einzelpersonen sowie Bevölkerungsgruppen zu überwachen. Es sind dazu jedoch Standards erforderlich, wie PROMs ausgewählt, erhoben, interpretiert, wiedergegeben und mit anderen Daten zusammengefügt werden. Nur so kann sichergestellt werden, dass die Ergebnisse für die klinische Versorgung und gesundheitspolitische Entscheidungen stichhaltig und aussagekräftig sind (Black et al., 2016).

Huber, M., Knottnerus, J.A., Green, L., van der Horst, H., Jadad, A.R., Kromhout, D. et al. (2011). How should we define health? *British Medical Journal, 343*, d4163.

Huber, M., van Vliet, M., Giezenberg, M., Winkens, B., Heerkens, Y., Dagnelie, P.C. et al. (2016). Towards a 'patient-centred' operationalisation of the new dynamic concept of health: a mixed methods study. *BMJ Open, 6* (1), e010091.

Hutchings, A., Neuburger, J., Grosse Frie, K., Black, N. & van der Meulen, J. (2012). Factors associated with non-response in routine use of patient reported outcome measures after elective surgery in England. *Health and Quality of Life Outcomes, 10* (1), 34.

Janssens, A., Thompson Coon, J., Rogers, M., Allen, K., Green, C., Jenkinson, C. et al. (2015). A systematic review of generic multidimensional patient-reported outcome measures for children, part I: Descriptive characteristics. *Value in Health, 18* (2), 315–333.

Jensen, R.E., Rothrock, N.E., DeWitt, E.M., Spiegel, B., Tucker, C.A., Crane, H.M. et al. (2015). The role of technical advances in the adoption and integration of patient-reported outcomes in clinical care. *Medical Care, 53* (2), 153–159.

Kendall, P.C., Stark, K.D. & Adam, T. (1990). Cognitive deficit or cognitive distortion in childhood depression. *Journal of Abnormal Child Psychology, 18* (3), 255–270.

Kotronoulas, G., Kearney, N., Maguire, R., Harrow, A., Di Domenico, D., Croy, S. et al. (2014). What is the value of the routine use of patient-reported outcome measures toward improvement of patient outcomes, processes of care, and health service outcomes in cancer care? A systematic review of controlled trials. *Journal of Clinical Oncology, 32* (14), 1480–1501.

Kramer, J.M. & Schwartz, A. (2017). Reducing Barriers to Patient-Reported Outcome Measures for People With Cognitive Impairments. *Archives of Physical Medicine and Rehabilitation, 98* (8), 1705–1715.

Kraus de Camargo, O. & Simon, L. (2013). *Die ICF-CY in der Praxis* [Practical use of the ICF-CY]. Bern: Verlag Hans Huber.

MacLeod, R.J., McNamee, J.E., Boyle, M.H., Offord, D.R., Friedrich, M. (1999). Identification of childhood psychiatric disorder by informant: Comparisons of clinic and community samples. Canadian Journal of Psychiatry, 44(2), 144–150. https://doi.org/10.1177/070674379904400204

Mayo, N.E. (2015). Dictionary of Quality of Life and Health Outcomes Measurement (1. Aufl.) ISOQOL

Mokkink, L.B., Terwee, C.B., Patrick, D.L., Alonso, J., Stratford, P.W., Knol, D.L. et al. (2010). The COSMIN study reached international consensus on taxonomy, terminology, and definitions of measurement properties for health-related patient-reported outcomes. *Journal of Clinical Epidemiology, 63* (7), 737–745.

Prasad, V.K. & Cifu, A.S. (2015). *Ending medical reversal: improving outcomes, saving lives.* Baltimore: Johns Hopkins University Press.

Reynolds, N., Mrug, S., Wolfe, K., Schwebel, D., Wallander, J. (2016). Spiritual coping, psychosocial adjustment, and physical health in youth with chronic illness: a meta-analytic review. Health Psychology Review, 10(2), 226–243. https://doi.org/10.1080/17437199.2016.1159142

Richters, J. & Pellegrini, D. (1989). Depressed Mothers' Judgments about their children: An examination of the depression-distortion hypothesis. *Child Development, 60* (5), 1068–1075.

Riley, W.T., Rothrock, N., Bruce, B., Christodolou, C., Cook, K., Hahn, E.A. et al. (2010). Patient-reported outcomes measurement information system (PROMIS) domain names and definitions revisions: further evaluation of content validity in IRT-derived item banks. *Quality of Life Research, 19* (9), 1311–1321.

Ronen, G.M. (2016). Patient-reported outcome measures in children with chronic health conditions: terminology and utility. *Developmental Medicine & Child Neurology, 58* (9), 896–897.

Ronen, G.M. & Rosenbaum, P.L. (eds.). (2013). *Health, Participation and Quality of Life in Young People with Neurodevelopmental Conditions: Theory, Concepts, Evidence and Practice.* London: Wiley.

Ronen, G.M. & Streiner, D.L. (2013). Self-and proxy-rated valuations of outcomes. In G.M. Ronen & P. Rosenbaum (eds.). *Life quality outcomes in children and young people with neurological and development conditions: concepts, evidence and practice* (pp. 234–248). London: Mac Keith Press.

Ronen, G.M. & Streiner, D.L. (2016). Child- and Parent-Reported Health: The Rashōmon Effect of Multiple Realities. *Journal of Pediatrics, 179* (December), 17–18.

Ronen, G.M., Streiner, D.L. & Rosenbaum, P. (2003). Health-related Quality of Life in Children with Epilepsy : Development and Validation of Self-report and Parent Proxy Measures. *Epilepsia, 44* (4), 598–612.

Sadeghi, S., Fayed, N. & Ronen, G.M. (2014). Patient-reported outcome measures in pediatric epilepsy: A content analysis using World Health Organization definitions. *Epilepsia, 55* (9), 1431–1437.

Schiariti, V., Klassen, A.F., Cieza, A., Sauve, K., O'Donnell, M., Armstrong, R. et al. (2014). Comparing contents of outcome measures in cerebral palsy using the international classification of functioning (ICF-CY): A systematic review. *European Journal of Paediatric Neurology, 18* (1), 1–12.

Streiner, D.L., Norman, G.R. & Cairney, J. (2015). *Health measurement scales: a practical guide to their development and use.* New York: Oxford University Press.

Stucki, G., Kostanjsek, N. Üstün, B., Cieza, A. (2008). ICF-based Classification and Measurement of Functioning. European Journal of Physical and Rehabilitation Medicine, 44(3), 314–328.

Tadic, V., Knowles, R.L. & Rahi, J.S. (2012). *Patient Reported Outcome and Experience Measures (PROMs and PREMs): Service Users' Perspectives.* London: Paediatric PROM&PREM Network.

United Nations. (1948). *Constitution of the World Health Organization.* New York: United Nations.

Valderas, J.M. & Alonso, J. (2008). Patient reported outcome measures: A model-based classification system for research and clinical practice. *Quality of Life Research, 17* (9), 1125–1135.

Van der Wees, P.J., Nijhuis-van der Sanden, M.W.G., Ayanian, J.Z., Black, N., Western, G.P. & Schneider, E.C. (2014). Integrating the use of patient-reported outcomes for both clinical practice and performance measurement: views of experts from 3 countries. *The Milbank Quarterly, 92* (4), 754–775.

Wallander, J.L., Koot, H.M. (2016). Quality of life in children: A critical examination of concepts, approaches, issues, and future directions. *Clinical Psychology Review*, 45:131–143

Waters, E., Davis, E., Ronen, G.M., Rosenbaum, P., Livingston, M. & Saigal, S. (2009). Quality of life instruments for children and adolescents with neurodisabilities: how to choose the appropriate instrument. *Developmental Medicine and Child Neurology, 51* (8), 660–669.

WHO. (2007). *International Classification of Functioning, Disability, and Health: Children & Youth version.* Geneva: World Health Organization.

WHO. (1980). *International Classification of Impairments, Disabilities and Handicaps (ICIDH) – A manual of classification relating to the consequences of disease.* Geneva: World Health Organization.

Wilson, I.B. & Cleary, P.D. (1995). Linking clinical variables with health-related quality of life: a conceptual model of patient outcomes. *The Journal of the American Medical Association, 273* (1), 59–65.

Teil II

5 Die ICF in der Praxis: Fallbeispiele und Übungen

Liane Simon und Olaf Kraus de Camargo

Mit Hilfe der ICF können in unterschiedlichen Graden der Differenzierung Informationen übermittelt werden. Das ist etwa vergleichbar mit der Musik, auch sie kann man auf verschiedenem Niveau hören. Man kann es einfach genießen, sie zu hören, man kann ein Grundverständnis für musikalische Motive, Melodien und Rhythmen besitzen, über die Kenntnis Noten zu lesen verfügen oder sogar in der Lage sein, selbst ein Instrument zu spielen oder gar ein Orchester zu leiten. In der westlichen Klassischen Musik beruhen all diese Aktivitäten auf gemeinsamen Normen in einem Standardsystem, nach dem Musik notiert und kommuniziert wird. Die bloße Nennung einzelner Noten oder Akkorde allein führt aber nicht dazu, die Musik auch genießen zu können.

Dies gilt entsprechend für die ICF. Deshalb ermuntern wir die Nutzer der ICF – ebenso wie die Leser von Berichten, die auf der ICF basieren – sich bewusst zu machen, dass die Verwendung der ICF-Codes allein nicht ausreicht. Wie wir in diesem Buch zu erläutern versuchten, sollte die Verwendung der ICF auf einem angemessenen Verständnis und der passenden Anwendung der Konzepte gründen, auf denen Sprachgebrauch und Codes beruhen, – und natürlich auf einer klaren Vorstellung davon, welchem Zweck der Einsatz der ICF dient. Die ICF ist keinesfalls als Geheimcode oder Fachjargon für Spezialisten gedacht! Die in internationaler Übereinkunft erstellten Codes und Definitionen der einzelnen Elemente dienen als Referenz und ermöglichen die standardisierte Dokumentation des funktionalen Profils einer Person in ihrem Kontext. Dies erleichtert den Austausch und die Analyse für eine Kommunikation über die Menschen, die wir betreuen.

Schließlich soll die Anwendung der ICF nicht linear sein – darin unterscheidet sie sich von der westlichen Klassischen Musik. Im Rahmenkonzept ist dies an den Doppelpfeilen zwischen den Komponenten erkennbar. Die Art der Publikation des Rahmenkonzepts verleitet die Leser dazu, es wie einen normalen Text (in einer westlichen Sprache) zu lesen, links oben beginnend. Dies ist noch auf den Vorläufer der ICF zurückzuführen, die ICIDH, mit der linearen Abfolge „Krankheit → Beeinträchtigung → Behinderung → Handicap“. Um die ICF von verschiedenen Richtungen her lesbar zu machen, mag es hilfreich sein, das ICF-Rahmenkonzept einmal auf den Kopf zu stellen, wie in **Abbildung 5-1** bis **5-3** zu sehen.

Zur Erläuterung der Arbeit mit der ICF werden fünf Lernziele beschrieben. Die ersten beiden können im Selbststudium erlernt werden. Die drei verbleibenden erfordern die Mitwirkung anderer Teammitglieder und können in Gruppenübungen erarbeitet werden. Ideal ist eine Gruppenzusammensetzung von Kolleginnen und Kollegen mit unterschiedlichem beruflichen Hintergrund:

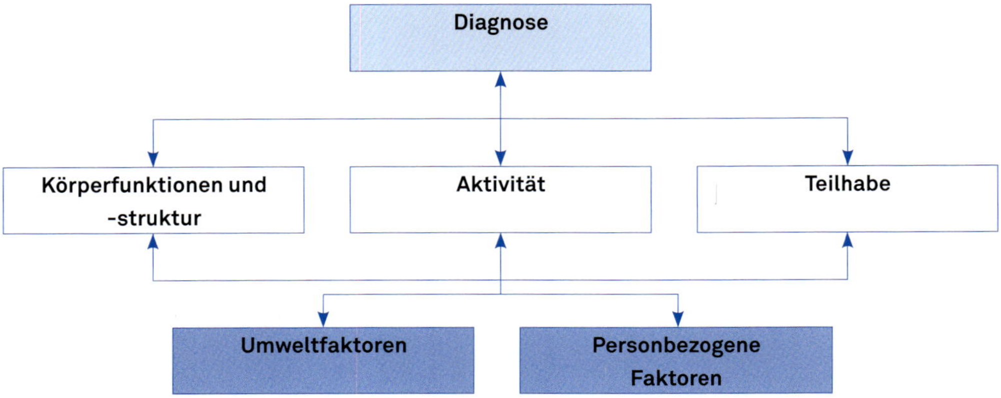

Abbildung 5-1: Konventionelles Lesen der ICF

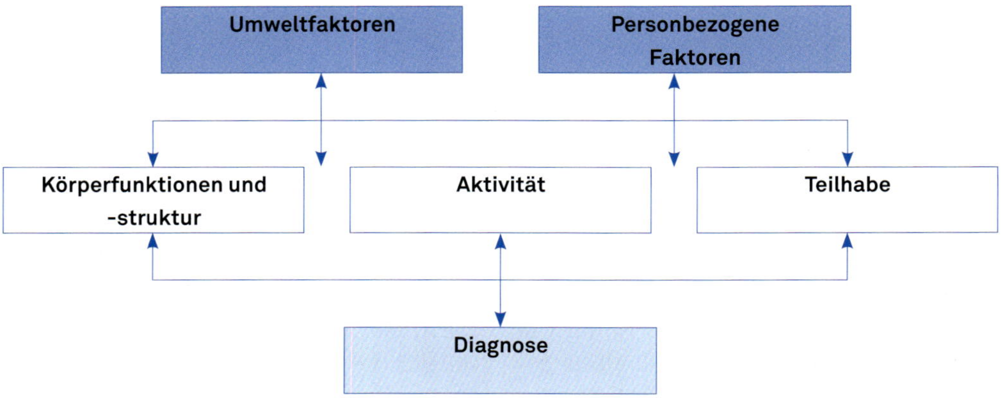

Abbildung 5-2: Personzentrierter Zugang zur ICF (1)

- Ziel 1: Kenntnis der fünf Komponenten des ICF-Rahmenkonzepts
- Ziel 2: ICF-basierte Beschreibung eines Funktionsprofils
- Ziel 3: Interdisziplinärer Austausch auf Grundlage der ICF
- Ziel 4: Mut zur Kommunikation
- Ziel 5: Zielformulierung

5.1 Ziel 1: Kenntnis und Anwendung der fünf Komponenten des ICF-Rahmenkonzepts

Im Folgenden werden die Komponenten des ICF kurz definiert:

- *Körperfunktionen*: physiologische Funktionen von Körpersystemen (einschließlich psychologischer Funktionen) Den Unterpunkten dieser Kategorie ist jeweils der Buchstabe „b“ (für „body“) vorangestellt.
- *Körperstrukturen*: Anatomische Teile des Körpers wie Organe, Gliedmaßen und ihre

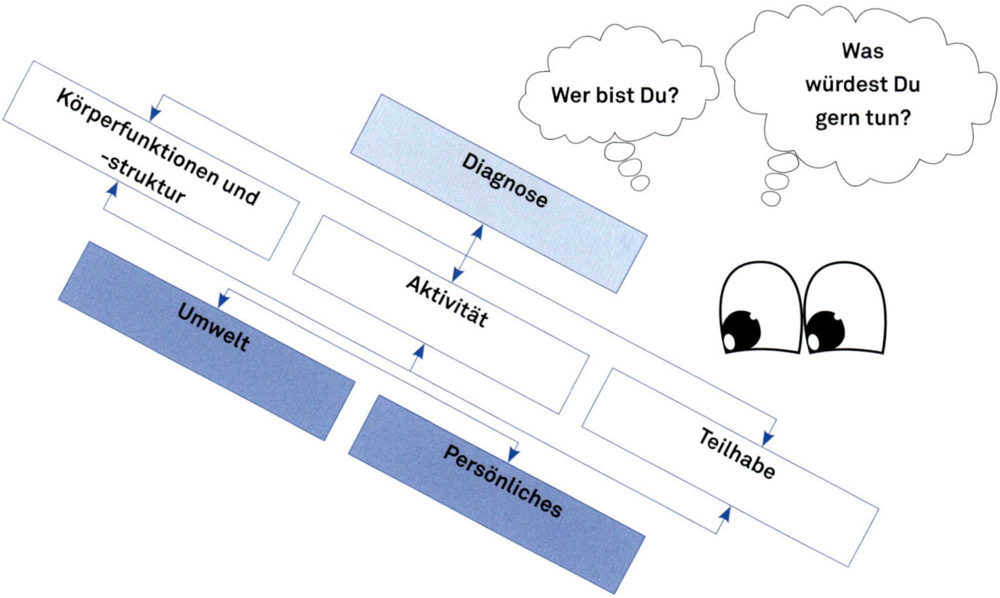

Abbildung 5-3: Personzentrierter Zugang zur ICF (2)

Bestandteile. Den Unterpunkten dieser Kategorie wird jeweils der Buchstabe „s“ (für „structure“) vorangestellt.

- *Aktivitäten*: Ausführen einer Aufgabe oder einer Handlung durch einen Menschen. (Die Unterpunkte dieser Kategorie werden nicht eigens klassifiziert, siehe unten).
- *Teilhabe (Partizipation)*: „Einbezogensein in eine Lebenssituation“ beim Ausführen einer Aufgabe oder einer Handlung. Im Klassifikationssystem wird den Unterpunkten der Kategorien *Aktivitäten* und *Teilhabe* der Buchstabe „d“ (für „domain“) vorangestellt, da sie sich auf verschiedene Lebensbereiche beziehen.
- *Umweltfaktoren*: Sie sind Teil der Kontextfaktoren und umfassen die materielle, soziale und verhaltensbezogene Umwelt. Diese Kategorie gehört auch zu Bereichen, in denen beschrieben wird, auf welche Weise Dienstleistungen, Systeme und Richtlinien sowohl zu Barrieren wie zu Förderfaktoren der Gesundheit einer Person werden können. Im Klassifikationssystem wird den Unterpunkten dieser Kategorie der Buchstabe „e“ (für „environment“) vorangestellt.
- *Personbezogene Faktoren*: Auch sie sind Teil der Kontextfaktoren. Sie beschreiben die persönlichen Eigenschaften einer Person, wie z.B. Alter, Geschlecht, Ausbildung, Religion, Lebensstil, Motivation, Vorstellungen, Ängste, Erwartungen, Hoffnungen, Zugehörigkeitsgefühl und genetische Prädisposition. Diese Faktoren werden in der ICF nicht klassifiziert.

In diesem Kapitel verwenden die Autoren einen anonymisierten Bericht eines Jungen, den wir „Dirk“ nennen. Das Beispiel soll zeigen, wie unserer Empfehlung nach das ICF-Rahmenkonzept, die Begrifflichkeit und die Codes eingesetzt werden sollten. Wir präsentieren zunächst einen Fallbericht und „analysieren“ dann den Inhalt mit den Elementen des ICF-Rahmenkonzepts, um zu veranschaulichen, wo und wie die einzelnen Themen in Gruppen geordnet und miteinander verknüpft werden können. Im Anschluss an diese Übung beschreiben wir, welches Denken unserer Diskussion sowohl beim Gruppieren der einzelnen „Elemente" als auch der Fragestellungen, die sich aus einer Übung wie dieser ergeben, zugrundelag. Auch wenn wir keine konkrete Antwort auf Dirks schwierige Lage bieten, hoffen wir doch, dass die Leser erkennen, wie der von uns angebotene Ansatz auf jede klinische Situation anwendbar ist und die klinischen Aktivitäten und die interdisziplinäre Zusammenarbeit bereichern.

Aufgaben

1. Lesen Sie den folgenden Bericht und ordnen Sie die Informationen den ICF-Komponenten zu.
2. Tragen Sie die Informationen bei den jeweiligen Komponenten in zwei Spalten im Rahmenkonzept ein, eine Spalte für die *Stärken / Förderfaktoren* und eine Spalte für die *Schwierigkeiten / Barrieren.*

5.1.1 Fallbeispiel: Dirk (männlich, 4 Jahre, 11 Monate)

ICF-basierte Fallanalyse

Die Eltern von Dirk waren über die Entwicklung ihres Sohnes besorgt. Der hier vorgestellte Untersuchungsbericht stützt sich auf Beobachtungen in der Familie zu Hause, in Dirks Kindergarten und auf Telefonate mit anderen an der Betreuung von Dirk beteiligten Fachkräften.

An der Besprechung der Ziele waren die Eltern, seine Frühförderin, sein Kinderarzt und seine Erzieherin beteiligt.

Vorgeschichte:
Dirk ist das einzige Kind seiner Eltern und wohnt mit ihnen zusammen.

Er wurde in der 29. SSW per sectio geboren, mit einem Gewicht von 1285 g, einer Länge von 41 cm und einem Kopfumfang von 27 cm. Die medizinische Versorgung erfolgte im Krankenhaus. Ein detaillierter Entlassungsbericht liegt vor.

Der behandelnde Kinderarzt verschrieb nach der Entlassung aus der neonatologischen Intensivstation Krankengymnastik aufgrund motorischer Entwicklungsprobleme. Diese wurde beendet, als Dirk im Alter von zwei Jahren mit dem Laufen begann.

Bei der letzten Vorsorgeuntersuchung (U8)[2] im Alter von 4 Jahren stellte der Kinderarzt graphomotorische und Aufmerksamkeitsprobleme fest.

Problembeschreibung:
Die Eltern berichten, dass sie mit Dirk vor allem Schwierigkeiten wegen seiner motorischen Unruhe haben. Sie beschreiben ihn als laut und zappelig, auch hat er nach wie vor Schwierigkeiten mit der Feinmotorik beim Anziehen und Verwenden von Besteck. Dirk kann sich nicht lange auf eine Tätigkeit konzentrieren, sein Spiel ist unterbrochen von vielen Wechseln, und er benötigt viel Aufmerksamkeit von seinen Eltern. Die Eltern erzählen, dass sie sich oftmals überfordert fühlen und nicht wissen, wie sie Dirk unterstützen können. Beide wirken sehr bemüht und engagiert und möchten gerne alles tun, was ihrem Sohn helfen könnte.

Vormittags besucht Dirk den Kindergarten, nachmittags kümmert sich der Vater, der selbst gesundheitlich und auch motorisch eingeschränkt ist, um Dirk. Die Mutter ist ganztags berufstätig und hat nicht viel Zeit für Dirk. Sie erhalten Unterstützung von den Großeltern.

2 In Deutschland haben Kinder Anspruch auf 10 Vorsorgeuntersuchungen (die mit dem Buchstaben „U" und fortlaufender Nummer bezeichnet werden), um chronische Erkrankungen und Entwicklungsverzögerungen feststellen zu können. Die erste Untersuchung erfolgt direkt nach der Geburt, die letzte im Alter von neun Jahren (U1 bis U9, einschließlich U7a) (Institut für Qualität und Wirtschaftlichkeit im Gesundheitswesen, IQWiG).

Es gab bereits Ärger mit den Nachbarn, die sich über Lärm beschwerten. Sie hatten sich auch an das Jugendamt gewandt, das unangemeldet vorbeikam. Dabei wurde keinerlei Gefährdung für Dirk festgestellt.

Die Eltern erzählen, dass Dirk chronische Hörprobleme hat und wiederholt Hörtests absolvierte. Seit dem Einsetzen von Paukenröhrchen vor ca. neun Monaten würde Dirk deutlich leiser sprechen, auch seine Sprachentwicklung habe sich danach verbessert.

Beobachtung:
Dirk ist ein freundlicher Junge, der sich im Umgang mit seinen Eltern sehr selbstbewusst verhält. Beim Besuch bei ihm zu Hause zeigte er sich anfangs sehr zurückhaltend, wurde dann aber immer sicherer und damit auch unruhiger. Dabei zeigte er ein provokatives Verhalten gegenüber seinen Eltern. Seine kognitiven Fähigkeiten scheinen altersentsprechend. Seine gesamte Körperhaltung wirkt hypoton, und er tobt gern. Sein Vater berichtet, dass er mit Dirk häufig auf den Spielplatz gehe, dort wäre auch ein anderer Junge, mit dem Dirk manchmal spiele.

Zur weiteren Abklärung eines eventuellen Förderbedarfs fand eine Beobachtung im Kindergarten statt und ein Gespräch mit der Erzieherin der Gruppe.

Dirk scheint sich in der Kindergartengruppe wohl zu fühlen. Er spielt mit jüngeren Kindern, die eine für ihn passende Spielentwicklung haben. Dabei spricht er sehr wenig.

Dirk sucht eine breite Basis im Spiel, er hält sich vorwiegend in der Bauchlage oder im Vierfüßlerstand auf. Dirk sucht Begrenzungen und krabbelt unter Tische, durch enge Zwischenräume, in Winkel und Ecken hinein. Seine Bewegungen wirken wenig koordiniert. Sie gelingen ihm eher bei schneller Ausführung als bei langsamer. Tiefensensible Reize hat er sehr gern und freut sich über kleinere Rangeleien mit einem anderen Jungen, wobei er grundsätzlich freundlich und aufmerksam mit den anderen Kindern umgeht. Seine Lieblingsbeschäftigung ist das Toben. Dirk erkennt schnell und sicher Zusammenhänge und zeigt eine gute Handlungsplanung. Feinmotorische altersangemessene Tätigkeiten bereiten ihm Schwierigkeiten, und er meidet sie. Den Stift hält er noch palmar. Der Kraftaufwand und die Kraftdosierung bereiten ihm Probleme, z.B. beim Kneten.

Die Erzieherin berichtet, dass Dirk das Kauen und Schlucken Probleme bereitet. Das wird zwar besser, aber noch teilt er das Essen in sehr kleine Stücke und bevorzugt weiche Nahrung.

Noch hat er wenig freundschaftliche Kontakte auch über den Kindergartenbesuch hinaus geschlossen.

SCHRITTE 1 UND 2

Der erste Schritt besteht darin, sich mit den Komponenten der ICF vertraut zu machen. Beim Lesen des Berichts kann es hilfreich sein, verschiedene Farbmarkierungen zu verwenden, eine Farbe für jede Komponente. Beim Durchgehen des Textes kann dann jeder Abschnitt mit der entsprechenden Farbe markiert werden. Im Folgenden finden Sie die relevanten Komponenten, die wir in diesem Bericht identifizieren konnten. Wenn wir diese Übung in unserer Praxis machen, verwenden wir eine Tabelle, die mit den personbezogenen Faktoren und der Umwelt beginnt. Damit folgen wir dem natürlichen Ablauf bei der Beschreibung einer Person in ihrem Umfeld. Darauf folgt die Beschreibung der Teilhabe und der Aktivitäten und schließlich der Körperfunktionen und -strukturen (siehe **Tabelle 5-1**).

Problem/Auftrag

Die Eltern dieses Jungen (4 Jahre und 9 Monate alt) fühlen sich vom Aktivitätslevel ihres Sohnes überfordert und wissen nicht, wie sie damit umgehen sollen.

Tabelle 5-1: Zuordnung einer Personenbeschreibung zu den ICF-Komponenten (Reihenfolge beachten)

ICF-Komponenten	Stärken/Förderfaktoren	Probleme/Barrieren
Personbezogene Faktoren	• Junge • Einzelkind • Fast 5 Jahre alt • Frühzeitig nach 29 Schwangerschaftswochen geboren • Freundlich und zuversichtlich • Gute kognitive Fähigkeiten • Anfangs zurückhaltend, dann aber sicherer, unruhig • Provoziert Eltern • Scheint enge Räume und Begrenzungen zu mögen und zu suchen	
ICF-Komponenten	**Stärken/Förderfaktoren**	**Probleme/Barrieren**
Umweltfaktoren, inkl. menschlicher und körperlicher Unterstützung	• Eltern sehr engagiert und unterstützend, möchten helfen • Großeltern mütterlicherseits unterstützen • Kindergartenbesuch halbtags • Vater betreut Dirk nachmittags • Mehrere Fachleute waren oder sind beteiligt: – Kinderarzt – Frühförderin – Erzieherin – Sozialarbeiter • Spielplatz in der Nähe • Paukenröhrchen verbesserten offensichtlich das Gehör • Mutter mit Vollzeitarbeit • Das Jugendamt hat Dirk und seine Familie besucht und positiv begutachtet	• Vater hat gesundheitliche Probleme (unter Krebsbehandlung) • Mutter arbeitet lange • Nachbarn haben sich über Dirks lautes Verhalten beschwert
Teilhabe	• Gute Interaktion mit seinen Eltern • Spielt auf dem Spielplatz gut mit anderem Jungen • Besucht und genießt den Kindergarten • Freundlich und aufmerksam zu anderen Kindern	• Keine Freunde außerhalb des Kindergartens • Spielt mit jüngeren Kindern im Kindergarten • Beteiligt sich eher nicht an Gesprächen im Kindergarten • Provokantes Verhalten • Schwierigkeiten mit: – Ankleiden – Essen – Erledigung von Aufgaben – graphomotorischen Tätigkeiten – Kauen – Schlucken

Tabelle 5-1: *Fortsetzung.*

ICF-Komponenten	Stärken/Förderfaktoren	Probleme/Barrieren
Aktivitäten		• Verzögerte motorische Entwicklung (im Alter von 2 Jahren gelaufen) • Aktuelle Probleme beim Zeichnen und Schreiben sowie Schwierigkeiten bei Aktivitäten des täglichen Lebens (Anziehen, Kauen und Schlucken, Verwendung von Besteck) • Aufmerksamkeitsprobleme, laut und zappelig
Körperstrukturen/ -funktionen	• Altersgerechte kognitive Fähigkeiten • Gute analytische und planerische Fähigkeiten	• Frühzeitig geboren nach 29 Wochen, Körpergewicht = 1285 g, Körperlänge = 41 cm, Kopfumfang = 27 cm • Häufig auftretende Hörprobleme • Hypotonie und Koordinationsschwierigkeiten

Beachten Sie, dass im Abschnitt „Personbezogene Faktoren“ keine Unterscheidung zwischen „Stärken / Förderfaktoren“ und „Probleme / Barrieren“ erfolgt, da personbezogene Faktoren in der ICF nicht wie andere Komponenten klassifiziert werden. Wir sind aber fest davon überzeugt, dass es wichtig ist, diese Anmerkungen aufzunehmen, da sie bei Entscheidungsprozessen mit mehreren Beteiligten über die Ziele von Unterstützungsangeboten und Interventionen hilfreich sein können. Einige Themen können auch verschiedenen Komponenten zugewiesen werden, wie oben dargestellt. Man kann unterschiedlicher Meinung sein, was zu den personbezogenen Faktoren gehört und was zu den Körperfunktionen (z.B. Ist lautes Verhalten eher ein Mangel an Impulskontrolle oder eine persönliche Eigenschaft, nämlich extrovertiert zu sein? Ist die Präferenz für enge Räume nichts weiter als das, oder ist sein Verhalten die Suche nach sensorischen Reizen?). Manchmal ist es schwierig, die Beschreibung von *Aktivität* bzw. *Teilhabe* im Sinne von „handeln“ im Gegensatz zu in eine Situation „involviert sein“ und eine Handlung ausüben auseinanderzuhalten. Solche Interpretationsunterschiede (manchmal sind es auch manifeste Unstimmigkeiten) erfordern weitere Diskussionen im Team und das Zur-Hand-nehmen des ICF-Buches (WHO, 2001), die Recherche mit dem ICF-Browser (http://apps.who.int/classifications/icfbrowser/) oder in verfügbaren Kodierungs-Katalogen (siehe Kap. 11.6, Anhang), um die Definitionen nachzuschlagen und die Ausschlusskriterien für bestimmte Items zu prüfen.

SCHRITT 3: Was möchten Sie sonst noch wissen und welche Vorschläge haben Sie?

Die Antworten auf diese Fragen hängen von den Hypothesen ab, die die Teammitglieder zur Beschreibung der Probleme aufgestellt haben. Diese Hypothesen sind in der Regel weiter gefasst als Diagnosebezeichnungen (in diesem Fallbeispiel könnten Diagnosen wie *Lernbehinderung*, *Hörschäden*, Aufmerksamkeitsdefizit-Hyperaktivitätsstörung (ADHS) und Koordinations- und Entwicklungsstörung (Entwicklungsdyspraxie) in Betracht gezogen werden, die alle auf konkrete Körperfunktionen fokussiert sind.) Angesichts der beachtlichen Heterogenität der Erscheinungsformen so gut wie aller *Diagnosen* sind wir keineswegs sicher, ob allein die *Diagnose* für die Festlegung der Interventionsziele überhaupt hilfreich ist. Andererseits ist durch die Brille der ICF eine *diagnostische Beschreibung* möglich, die auch weitere ICF-Komponenten einbezieht. Um eine *diagnostische Beschreibung* zu erarbeiten, die für die Zielsetzung und einen Plan zur Umsetzung hilfreich ist, werden oft zusätzliche Informationen benötigt. Für den obenstehenden Bericht könnten solche Informationen sein:

- Wie sieht Dirks Nachbarschaft aus? Kann er nach draußen? (Faktor Umwelt – physisch)
- Gibt es andere Kinder zum Spielen? (Faktor Umwelt – sozial)
- Wie stehen die Großeltern zu Dirk? Fühlen auch sie sich überfordert? (Faktor Umwelt – menschlich)
- Was haben seine Eltern /Großeltern bisher unternommen, um ihn zu unterstützen? Wie ist ihr Verhältnis zueinander? (Faktor Umwelt – menschlich)
- Wie stark beeinflusst der beschriebene Konzentrationsmangel Dirks Leistungen? Kann er sich auf Aufgaben, die weniger feinmotorische Kompetenzen erfordern oder in einer ruhigen Umgebung stattfinden, besser konzentrieren? (Faktoren Teilhabe, Körperfunktion und Umwelt)
- Wie verfügbar sind Medikamente, öffentliche Betreuungsmöglichkeiten und eine medizinische Versorgung? (Faktor Umwelt – Dienstleistungen)
- Schulreife? (Personbezogene Faktoren – sozial und intellektuell)

DIE DIAGNOSTISCHE BESCHREIBUNG

Dirk ist fast fünf Jahre alt und einziges Kind seiner Eltern. Bei verschiedenen Tätigkeiten, die eine feinmotorische Koordination verlangen, wie Essen, Ankleiden, Malen und Schreiben, hat er Schwierigkeiten. Auch die verbale Kommunikation mit Gleichaltrigen fällt ihm schwer. Er zeigt häufig ein provozierendes Verhalten und kann sich, besonders wenn feinmotorische Fähigkeiten erforderlich sind, nicht länger auf eine Aufgabe konzentrieren. Seine Eltern und Großeltern unterstützen ihn und wollen ihm helfen. Er genießt die Gesellschaft anderer Kinder im Kindergarten.

UNTERSTÜTZUNGSEMPFEHLUNGEN

Als erster Schritt wäre es hilfreich, den Erzieherinnen und Erziehern sowie den Familienmitgliedern zu erklären, wie hoch der Grad an feinmotorischen Schwierigkeiten ist (altersgerechte Tätigkeiten mit der Hand) und wie groß die Wahrscheinlichkeit ist, dass ihn diese Schwierigkeiten frustrieren. Das hilft ihnen, ein Verständnis für die Bedeutung von unterstützende Maßnahmen zu entwickeln, die ihm mehr Teilhabe und eine größere Unabhängigkeit bei dieser Art Tätigkeiten erlauben, die er vielleicht eigenständig und auf seine eigene (alternative) Art ausführen kann. Diese Maßnahmen sollten in Zusammenarbeit mit einer/m Ergotherapeutin/en entwickelt werden. Ein solches Vorgehen kann auch seine Familie dafür sensibilisieren, nach Möglichkeiten sozialer Kontakte mit anderen Kindern für ihn zu suchen, die sich nicht auf wettbewerbsorientierte motorische Aktivitäten konzentrieren, sondern bei denen seine Stärken im räumlichen Vorstellungsvermögen und analytischen Denken zum Tragen kommen.

5.2 Ziel 2: ICF-basierte Beschreibung eines Funktionsprofils

Zu Schulungszwecken haben wir in diesem Buch anonymisierte Fallberichte von praktisch tätigen Kolleginnen und Kollegen zusammengestellt. Diese Berichte wurden nicht unbedingt mit der ICF im Hinterkopf erstellt. Die Autorinnen und Autoren sind zudem unterschiedlich mit der ICF vertraut. Die meisten Berichte wurden von Fachpersonal in Frühförderstellen oder Sozialpädiatrischen Zentren in Deutschland erstellt. Viele wurden verfasst, um einen Antrag auf Kostenübernahme von Frühförderung stellen zu können. In Deutschland ist vor der Bewilligung der Kostenübernahme eine ICF-basierte Bedarfsermittlung erforderlich.

Dieses Buch ist für ein breites Publikum gedacht und so sind wir uns auch bewusst, dass die Berichte einige Standards nicht erfüllen dürften. Am Ende dieses Kapitels präsentieren wir einen Vorschlag, wie ein interdisziplinärer, ICF-basierter Bericht aussehen könnte.

Eine häufig gestellte Frage in unseren Workshops lautet: Wenn das Ziel ohnehin alltagssprachlich verfasst wird, warum müssen wir uns dann überhaupt bemühen, die richtigen „Codes" zu finden? Die Antwort lautet, dass die Codes eine Kurzform der in den einzelnen Items beschriebenen Konzepte sind, aus denen sich die ICF zusammensetzt. Sie machen die ICF zu einem internationalen Instrument und legen die einzelnen Items fest, auch wenn sie in verschiedene Sprachen übersetzt werden. Würden alle die gleiche Sprache sprechen, wären die Codes nicht notwendig. Unsere Erfahrung lehrt uns jedoch, dass es in der Diskussion über eine Personenbeschreibung und die jeweiligen Themen sogar dann, wenn man die gleiche Sprache spricht, nicht immer klar und eindeutig ist, ob man über einen strukturellen Befund, eine beeinträchtigte Funktion oder eine Einschränkung der Aktivität bzw. Restriktion in der Teilhabe spricht. Auch Umweltfaktoren sind nicht immer klar als solche zu identifizieren und nicht selten entwickeln sich Diskussionen darüber, was einen personbezogenen Faktor darstellt. In dieser Diskussion ist es hilfreich, die ICF-Beschreibung der Items als Referenz zu konsultieren. Diese Items können mit Hilfe der Codes eindeutig zugeordnet werden. Wenn sich alle Diskussionsteilnehmer mit den ICF-Definitionen vertraut machen, befinden sich alle „auf gleicher Höhe". Das ist ein wesentlicher Schritt vor der Diskussion der Ziele von Interventionen und Betreuung. Sobald Klarheit darüber herrscht, wie sich das Funktionsprofil zusammenfügt, kann man darüber diskutieren, welche Ziele mit all den beteiligten ICF-Dimensionen wichtig und umsetzbar sind. Diese Schritte sind ausnahmslos leichter zu erörtern, wenn man zur Beschreibung eines Problems auf die relevanten Codes verweisen kann. Die Autoren stellen in Kapitel 11.1 im Anhang dieses Buches einige Übungen zur Verfügung, in denen man die beschriebenen Konzepte anhand von Dirks Geschichte ausprobieren kann.

5.3 Ziel 3: Interdisziplinärer Austausch auf Grundlage der ICF

Finden Sie Kollegen, die mit demselben Kind arbeiten und bitten Sie um eine Fallbesprechung. Wir haben nach unserer Erfahrung solche Besprechungen wie folgt organisiert:

- Fallvorstellung
- Rückfragen des Teams
- Zeigen Sie ein kurzes Video des Kindes (mit Einverständnis der Eltern filmen die Fachleute einen ihrer Hausbesuche, um ihre Eindrücke dem Team mitteilen zu können).
- Stellen Sie die Ressourcen der Familie und des Kindes zusammen.

- Beschreiben Sie erreichbare und teilhabeorientierte Ziele.
- Nach der Einigung auf die Ziele und einer genauen Beschreibung dieser Ziele kodieren Sie diese zu Dokumentationszwecken mit den entsprechenden ICF-Items.

Bei dieser Vorgehensweise verlagert sich der Fokus auf Inhalt und Ziele und erst am Ende wird zur Kodierung die ICF verwendet. Zu Beginn wird der Zeitaufwand für die Vorbereitung und die Besprechung Ihr normalerweise verfügbares Zeitkontingent voraussichtlich übersteigen. Ist man mit der ICF aber einmal vertraut und hat einige Fall-Diskussionen mit Kollegen geführt, wird sich der Zeitaufwand reduzieren. Bis Sie ein solch akzeptables Niveau erreicht haben, versuchen Sie nicht, die ICF als Norm vorzuschreiben, sondern nutzen Sie sie nur für einzelne Fälle, die sie in Phasen der Qualitätsverbesserung oder Teamentwicklung zur Fortbildung diskutieren.

Nähere Ausführungen zum Thema „Interdisziplinäre Praxis und ICF“ siehe Kapitel 6.

Wenn Sie die drei ersten Ziele erreicht haben, können Sie die beiden folgenden Ziele anvisieren.

5.4 Ziel 4: Mut zur Kommunikation

Nicht alle Fachleute haben die Zeit zum persönlichen Austausch oder Interesse an einer ICF-basierten Abstimmung über ihre Klienten / Patienten, vor allem wenn sie an einem anderen Ort arbeiten oder mit diesen Konzepten nicht vertraut sind. Sie müssen als „Wissensvermittler“ auftreten. Vor Ihnen liegt eine doppelte Aufgabe: die ICF-Konzepte vermitteln und eine interdisziplinäre Fallbesprechung durchführen. Wenn das Einverständnis der Eltern vorliegt, ist es hilfreich, alle Fachleute einzubeziehen, die mit dem Kind und der Familie in Kontakt sind, auch solche, die außerhalb Ihrer Institution arbeiten. Fragen Sie sie, welche Ziele sie für das Kind und dessen Familie in den nächsten sechs Monaten erreichen wollen, wessen Ziel das jeweils ist und warum jedes dieser Ziele wichtig ist. Beziehen Sie diese Informationen mit in den Planungsprozess ein. Wenn Sie über die Ziele sprechen, fragen Sie, auf welche Weise diese Ziele die Teilhabe verbessern und ob dabei Barrieren zu berücksichtigen sind. Sie müssen dazu keinen Vortrag über ICF, ihre Kategorien oder Items halten. Bleiben Sie im Gespräch pragmatisch und ganz auf die konkrete Situation des Kindes und seiner Familie bezogen. So können sich Ihre Gesprächspartner mit dem, was Sie zu erreichen versuchen, identifizieren. Wenn Sie diese Informationen haben, können Sie sie in den Planungsprozess integrieren. Fügen Sie diese Information beispielsweise einem ausgefüllten Rahmenkonzept hinzu und markieren Sie aus Ihrer Perspektive die entsprechenden Items. Bitten Sie die Befragten dann um ihren Kommentar oder darum, weitere Items hinzuzufügen, falls sie etwas vermissen. Im Folgenden ein Beispiel, wie eine solche Situation aussehen könnte:

5.4.1 Fallbeispiel: Jonas (männlich, 6 Jahre und 8 Monate)

Jonas war sechs Jahre und acht Monate alt, als ihn seine Eltern in unserem Frühförderzentrum vorstellten, um eine zweite Meinung einzuholen. Jonas lebt als einziges Kind mit seinen Eltern in einem Einfamilienhaus.

Grund für die Vorstellung

Bei Jonas wurde im Mai dieses Jahres die Diagnose myoklonische Dystonie (ICD 10: G24.1) gestellt. Die Mutter berichtet über eine diesbezügliche genetische familiäre Belastung. Die Eltern legten diverse Berichte und Untersuchungsergebnisse von anderen Institutionen vor und baten um eine zweite Meinung, wie sie ihren Sohn am besten unterstützen können. Jonas erhält bereits zweimal pro Woche Ergotherapie und einmal pro Woche Logopädie. Die Eltern berichten, dass Jonas vor allem bei feinmotorischen Tätigkeiten große Schwierigkeiten hat. Dies zeigt sich bei allen alltagspraktischen Tätigkeiten, vor allem beim Anziehen. Auch die schulrelevanten Fähigkeiten (Stifthalten, Malen und Schreiben) stellen für ihn eine große Herausforderung dar. In anderen Bereichen wie Legospielen oder bei Rollenspielen kommt er gut zurecht, ist kreativ und ausdauernd. Zunehmend zeigt er jedoch in seinem Verhalten eine Verweigerungstendenz, besonders bei motorischen Anforderungen. Er bleibt dann freundlich, zieht sich aber in sich selbst zurück.

Die Eltern erhofften sich von uns, mehr Ideen und Informationen zu erhalten, wie sie mit diesen Schwierigkeiten umgehen sollen. Die Anzahl an Terminen zur Therapie und / oder Diagnostik verbunden mit der ständigen Sorge um Jonas Zukunft nimmt einen großen Teil des Familienalltags in Anspruch. Jonas' Eltern betonen, dass sie gern alles tun, was ihrem Sohn hilft, aber auch darauf bedacht sind, ihm ausreichend Freiräume zu ermöglichen.

Beobachtung

Jonas ist ein sehr freundlicher Junge, der ohne Schwierigkeiten Kontakt mit den Fachleuten aufnimmt. Seine Haltung ist hypoton, und er spricht etwas unklar und mit näselnder Stimme. Die Muskelkraft ist an oberen und unteren Extremitäten leicht reduziert. Trotz der artikulatorischen Schwäche ist seine Sprache gut verständlich und besticht durch ein reiches Vokabular und einen komplexen Satzbau. Kognitiv wirkt Jonas vollkommen altersgerecht. Während des Termins führt er eine Reihe feinmotorischer Tätigkeiten aus. Dabei ist ein feinschlägiger Intentionstremor zu beobachten. Auf die Aufforderung hin, ein Bild zu malen, geht er nicht ein, indem er auf andere Aktivitäten ablenkt. Seine grobmotorischen Abläufe wirken unbeholfen und sind oft von assoziierten Mitbewegungen, Kokontraktionen der gegenüberliegenden Gliedmaßen begleitet. Er ist in der Lage, eine Schnur durch größere Ösen zu führen, bei Unsicherheiten nimmt er die linke Hand zu Hilfe. Für das Anziehen von Socken nutzt er noch weitgehend ein palmares Greifen und benötigt etwas mehr Zeit, als man für eine solche Aufgabe erwarten würde. Die Mutter sagt dazu, dass sie zu Hause normalerweise vorher entscheiden, ob er sich selbst anzieht, oder ob sie ihm hilft, je nachdem wieviel Zeit sie haben.

Ergebnisse

Nachdem Sie die Informationen von den Eltern eingeholt und Jonas beobachtet und untersucht haben, können Sie, wie oben beschrieben, die wichtigsten Befunde und Probleme im ICF-Rahmenkonzept eintragen. Dies legen Sie den Eltern zur weiteren Besprechung vor:

Dieses Beispiel zeigt, dass der Zugang zu Therapien nicht unbedingt auch die Teilhabe fördert. In diesem Fall haben die Eltern um eine zweite Meinung gebeten und die behandelnden Therapeutinnen und Therapeuten konnten unter diesen Umständen nicht mit einbezogen werden. Wie von den Eltern berichtet schienen die Therapien die reale Lebenssituation nicht mit im Blick zu haben (in ICF-Begriffen ausgedrückt, beschränkten sich die Therapien auf die Probleme aus dem Bereich *Körperstruktur und -funktion*), sodass sie für die Familie und das Kind in den letzten beiden Jahren einen erheblichen Zeitaufwand erforderten. Um ihn zu unterstützen, ist es von grundlegender Bedeutung, Jonas' Stärken und die praktischen Erfordernisse für einen erfolgreichen Schulbesuch zu erkennen. Die Maßnahmen sollten daher darauf ausgerichtet sein, auf den vorhandenen Stärken aufzubauen und die Entwicklung unterstützender Beziehungen zu Gleichaltrigen und Lehrern zu fördern. Darüber hinaus sollte man ihm die Erledigung von Alltagstätigkeiten auf eine für Jonas geeignete Weise erleichtern, auch wenn sie ungewöhnlich ist.

Konkrete Einstiegspunkte entlang der ICF und Empfehlungen können mit anderen invol-

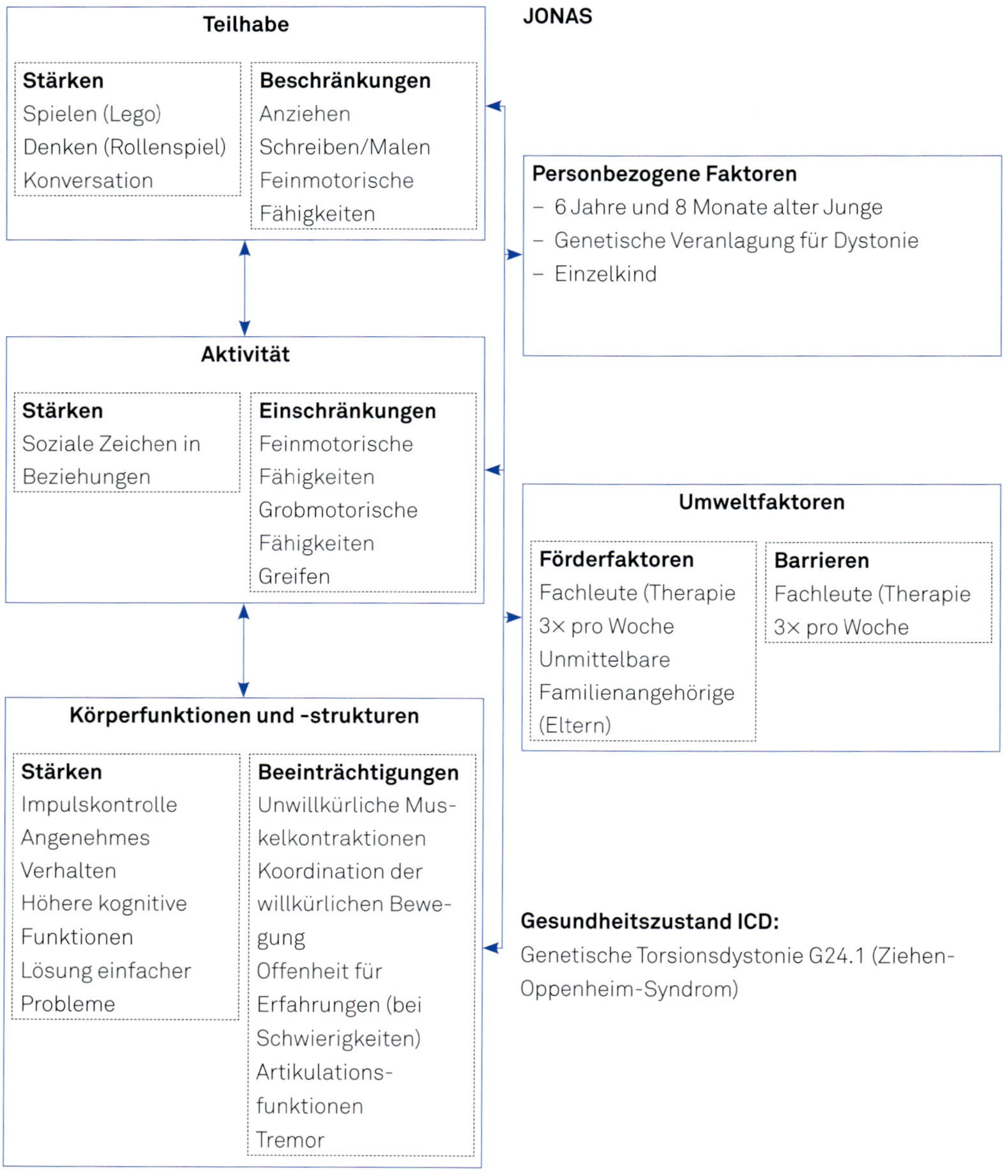
JONAS
Teilhabe
Stärken
Spielen (Lego)
Denken (Rollenspiel)
Konversation
Beschränkungen
Anziehen
Schreiben/Malen
Feinmotorische Fähigkeiten
Personbezogene Faktoren
– 6 Jahre und 8 Monate alter Junge
– Genetische Veranlagung für Dystonie
– Einzelkind
Aktivität
Stärken
Soziale Zeichen in Beziehungen
Einschränkungen
Feinmotorische Fähigkeiten
Grobmotorische Fähigkeiten
Greifen
Umweltfaktoren
Förderfaktoren
Fachleute (Therapie 3× pro Woche
Unmittelbare Familienangehörige (Eltern)
Barrieren
Fachleute (Therapie 3× pro Woche
Körperfunktionen und -strukturen
Stärken
Impulskontrolle
Angenehmes Verhalten
Höhere kognitive Funktionen
Lösung einfacher Probleme
Beeinträchtigungen
Unwillkürliche Muskelkontraktionen
Koordination der willkürlichen Bewegung
Offenheit für Erfahrungen (bei Schwierigkeiten)
Artikulationsfunktionen
Tremor
Gesundheitszustand ICD:
Genetische Torsionsdystonie G24.1 (Ziehen-Oppenheim-Syndrom)

Abbildung 5-4: ICF-basiertes Funktionsprofil für Jonas

vierten Fachleuten besprochen werden. Eine klare Zielformulierung kann für eine unvoreingenommene Diskussion über die Wege, wie das Kind und seine Familie am effektivsten unterstützt werden kann, hilfreich sein. Auf diese Weise wird die Diskussion über Jonas geführt und nicht darüber, wer die Behandlung übernimmt. Im Folgenden haben wir ein paar Ziele für Jonas und seine Familie aufgeführt und sie konkreten ICF-Kategorien zugeordnet.

Probleme lösen (d175)

Aufgrund seiner motorisch-koordinativen Schwierigkeiten wird Jonas zunehmend lernen müssen, mit den damit verbundenen Einschränkungen zurechtzukommen, und Kompensationsstrategien zu entwickeln. Die Ergotherapie sollte sich in Zusammenarbeit mit den Eltern und Lehrern darauf konzentrieren, dass er entsprechend seines kognitiven Potentials in der Schule erfolgreich sein kann.

Produkte und Technologien für die Bildung und Ausbildung (e130)
Im schulischen Bereich wird es für Jonas immer schwieriger werden, in der gegebenen Zeit lesbare Texte zu produzieren. Für diese Aufgabe sollte ihm eine technische Hilfe zur elektronischen Textverarbeitung zur Verfügung stehen (PC, Tablet, Software). Das Schreiben mit der Hand sollte unabhängig von schulischen Aufgaben weiter trainiert werden. Die schulischen Leistungen sollten nicht an der Handschrift gemessen werden.

Unterstützung durch Fachleute der Gesundheitsberufe (e355)
Aufgrund der Schwerpunktverlagerung der therapeutischen Behandlungen auf relevante Aktivitäten für die Teilhabe in der Schule und zu Hause kann mit dem behandelnden Therapeuten besprochen werden, ob die Frequenz der aktuellen Therapien gesenkt werden kann, um Freiräume für Kontakte mit Freunden und Spielaktivitäten zu schaffen.

Öffentliche Erziehung (d817)
Jonas Lehrkräfte sollten vor der bevorstehenden Einschulung über seine Einschränkungen und die notwendige Unterstützung informiert werden. Dies wird es ihnen ermöglichen, rechtzeitig sonderpädagogische Förderung zu planen und zu koordinieren.

Unwillkürliche Bewegungen / Muskelkraft (b765)
Die ätiologische Einordnung der vorgestellten Diagnose und ihre Verbindung zu klinischen Befunden ist noch nicht eindeutig. Jonas' Eltern haben bereits einen Termin in der Dystonie-Sprechstunde an der Universitätsklinik vereinbart, was wir empfehlen. Seine Koordinationsschwierigkeiten stimmen weitgehend mit den Schwierigkeiten von Kindern mit Dyspraxie überein. Für diese Diagnose müssen jedoch noch andere neurologische Erkrankungen ausgeschlossen werden.

5.5 Ziel 5: Zielformulierung mit Familie und Team

Versuchen Sie, sich mit Ihrem Team auf eine begrenzte Anzahl von Zielen zu einigen. Es ist wichtig, dass alle beteiligten Disziplinen alle Ziele im Blick haben. Unserer Erfahrung nach ist es wichtig, sich auf wenige Ziele zu reduzieren (sechs Ziele sind die absolute Obergrenze). Nur so können alle beteiligten Personen die Ziele immer vor Augen haben. Andererseits ist es wichtig, sich sämtlicher potentieller Ziele bewusst zu sein, bevor man sie für die Förderung bzw. Behandlung auf eine handhabbare Zahl reduziert. So kann man sie in künftigen Besprechungen nochmal überdenken und gegebenenfalls neu priorisieren. Um Prioritäten setzen zu können, müssen sich alle beteiligten Personen (inklusive Familie und, soweit möglich, Kind) folgende Fragen stellen: „Welches Ziel soll als erstes erreicht werden und aus welchen Gründen? Welches Ziel ist für die Familie und das Kind am wichtigsten?" Handlungsleitend sollte die Frage nach den Möglichkeiten zur Teilhabe des Kindes und seiner Familie sein.

Viele Eltern von Kindern mit (neurologischen) Entwicklungsstörungen formulieren den Wunsch, dass ihr Kind vor allem laufen und sprechen lernen soll. Das ist ein sehr verständlicher Wunsch, dessen Erfüllung aus Sicht von Fachleuten manchmal noch in weiter Ferne liegt oder vielleicht auch gar nicht zu erreichen ist. Dann kann es hilfreich sein, das Ziel der Eltern als solches ernst zu nehmen, dann aber fachlich sinnvolle und erreichbare Zwischenziele zu setzen, die zum Ziel der Eltern beitragen. (Zum Beispiel kann ein Kommunikationssystem einem nicht sprechenden Kind die Möglichkeit geben, auszudrücken, was es denkt und wünscht. So können, auch wenn „Sprechen" noch nicht möglich ist, zumindest die Funktionen, die das Sprechen erfüllt (z. B. „kommunizieren"), erreicht werden!) Eine Möglichkeit, das genannte Vorgehen umzusetzen, bieten die von CanChild entwickelten F-Wörter, z. B. das *F-words Goal Sheet*, das man kostenlos herunterladen kann (Siehe unter https://www.canchild.ca/system/tenon/assets/attachments/000/002/064/original/F-words_Goal_Sheet_TEMPLATE.pdf).

Die Berichte sind beschreibend und die ermittelten Ziele sind das Ergebnis von Besprechungen und der Meinungen anderer Fachleute und der Familie. Sie sind als Grundlage für die weitere Diskussion gedacht. Das ICF-Rahmenkonzept ist ein hervorragendes Instrument, um ein umfassendes bio-psycho-soziales Bild der Situation eines Kindes und seiner Familie zeichnen zu können. Die ICF ist kein Assessmentinstrument und kann nicht die derzeit von Fachleuten eingesetzten Instrumente ersetzen, mit denen die Details und Nuancen der spezifischen Schwierigkeiten eines Patienten erfasst werden.

Die ICF bietet ein gemeinsames Vokabular und kann als Rahmenkonzept und gemeinsame Sprache betrachtet werden. Die Berichtserstellung sollte gemeinschaftlich erfolgen, um sicherzustellen, dass die formulierten Ziele die Meinung des gesamten beteiligten Teams widerspiegeln. Ein anderes Team könnte andere Ziele setzen. Tatsächlich könnte sich jeder Leser die Frage stellen, welche Ziele seiner Meinung nach für das Beispiel im Bericht hätten gewählt werden sollen. Diese Meinungen müssen mit den anderen Teammitgliedern, die das Kind und die Familie kennen, besprochen werden, um zu einer Einigung zu gelangen. Die Berichte enthalten möglicherweise nicht alle relevanten Informationen, die der Diskussion zugrunde liegen. Uns liegt daran zu zeigen, wie die ICF interdisziplinär genutzt werden kann. Die Beispiele sollen zeigen, dass eine interdisziplinäre Zusammenarbeit mehr bedeutet, als sich gegenseitig lediglich über die Ziele zu informieren, die aus der jeweils eigenen Perspektive gesetzt wurden. Wir empfehlen eine Reduktion auf eine überschaubare Anzahl von Zielen, die gemeinsam mit der Familie (und, sofern möglich, mit dem Kind) vereinbart wurden und die die Familie und das Kind dabei unterstützen, aktive und wertgeschätzte Teilnehmer am Entscheidungsprozess zu sein.

Links und Tools, siehe Kap. 11.7 im Anhang.

6
Entwicklung effektiver Teams: ICF als verbindendes Element

Stefanus Snyman, Liane Simon und Olaf Kraus de Camargo

Die ICF ist eine Klassifikation mit vier verschiedenen Zielen (WHO, 2007):

- Bereitstellung einer wissenschaftlichen Grundlage für das Verständnis von Gesundheit und ihre Erforschung
- Schaffung einer gemeinsamen Sprache zur Beschreibung von Gesundheit
- Ermöglichung eines internationalen Datenvergleichs
- Bereitstellung eines systematischen Kodierungssystems für Gesundheitsinformationssysteme

Das Ziel, ein gemeinsames Vokabular zu schaffen, ist für die Entwicklung der interdisziplinären Zusammenarbeit von entscheidender Bedeutung. Die „Sprache der ICF" sollte es einfacher machen, miteinander zu reden und sich zu verstehen. Die Entwicklung und das Sprechen einer neuen Sprache ist jedoch immer vom kulturellen Kontext beeinflusst. Dies gilt gleichermaßen für die verschiedenen beruflichen Disziplinen und deren häufig spezifische Fachsprachen. Aus diesem Grund könnte die Verwendung der ICF uns allen dabei helfen, eine interdisziplinäre Kultur der Zielsetzung zu entwickeln.

In diesem Kapitel erörtern wir:

1. wie Ziele aus unterschiedlichen Perspektiven verstanden werden,
2. die Notwendigkeit interdisziplinärer Zusammenarbeit für die Zielsetzung,
3. den Einfluss dieser Zusammenarbeit auf die Teamentwicklung,
4. die Bedeutung der Fachleute in den Gesundheitsberufen als „Umweltfaktoren".

Diese vier Themen betrachten wir eingehender inklusive der jeweiligen Herausforderungen und Möglichkeiten. Wir widmen uns auch den *versteckten Zielen* und untersuchen, wie sie erkannt und betrachtet werden können.

6.1 Die Bedeutung der Ziele und die verschiedenen Sichtweisen auf ein Problem

Wenn Menschen Fachleute aufsuchen, erwarten sie von ihnen Hilfe beim Erreichen eines Ziels. Die Person selbst, oder jemand, der sie betreut (z. B. die Eltern) sucht nach dem richtigen Spezialisten, der ihnen helfen kann. Falls sie die Wahl hat, will sie genau die Fachleute, die ihr für ihr Problem oder für die Erreichung ihres Ziels als am besten geeignet erscheinen.

Auch die Fachleute sind daran interessiert, Ziele zu erreichen. Wir versuchen selbstverständlich ebenfalls, zielorientiert zu sein. Es stellt sich jedoch die Frage, ob Patienten bzw. Klienten und ihre Familien einerseits und Fachleute der Sozial- und Gesundheitsberufe andererseits die gleichen Ziele verfolgen. Und selbst wenn sie in ihrem Ziel übereinzustimmen scheinen, meinen beide Seiten tatsächlich dasselbe?

6.2 Nach Zielen suchen – zuvor aber das „Problem" definieren

Häufig sind die Ziele nicht klar definiert. Das kann von allgemein festgelegten Zielen (z. B. „Ich versuche herauszufinden, was los ist") bis zu sehr konkreten Zielen reichen (z. B. „Ich möchte eine selektive dorsale Rhizotomie für mein Kind"). Patienten bzw. Klienten und ihre Interessenvertreter, die sich den Rat von Spezialisten erhoffen, können leicht verärgert oder frustriert sein, wenn man sie nach ihren Zielen fragt. Im Sinne der in der Frühförderung verankerten Familienorientierung könnte man argumentieren, dass die Fachleute die Familien selbstverständlich bei der Ziel- und Entscheidungsfindung einbeziehen sollen hinsichtlich ihres Auftrages, ihrer Werte und Erfahrungen. Andererseits fühlen sich viele Familien – gerade zu Beginn ihrer Reise auf dem Gebiet der Behinderung eines Kindes – von den Aufgaben, vor denen sie jetzt stehen, überfordert und zugleich unsicher, welche Ziele überhaupt angemessen erscheinen. Wenn eine Familie sich bewusst dafür entscheidet, die Verantwortung für ihre Entscheidungen und die Zielsetzung mit den Fachleuten zu teilen oder auch ganz an diese abzugeben, dann steht dies völlig im Einklang mit dem Ansatz der Familienorientierung und Personenzentrierung der Leistungserbringung, solange es tatsächlich die Entscheidung der Familie ist. Nicht jede Familie will Aufträge formulieren, aber jede Familie will gefragt werden.

Was ist hilfreich? Dies kann, wie auch die Beschreibung des Problems selbst, unterschiedlich bewertet werden. Obwohl alle denken, sie würden über dasselbe Problem sprechen, ist dies häufig nicht der Fall. Aus diesem Grund muss die Suche nach Zielen eindeutig von dem identifizierten *Problem* ausgehen. Wir gestalten dies gern nach der Methode *WTQ* (What's the Question? – Wie lautet die Frage?).

6.3 Weitergabe von Informationen zur Bestimmung des Problems

Aus systemischer Sicht ist die Formulierung des Problems als Ausgangspunkt für mögliche Lösungen von großer Bedeutung. Wenn man etwas klar als Problem benennen kann, ist einem bereits bewusst, dass man es möglicherweise ändern kann und zwar hoffentlich zum Besseren. Und häufig hat man auch eine Vorstellung davon, wie dieses „besser" aussehen kann. Um jedoch eine Diagnose oder Erkrankung bewältigen zu können, braucht man zunächst Informationen von Fachleuten der Sozial- und Gesundheitsberufe und aus möglichst vielen anderen Quellen, um andere Perspektiven über eine mögliche Lösung des Problems einnehmen zu können. Das bedeutet, dass die Fachleute in einer solchen Situation zuallererst dafür sorgen sollten, dass die Person über ihre Gesamtsituation und ihre „Möglichkeiten" ausreichend Bescheid weiß. Auf dieser Grundlage erst kann der nächste Schritt erfolgen. Dazu gehört, über das oder die Problem(e) zu sprechen und darüber, welche Art von Zielen die betroffene Person verfolgen möchte.

Über die Probleme zu sprechen und um Hilfe bei der Entwicklung der Ziele zu bitten, ist nicht immer leicht. Möglicherweise müssen die Patienten / Klienten dabei unterstützt werden, ihre impliziten Ziele explizit zu machen. Aufgrund der Tatsachte, dass wir alle die Dinge durch unsere eigene Brille sehen, ist es durchaus möglich, dass sich die von der Person selbst identifizierten Probleme von dem unterscheiden, was andere als Problem sehen. Daher erfordert eine gemeinsame Zielsetzung eine gemeinsame Problemermittlung und eine gute Abklärung dessen, was zwischen der betroffenen Person und der Fachkraft abgesprochen wird. Wir verweisen hier auf Kapitel 5, wo mehrere Fallbeispiele ICF-basiert beschrieben und analysiert werden.

6.4 Interdisziplinäre Zusammenarbeit

Es ist wichtig, an dieser Stelle zu betonen, dass verschiedene Aspekte von Bedeutung sind, wenn es darum geht, die ICF zu einer lebendigen Sprache zu machen. Verschiedene Fachleute der Sozial- und Gesundheitsberufe arbeiten mit und für eine Person (dem „Patienten") und werden damit zu einem Team um diese Person herum. Dieses Team kann sehr groß sein und mehr Personen umfassen, als nur das Team einer Institution, etwa einer Klinik, einer Frühförderstelle oder Schule. Deshalb ist sowohl die interprofessionelle Zusammenarbeit zwischen den verschiedenen Professionen erforderlich, als auch eine interdisziplinäre über Disziplinen hinweg. Hinzu kommt die Herausforderung, interinstitutionell zusammenzuarbeiten. Bei der Zusammenarbeit von Fachleuten, die in / für verschiedene Institutionen arbeiten, muss außerdem berücksichtigt werden, dass sie häufig ganz unterschiedliche Aufträge haben. Doch genau dafür bietet die ICF den Rahmen und eine gemeinsame Sprache, die alle zusammenführt.

Die Zusammenarbeit als Team hängt von den einander ergänzenden Kompetenzen der Teammitglieder ab (Hackman, 1990, S. 479f.). Die Teams müssen ihren Zweck und ihre Ziele, die Verantwortlichkeiten und das Vorgehen klären. Die Rolle als Teammitglied rund um einen „Patienten" muss sorgfältig überdacht werden. Es ist eine wunderbare Gelegenheit und zugleich eine neue Herausforderung, sich kooperativ und unterstützend in einem Team von Personen zu verhalten, die normalerweise nicht als Team wahrgenommen werden (z.B. Eltern, Patienten, Lehrer, Geistliche, Sozialarbeiter). Das bedeutet, neben vielen anderen Erwägungen, alle mit der Person arbeitenden Fachleute (und Freunde und die Familienmitglieder) zu kennen, die für die betroffene Person und ihre Familie wichtig sind.

Die Idee, all diese Akteure als Mitglieder des Teams um die Person (bei Kindern: team around the child – TAC) zu betrachten, stellt einen äußerst herausfordernden Aspekt der Philosophie des bio-psycho-sozialen Modells dar. Dies gilt insbesondere deshalb, weil einige Fachleute in ihrer Ausbildung die Führung lernen, während andere eher gewohnt sind, eine folgende Rolle einzunehmen. Darüber hinaus ist es in manchen Berufsgruppen (noch) nicht üblich, im Team zusammenzuarbeiten. Angesichts dieser Erwägungen ist es hilfreich, sich mit den Prinzipien der Teambildung und ihren verschiedenen Stadien und Typen zu beschäftigen.

Für die Beschreibung von Gesundheits- und Sozialhilfe-Teams werden verschiedene Begriffe verwendet. Aufgrund der anhaltenden terminologischen Unsicherheit im Bereich interprofessioneller Zusammenarbeit wurden große Anstrengungen für eine weltweit gültige Klärung verschiedenen Begriffe unternommen. Diese Terminologie wurde über die letzten zehn Jahre entwickelt und durch die Arbeit des CAIPE (Centre for the Advancement of Interprofessional Education) und des *Journal of Interprofessional Care* (siehe Kasten 6.1) eine gemeinsame Sprachgrundlage geschaffen (*Journal of Interprofessional Care*, 2017).

Auch andere Organisationen haben sich diesem Thema auf ähnliche Weise gewidmet. Das *Canadian Interprofessional Health Collaborative* entwickelte ein Rahmenkonzept der Kompetenzen, das die interprofessionelle Ausbildung und die Zusammenarbeit in der Praxis für alle Berufsgruppen in unterschiedlichen Kontexten steuern kann (*Canadian Interprofessional Health Collaborative*, 2010). Das *National Interprofessional Competency Framework* bietet einen integrativen Ansatz zur Beschreibung der erforderlichen Kompetenzen für die effiziente interprofessionelle Zusammenarbeit. In sechs Kompetenzbereichen werden die Kenntnisse, Fähigkeiten, Einstellungen und Werte hervorgehoben, die die entscheidenden Urteile für die interprofessionelle Zusammenarbeit in der Praxis prägen. Die sechs Kompetenzbereiche sind:

1. Interprofessionelle Kommunikation
2. Patienten-, Klienten, Familien-, Gemeindezentrierte Hilfen
3. Rollenklärung
4. Teamfähigkeit
5. Kollaborative Führung
6. Interprofessionelle Konfliktlösung

Klärung der terminologischen Unsicherheit im interprofessionellen Bereich (J Interprofess Care 2017; Vom Journal of Interprofessional Care verwendete Terminologie, nachgedruckt mit freundlicher Genehmigung von Scott Reeves, Chefredakteur; verfügbar unter https://www.tandfonline.com/action/authorSubmission?show=instructions&journalCode=ijic20)

Präfixe:

- *Inter-* bezieht sich auf eine synchronisierte Arbeitsweise, d.h. im interdisziplinären Sinne arbeiten Ergotherapeuten, Kinderarzt und Lehrer im Einklang zusammen.
- *Multi-* bezieht sich auf paralleles Funktionieren, d.h. in Bezug auf einen multiprofessionellen Ansatz für die Patientenversorgung kann sich der Arzt an den Physiotherapeuten wenden, aber sie haben keinen integrierten Managementplan; sie arbeiten parallel.

Suffixe:

- *-disziplinär* bezieht sich auf verschiedene akademische Disziplinen wie Gesundheitswissenschaften, Psychologie, Pädagogik, Anthropologie, Ökonomie, Geografie, Politikwissenschaft, Informatik usw.
- *-professionell* bezieht sich auf Berufe im Gesundheits- und Sozialwesen, wie Krankenpflege, Medizin, Pharmazie, Physiotherapie, Sozialarbeit usw.

Die *kollaborative patientenorientierte Praxis* ist eine Art der Vereinbarung, welche die Beteiligung von Patienten und ihren Familien im Pflegebereich fördern soll.

Bei der *Zusammenarbeit* handelt es sich um eine aktive und fortlaufende Partnerschaft, häufig zwischen Menschen mit unterschiedlichem Hintergrund, die zusammen arbeiten, um Probleme zu lösen oder Dienstleistungen zu erbringen.

Interdisziplinäre Teamarbeit bezieht sich auf die Zusammenarbeit von Einzelpersonen aus verschiedenen Disziplinen wie Gesundheitswissenschaften, Sozialarbeit, Psychologie, Anthropologie, Bildung, Informatik usw.

Interprofessionelle Zusammenarbeit ist eine Form der interprofessionellen Arbeit, an der verschiedene Berufsgruppen aus dem Gesundheits- und Sozialwesen beteiligt sind, die regelmäßig zusammenkommen, um Probleme zu lösen oder Dienstleistungen wie Pflege, medizinische und medikamentöse Versorgung, Physiotherapie, Sozialarbeit usw. zu erbringen.

Interprofessionelle Abstimmung ist eine Art von Arbeit, die der interprofessionellen Zusammenarbeit (siehe oben) ähnelt, da sie verschiedene Berufe aus dem Gesundheits- und Sozialwesen umfasst. Sie unterscheidet sich dadurch, dass es sich um eine „lockerere" Form der Arbeitsgestaltung handelt, bei der die interprofessionelle Kommunikation und Diskussion weniger häufig sein können.

Interprofessionelle Teamarbeit ist eine Art von Arbeit, bei der verschiedene Berufe im Gesundheits- und/oder Sozialwesen involviert sind, die eine Teamidentität aufweisen und auf integrierte und voneinander abhängige Weise eng zusammenarbeiten, um Probleme zu lösen und Dienstleistungen zu erbringen.

Intraprofessionell ist eine Bezeichnung, die jede Tätigkeit beschreibt, die von Personen im selben Beruf ausgeübt wird, beispielsweise einem Kinderarzt, einem Chirurgen und einem Hausarzt.

Multidisziplinäre Teamarbeit ist ein Ansatz, bei dem sich die Teammitglieder aus verschiedenen akademischen Disziplinen (z. B. Ergotherapie, Psychologie, Soziologie, Mathematik) zusammensetzen, die sich aufeinander beziehen und ohne einen integrierten Masterplan parallel arbeiten.

Professionen sind Berufsgruppen, die im Allgemeinen Dienstleistungen für andere Personen erbringen, wie Krankenpfleger oder Sozialarbeiter. Der Ausdruck kann als Begriff der Selbstwahrnehmung verwendet werden, um zu vermeiden, dass regulatorische Kriterien angewendet werden müssen, die zwischen den Gruppen unterscheiden.

Transdisziplinär ist eine Aktivität zur Förderung der gemeinsamen Arbeit: Ein Prozess, bei dem die Aktivitäten einer Disziplin von Mitgliedern einer anderen Disziplin ausgeübt werden, z. B. hilft der Lehrer bei der Feinmotorik, was traditionell der Ergotherapeut macht.

Transprofessionell ist eine Aktivität zur Förderung der gemeinsamen Arbeit: Ein Prozess, bei dem die Aktivitäten einer Berufsgruppe von Angehörigen einer anderen ausgeführt werden, z. B. legt die Krankenschwester einen Spezialverband bei Amputationen an und nicht der Physiotherapeut.

Unidisziplinär ist eine Tätigkeit, die nur von einer Disziplin ausgeübt wird, z. B. Pädagogik, Medizin.

Abbildung 6-1 zeigt wie die letzten 4 Aspekte interdisziplinäre Zusammenarbeit und Familienzentrierte Hilfe fördern können.

6.4.1 Kompetenzbereich 1: Interprofessionelle Kommunikation

Kompetenzregel:

Die in der Praxis tätigen Fachleute verschiedener Berufe sollten partnerschaftlich, zugänglich und verantwortlich miteinander kommunizieren.

Auf der Mesoebene repräsentiert die ICF die sozialen Strukturen, indem sie die Verknüpfung zwischen den Mikrosystemen leistet – bei den Umweltfaktoren zum Beispiel die Verbindung zwischen der Familie einer Person und der Nachbarschaft, bzw. dem Wohnviertel, sowie zwischen den verschiedenen Mitgliedern des interprofessionellen Teams, die mit dem Empfänger der Dienstleistung interagieren. Der Dienstleistungsnutzer selbst ist nicht direkt an diesen Prozessen beteiligt, aber durch direkten Kontakt mit den beiden anderen Ebenen dieses Systems davon betroffen (Bronfenbrenner und Ceci, 1994; Hollenweger, 2010). Auf der Mesoebene können interprofessionelle Praxiskompetenzen für die Zusammenarbeit entwickelt werden, da die ICF als konzeptuelles Rahmenkonzept und gemeinsame Sprache genutzt wird, mit deren Hilfe ein Narrativ in der interprofessionellen Kommunikation, in personenzentrierter Teamarbeit und aufgrund ethischer und wertebezogener Erwägungen interpretiert wird.

Kinder mit Entwicklungsstörungen zeigen häufig auch Schädigungen verschiedener Organe und Einschränkungen bei der Teilhabe

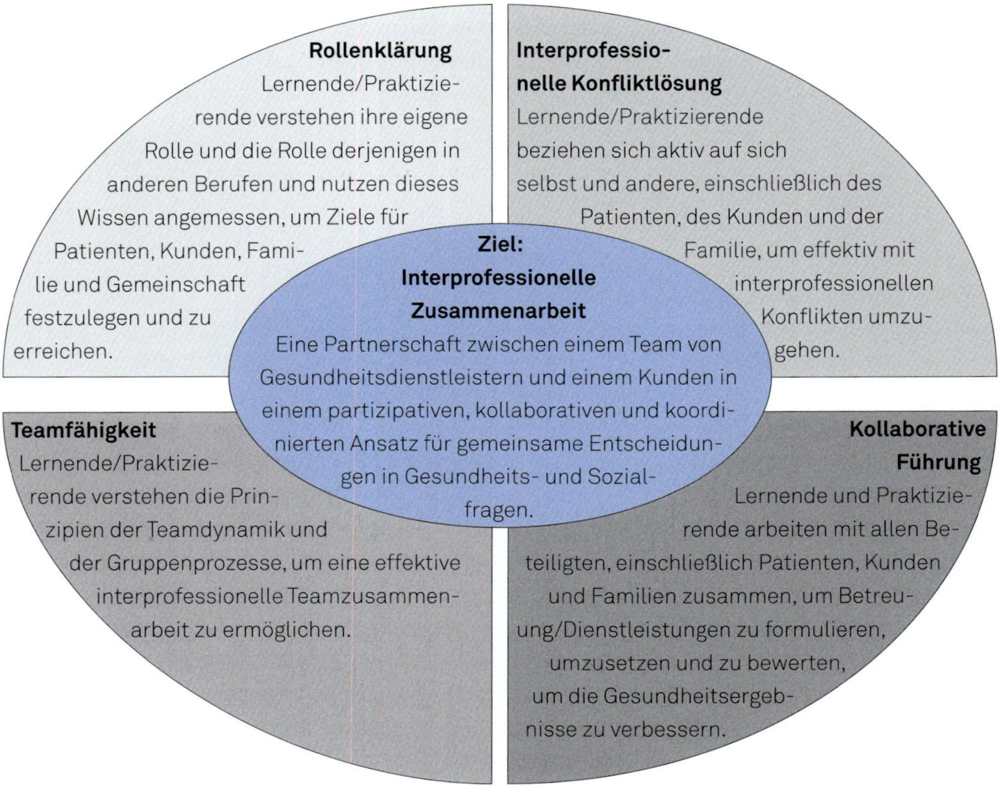

Abbildung 6-1: Nationaler interprofessioneller Kompetenzrahmen des Canadian Interprofessional Health Collaborative [Nachdruck mit Dank an das Canadian Interprofessional Health Collaborative]

in unterschiedlichen Lebensbereichen. Sie kommen zudem aus verschiedenen sozioökonomischen Verhältnissen und sind ganz unterschiedlichen Einflüssen Einstellungen, verschiedenen Systemen (z.B. Sozial-, Bildungs-, Gesundheitssystem), den dazugehörigen jeweiligen Angeboten, Gesetzen und Richtlinien ausgesetzt. Sie haben es häufig mit einer Vielzahl von Fachleuten aus den Bereichen Gesundheit und Soziales, aber auch dem Bildungsbereich zu tun. Interdisziplinäre Teams sind ebenfalls häufig Teil der Betreuung dieser Kinder und ihrer Familien. Die Teams stützen sich bei ihren Teamsitzungen und Fallbesprechungen auf die Berichte aus verschiedenen Fachgebieten. In diesem Kontext kann die Struktur und Fachterminologie der ICF das gegenseitige Verständnis und die Kommunikation zwischen den beteiligten Fachleuten erleichtern, liefert sie doch eine transdisziplinäre „gemeinsame" Sprache für alle. Die ICF ermöglicht es zudem, die Kinder und ihre Eltern effektiver mit in den Prozess zu integrieren. Daraus ergeben sich Empfehlungen, die auf einer gemeinsamen, fundierten Entscheidungsfindung basieren. Ein solches Verfahren führt zu ICF-basierten Berichten und trägt so zur Umsetzung der Maßnahmen und Koordination der verschiedenen beteiligten Fachleute bei.

6.4.2 Kompetenzbereich 2: Patienten-, Klienten-, Familien-, Gemeindezentrierte Hilfen

Kompetenzregel:

Die in der Praxis tätigen Fachleute sollten den Input und das Engagement der Patienten / Klienten, der Familie und der Gemeinde zur Gestaltung und Umsetzung der Hilfen oder der Leistungen einholen, partnerschaftlich einbeziehen und wertschätzen.

Die ICF dient als Katalysator für eine interdisziplinäre personbezogene Zusammenarbeit auf der Mikro-, Meso- und Makroebene im Gesundheitssystem. Bei der Beschreibung dieser Ebenen gehen wir davon aus, dass das Paradigma der Behandlung nutzerzentriert, und nicht anbieter- oder berufszentriert ist (Snyman et al., 2016).

Die Mikroebene kann als direkte, gelebte Erfahrung der Nutzer von Dienstleistungen verstanden werden, wie sie mit studentischen Mitarbeitenden, mit Dienstleistenden, mit der Familie, dem kulturellen Kontext, Weltanschauungen und dem System interagieren. Diese Interaktion vollzieht sich wechselwirkend - ein iteratives, zunehmend komplexer werdendes Jonglieren (Bronfenbrenner und Ceci, 1994; Hugo und Couper, 2006). Die ICF stellt dafür die sprachliche Grundlage und den bio-psycho-sozialen Ansatz für das interprofessionelle Team bereit, das auf dieser Basis diese Narrative einbeziehen, klären und interpretieren kann. In ihren Gesprächen mit Kindern mit Beeinträchtigungen und deren Eltern nutzen Rosenbaum und Gorter (2012) zur Klärung und Verdeutlichung des Narrativs in der Begrifflichkeit der ICF-Komponenten die sogenannten „F-Wörter" (Funktion, Familie, Spaß [fun], Freunde, Fitness und Zukunft [future]). Wir sind der Ansicht, dass die F-Wörter eine Möglichkeit darstellen, die ICF-Ideen umzusetzen.

Die uniprofessionelle oder multiprofessionelle Nutzung der ICF stellt Dienstleistende und Studierende vor die Herausforderung, den Nutzer einer Förderung, Behandlung oder Dienstleistung nicht aus einer eingeschränkten Perspektive als jemanden zu betrachten, dessen Probleme sich nur auf den jeweils eigenen Beruf oder die eigene Disziplin beziehen. Vielmehr ist man ethisch verpflichtet, die Person in einem bio-psycho-sozialen und spirituellen Kontext zu sehen und sich bewusst zu machen, dass die interdisziplinäre Zusammenarbeit, die Priorisierung, die personenzentrierte Zielsetzung und die von den Betroffenen berichteten Ergebnisse nötig sind, um den Bedürfnissen entsprechen zu können. Erst, wenn man die Aktivitäts- und Teilhabeeinschränkungen, die Barrieren und Förderfaktoren durch Umweltfaktoren im Licht der personbezogenen Faktoren erfasst hat, gewinnen Dienstleistende und Studierende ein umfassenderes Verständnis der Gesundheit einer Person in ihrem Kontext. Es betont die Verantwortung des Teams, sich jenseits abgeschotteter professioneller Paradigmen zu bewegen und unterstreicht zugleich die Notwendigkeit eines heterogenen Teams von Fachleuten der Gesundheitsberufe. Das bedeutet eine Bewusstseinsänderung gegenüber Gesundheit als solcher und gegenüber dem Gesundheitswesen (Winiarski, 1997; Dufour und Lucy, 2010; Snyman et al. 2015).

6.4.3 Kompetenzbereich 3: Rollenklärung

Kompetenzregel:

Die in der Praxis tätigen Fachleute sollten sich ihrer eigenen Rolle und der Rolle anderer Berufsgruppen bewusst sein und dieses Wissen angemessen zum Erstellen und Erreichen der Patienten-, Klienten-, Familien- und Gemeindeziele nutzen.

Die ICF unterstützt den Austausch zwischen verschiedenen Disziplinen und trägt zur Zusammenarbeit bei. Ein solcher Austausch fordert von den Vertretern der verschiedenen Berufe, ihre Rolle im Team zu klären und ein wechselseitiges Verständnis für den jeweiligen theoretischen Hintergrund der verschiedenen beruflichen Sparten zu entwickeln. Sie können nicht nur von Beruf zu Beruf unterschiedlich sein, sondern sogar innerhalb der gleichen Berufsgruppe, je nachdem, wann die Ausbildung erfolgte. Ohne tiefer auf die Theorien kindlicher Entwicklung eingehen zu wollen, ist es doch wichtig, sich klar zu machen, dass verschiedene Fachleute über andersgeartete Hintergründe, Einstellungen und Zugangsweisen verfügen, die sich aus den jeweiligen Theorien der einzelnen Disziplinen speisen. Um produktiv zusammenarbeiten zu können, ist es wichtig, sich über den Hintergrund der jeweils anderen fundiert zu informieren. Folgende Fragen können sich dabei stellen:

- Auf welcher theoretischen Grundlage bewerten wir die kindliche Entwicklung?
- Was verstehen wir unter „Entwicklungsbeeinträchtigung", „Entwicklungsverzögerung", „Entwicklungsstörung" und „normaler Entwicklung"?
- Auf Grundlage welcher Theorie erwarten wir einen kausalen Zusammenhang zwischen Förderung bzw. therapeutischen Interventionen und der Entwicklung des Kindes?
- Für welche Bereiche der kindlichen Entwicklung sind wir verantwortlich?

Diese Fragen beziehen sich auf den Hintergrund und das Verhältnis der Fachleute zu ihrer eigenen Disziplin, sei es im Bereich der Natur- oder der Geisteswissenschaften. Der jeweilige professionelle Hintergrund bestimmt auch das Verständnis von Evidenz, denn wissenschaftliches Vorgehen ist nicht in allen Disziplinen gleich, so dass Wissen und Evidenz keinen absoluten Wert besitzen. Wenn wir sagen, wir „wissen", stützen wir unser Verständnis auf eine „Wahrheit", die mit Hilfe der Wissenschaft entdeckt wurde, die unsere Berufsausbildung bestimmt hat. Aber wissenschaftliche „Wahrheiten" gründen auf bestimmten Methoden und Regeln, die sich in den verschiedenen Wissenschaften unterscheiden können.

Es scheint daher sinnvoll, die strikte Trennung von professionellen Aufgaben und Rollen im Interesse einer gemeinsamen Förderung bzw. Behandlung der Entwicklungsbedürfnisse des Kindes und der Bedürfnisse der Familie aufzugeben. Dies kann durch einen regelmäßigen Austausch zwischen den verschiedenen an der Betreuung und Förderung beteiligten Fachleuten erreicht werden. Denn damit kann sichergestellt werden, dass alle zusammenarbeiten und ihre Handlungen aufeinander abgestimmt sind, um das Kind bestmöglich zu unterstützen (Thurmair und Naggl, 2000; Sohns, 2000).

Die Verwendung der ICF führt zu der Erkenntnis, dass für die Umsetzung eines personenzentrierten, integrierten bio-psycho-sozialen Ansatzes Handlungen erforderlich sind, die das Fachwissen mehrerer Professionen oder Disziplinen verlangen. Daher ist es wichtig im Lauf der Entwicklung zu einem Hochleistungsteam, die jeweiligen Rollen der Teammitglieder zu klären. Dabei müssen nicht nur die Rollen aus professioneller Sicht geklärt werden, wichtig ist auch zu erkennen, dass Rollen häufig je nach Kontext, in dem gearbeitet wird, gewechselt werden müssen. Zum Beispiel unterscheidet sich das professionelle Verhalten in der Akuthilfe von dem Verhalten zur Entwicklungsförderung in Bezug auf die zugrundeliegende „Kultur". Sie ist vom Ansatz oder der Strategie charakterisiert, die Fachleute mit ihren Maßnahmen verfolgen, und von der Rolle, die z. B. vom Patienten und vom Arzt dabei jeweils erwartet wird. (**Abb. 6-2**)

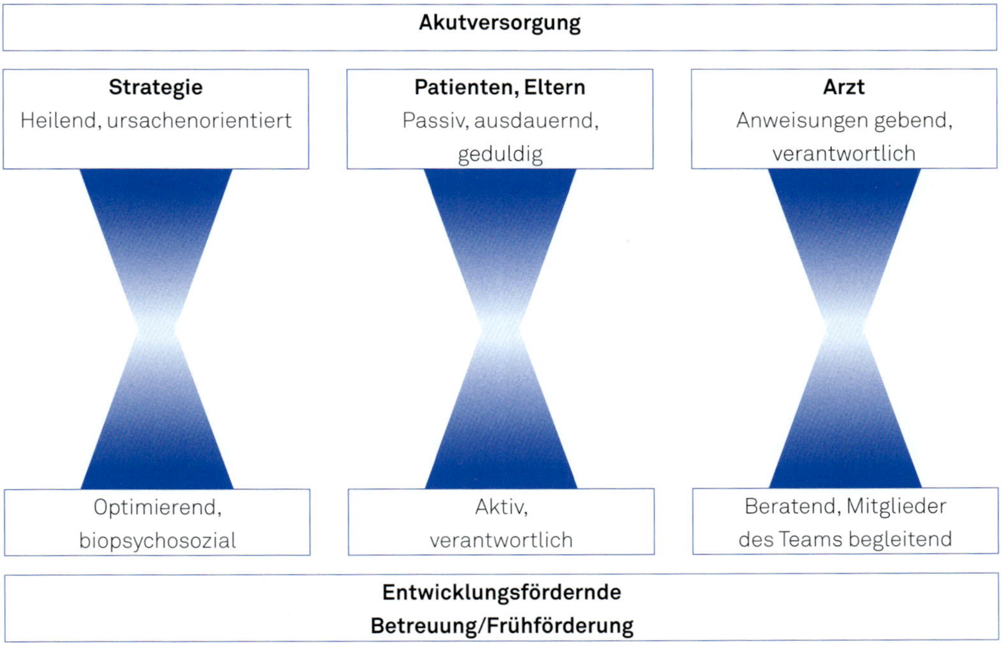

Abbildung 6-2: Kulturunterschiede“: Behandlung und Betreuung, Strategien und Rollen von Arzt und Patient

6.4.4 Kompetenzbereich 4: Teamfähigkeit

Kompetenzregel:

Die in der Praxis tätigen Fachleute müssen sich mit den Prinzipien der Teamentwicklungen- und Gruppenarbeit, ihren Abläufen und ihrer Dynamik auseinandersetzen, um eine effektive interdisziplinäre Arbeit zu ermöglichen.

Die ICF setzt die Zusammenarbeit von Menschen mit unterschiedlichen Kenntnissen, wissenschaftlichem Hintergrund und Methoden voraus, um das Wissen gemeinsam zu nutzen. Je nachdem, wie vielfältig die Hintergründe sind, ist diese Kooperation nicht immer einfach und selbstverständlich. Die Meinungen Einzelner werden vielleicht nicht immer geteilt, und es sollte kein wissenschaftliches Paradigma über einem anderen stehen. Um all diesen Herausforderungen zu entsprechen, ist interdisziplinäre Teamarbeit erforderlich.

Nach Sohns (2000) ist es „offensichtlich, dass keine Fachperson alle notwendigen fachlichen und menschlichen Kompetenzen für alle Kinder und alle Eltern in sich vereinigen kann. ... Deshalb heißt Frühförderung auch interdisziplinäre Abstimmung der Fachleute zum Wohle des Kindes und der Eltern. Frühförderung ist insofern auch ein Angebot an die anderen betreuenden Fachkräfte, sich in gemeinsamer Verantwortung und im Vertrauen auf die gegenseitigen Kompetenzen dort zu ergänzen, wo sich fachlich oder strukturell Grenzen auftun.“ (Sohns, 2000) Die Zusammenarbeit zwischen Spezialisten aus den heterogenen Bereichen der Pädagogik, Medizin, Psychologie und Therapie hat zum Ziel, frühzeitig eine Unterstützung zu etablieren, die ganzheitlich und für die Eltern durchführbar ist und zugleich auf die Bedürfnisse des Kindes und dessen Familie zugeschnitten.

6.4.5
Kompetenzbereich 5: Kollaborative Führung

Kompetenzregel:

In der Praxis tätige Fachleute sollten Führungsprinzipien verstehen und anwenden können, die ein kollaboratives Vorgehen unterstützen.

Ist die Entscheidung getroffen, die ICF in ein Angebot zu implementieren, wird in der Regel erwartet, dass sich mit der besseren interdisziplinären Zusammenarbeit auch die Qualität des Angebots verbessert. Eine solche Qualitätsverbesserung erfolgt jedoch nicht automatisch. Denn dazu müssen zunächst verschiedene Hindernisse beseitigt werden. Erstens ist die Zeit für Meetings und Fallbesprechungen in der Regel begrenzt, schließlich ist die Bezahlung von Frühförderung und anderen Leistungen der Eingliederungshilfe meist an sogenannte direkte Leistungen mit dem Kind gebunden. Die sogenannten „indirekten Maßnahmen" werden schlechter bezahlt. Darüber hinaus gibt es eine Lernkurve in der Fähigkeit zur Zusammenarbeit im Team und bei der Überbrückung disziplinärer Grenzen.

Kollaborative Führung bedeutet, kontinuierlich über die eigenen Handlungen, Verantwortlichkeiten und Rollen Rechenschaft abzulegen, so wie sie explizit aus Sicht der professionellen / disziplineigenen Praxis definiert sind. Um die interprofessionelle Zusammenarbeit zu unterstützen, bestimmen Lernende und Praktizierende gemeinsam, wer in bestimmten Situationen die Teamleitung übernimmt und das Folgende unterstützt (Canadian Interprofessional Health Collaborative, 2010):

- Zusammenarbeit mit anderen, um effektive Ergebnisse für Patienen / Klienten zu ermöglichen
- Förderung von ineinandergreifenden Arbeitsbeziehungen zwischen allen Beteiligten
- Erleichterung erfolgreicher Teamprozesse
- Erleichterung erfolgreicher Entscheidungsfindung
- Schaffung eines Klimas für eine gemeinschaftliche Führung und kollaborative Praxis
- Anwendung kollaborativer Prinzipien zur Entscheidungsfindung
- Integration der Prinzipien einer kontinuierlichen Qualitätsverbesserung der Arbeitsabläufe und Ergebnisse

Die ICF ermöglicht den Beitrag von Wissen aus verschiedenen Disziplinen frei von hierarchischen Festlegungen. Teammitglieder, die mit der ICF arbeiten, müssen völlig frei und auf Augenhöhe ihre Meinungen und Beobachtungen äußern können.

6.4.6
Kompetenzbereich 6: Interprofessionelle Konfliktlösung

Kompetenzregel:

In der Praxis Tätige engagieren sich selbst aktiv und motivieren andere dazu, inklusive Klienten / Patienten, Familie, sich positiv und konstruktiv mit auftretenden Meinungsverschiedenheiten auseinanderzusetzen.

Die häufigsten Diskussionspunkte, die während der Workshops zur interprofessionellen Zusammenarbeit aufkommen, sind Themen wie z. B.: „Darf ich mich zu den sprachlichen Fähigkeiten äußern, obwohl ich Physiotherapeut bin?" Obwohl dies ein Problem der Rollenklärung ist, verbirgt sich hier zugleich ein tiefer liegender Konflikt, der gut, aber auch schlecht sein kann. Der Ursprung solcher Probleme liegt nicht selten darin, dass berufsbezogener Selbstprotektionismus und Eifersucht die eigentlich notwendige Personenzentriertheit verdrängen. Wagt man sich tiefer vor in solchen Diskussionen, wird bei vielen Teilnehmern offenbar, dass innerhalb ihrer Teams ziemlich strenge Regeln herrschen, wer welchen Entwicklungsbereich oder welche Fähigkeiten des Kindes ansprechen darf. Es ist zu vermuten, dass sich dies großenteils mit Unsicherheit über die eigene berufliche Rolle und die Wertschätzung im Team erklären lässt. Auch mögliche negative Erfahrungen in der früheren Zusammenarbeit können hineinspielen. „Wie weit gehe ich als Fachkraft?" „Welche beruflichen Werte vertrete ich, welche Ansätze verfolge ich?" „Wie stehen diese mit denen anderer Professionen in Konflikt?" „Was unterscheidet meinen Beruf von anderen?" „Bin ich bereit, meine Handlungen und Überzeugungen im Licht neuer Informationen aus anderen Disziplinen zu hinterfragen oder zu ändern?"

Zu Beginn der Entwicklungsphase zu einem interdisziplinären Team können noch vorgefasste Meinungen und anekdotische Festlegungen über andere Professionen vorherrschen. Sie können nur überwunden werden, wenn offene, vertrauensvolle Beziehungen aufgebaut werden. Die ICF bietet eine gemeinsame Sprache, die diesen Prozess erleichtern kann, weil sie über alle Disziplinen hinweg eingesetzt wird und die eigene Fachsprache erweitert. In diesem Sinne kann die Implementierung der ICF auch als Katalysator für eine inter- und transdisziplinäre Teamentwicklung und reflektierende Konfliktlösung betrachtet werden, was wiederum zu einer auf Vertrauen basierenden Aufgabenteilung und -verlagerung führen kann. Da Teams sich im Lauf der Zeit immer wieder ändern, ist Teambildung ein fortlaufender Prozess.

Auf der Makroebene kann die ICF helfen, existierende Konflikte zwischen Leistungserbringern und Leistungsträgern zu überwinden, da sie die Sammlung von Daten zur Verbesserung der Gesundheitssysteme fördert.

„Es gibt kaum eine empfindlichere Belastung des gemeinsamen Klimas als die durch Missachtung des anderen. Umgekehrt gibt es wohl keine wichtigere Voraussetzung für interdisziplinäre Verständigung und Kooperation als die wirkliche Kompetenz im eigenen Fach." (Speck, 1995, S. 48)

6.5 Teamentwicklung

Teams sind durch externe und interne Faktoren gekennzeichnet. Externe Faktoren können ein gemeinsamer Standort sein, gemeinsame Arbeitszeiten oder Besprechungen. Interne Faktoren werden durch die Teammitglieder selbst definiert, durch ihre Persönlichkeiten und ihren beruflichen Hintergrund, ihr Wissen und ihre Fähigkeiten. Um ein interdisziplinäres Team aufzubauen, genügt es nicht, Fachkräfte aus verschiedenen Fachgebieten zu gewinnen und ihnen zu erklären, dass sie von nun an als Team arbeiten. Teams entwickeln sich erst im Lauf der Zeit, indem sie Regeln für Kommunikation und Verantwortlichkeiten aufstellen. Dieser dynamische Wachstumsprozess lässt sich in verschiedene Phasen unterteilen. Auch wenn das theoretische Konstrukte sind, trägt ihr Verständnis doch zur Analyse des Teamprozesses bei und hilft Teams, sich zu entwickeln. Die im Folgenden beschriebenen und in **Abbildung 6-3** dargestellten Phasen folgen nicht notwendig aufeinander. Manche Teams können in einer bestimmten Phase längere Zeit verbleiben. Teams unterliegen auch Veränderungen, da neue Mitglieder hinzukommen und langjährige Mitglieder ausscheiden. Solche Veränderungen können neue Phasen der Teamentwicklung einleiten (Robards, 1994).

- In der ersten Phase, auch als Phase des *gegenseitigen Kennenlernens* bezeichnet, lässt sich normalerweise die Errichtung einer hierarchischen Struktur beobachten. Es herrscht die Tendenz zu einem autokrati-

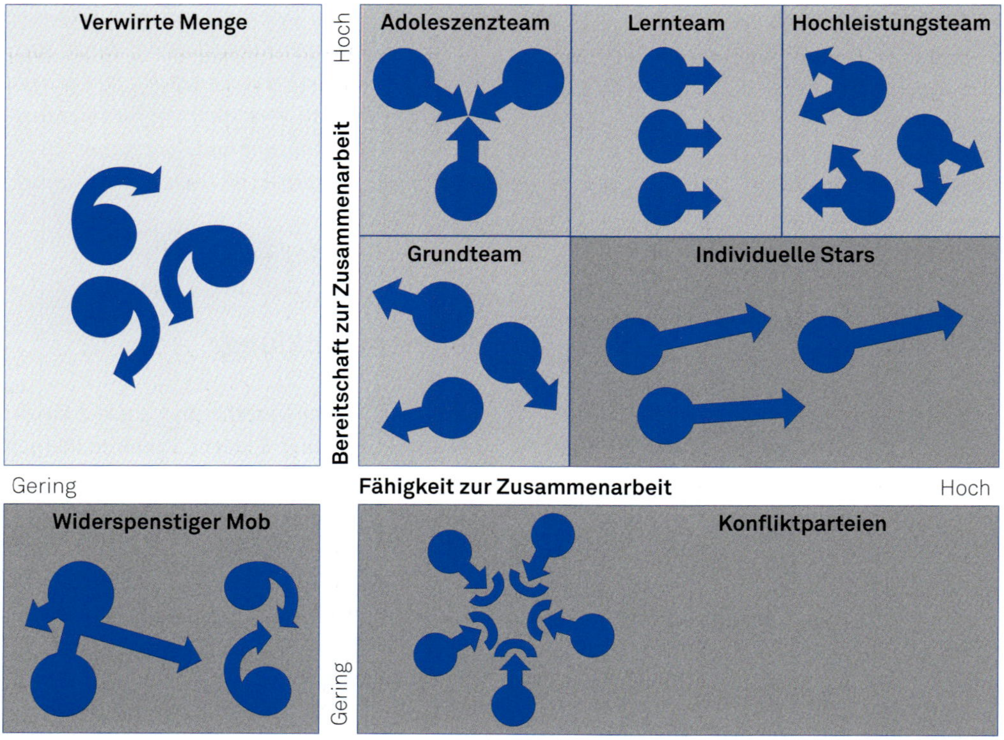

Abbildung 6-3: Die verschiedenen Phasen der Teamentwicklung lassen sich hinsichtlich Bereitschaft und Fähigkeit zur Zusammenarbeit beschreiben [aus MacMillan, P. (2001). *The performance factor.* Nashville, Tennessee: B&H Publishing Group. Nachdruck mit freundlicher Genehmigung, alle Rechte vorbehalten].

schen Führungsstil, eine freundliche Interaktion zwischen den Mitgliedern, die aber nicht zu persönlich wird. Die Gesamtproduktivität des Teams ist in der Regel niedrig. Diese Phase wird nach MacMillan (2001) häufig als *Findungsphase* bezeichnet und der Teamstatus als *Grundteam*.

- In der zweiten Phase, oft als *Streitphase* (Sturmphase) bezeichnet, bemüht sich das Team, ein gemeinsames Ziel zu erreichen. Diese Phase ist durch die Bildung von Allianzen charakterisiert, die auf gemeinsamen Interessen basieren. Hier kann es aufgrund des Fehlens klarer Rollenzuweisungen der verschiedenen Fachleute zu Konflikten kommen. Die Verwendung unterschiedlicher Fachbegriffe oder eines Fachjargons kann ebenfalls zu Missverständnissen zwischen Fachleuten mit verschiedenem beruflichen Hintergrund führen. Diese Art von Team wird auch als Nachwuchsteam (Adoleszenzteam) bezeichnet (MacMillan, 2001).
- Auf die Streitphase folgt die dritte Phase, die aufgrund der wachsenden Unsicherheit und Unentschlossenheit der Teammitglieder durch einen gewissen Grad an Passivität gekennzeichnet ist. Einerseits will man weiterhin ein gemeinsames Ziel erreichen, andererseits wächst der Wunsch, Konflikte zu vermeiden, die das weitere Vorgehen lähmen. Den Mitgliedern wird bewusst, dass die Ziele unterschiedlich interpretiert werden können und dass es Bereiche geben kann, in denen man nicht übereinstimmt

oder unterschiedliche Wertvorstellungen bestehen. Die Normierungsphase (Übereinkommensphase) führt zur Notwendigkeit gemeinsame Normen und Regeln zu schaffen, die zur vierten Phase führen.
- Die vierte Phase wird häufig als Krisenphase bezeichnet. Sie ist dadurch gekennzeichnet, dass die Mitglieder ihre Bedenken und Meinungsverschiedenheiten offener und emotionaler äußern. Letztendlich kann diese Krise das Team in die Lage versetzen, sich über die grundlegenden Prinzipien und Wert zu einigen.
- Die fünfte Phase, die Beschlussphase erfordert eine offene Kommunikation, eine gemeinsame Führung und Transparenz über die getroffenen Entscheidungen.
- Wenn die Elemente der Beschlussphase vorliegen, tritt das Team in die sechste und letzte Phase, die Leistungsphase (Arbeitsphase). (Die Phasen drei, vier und fünf können auch als Teil der Normierungsphase betrachtet werden.) In der Leistungsphase erhalten die Bedürfnisse und Werte des Patienten / Klienten höchste Priorität. Das vordringliche Kommunikationsziel zwischen den Teammitgliedern ist es, diesen Bedürfnissen gerecht zu werden. Teams in der Normierungsphase bezeichnet MacMillan als Lernteams, solche die „Leistung erbringen" als Hochleistungsteams (MacMillan, 2001).

Man kann sich gut vorstellen, wie es ist, Mitglied eines effektiven Hochleistungsteams zu sein, aber auch wie es ist, Mitglied eines Teams zu sein, das *nicht* effektiv ist. Für die bestmögliche Förderung und Behandlung des Patienten / Klienten müssen wir versuchen sicherzustellen, dass wir gut arbeitende Teams haben, und wenn das nicht der Fall ist, dass diesen Teams geholfen wird, effektiver zu werden. Im Anhang finden die Leser weitere Problembeschreibungen, die verschiedene Arten von Teams einholen können, außerdem Hinweise darauf, wie die Fähigkeiten und die Bereitschaft zur Teamarbeit dazu beitragen, ob Teams zu Hochleistungsteams werden oder dysfunktional arbeiten (siehe Anhang, Kap. 11.1 und Tab. 11-2 in Kap. 11.2).

6.6 Fachleute der Gesundheitsberufe als „Umweltfaktoren"

Bittet eine Person um Hilfe, erweitert sie damit ihre „Umwelt" um die Fachleute, mit denen sie zusammenarbeitet. Wie allgemein bekannt und anerkannt hat die Umwelt einen bedeutenden Einfluss auf das Leben eines Menschen. In diesem Fall ist ein positiver Einfluss erforderlich und erwünscht.

Von den Fachleuten wird erwartet, dass sie die Person, mit der sie arbeiten, bei der Problemlösung unterstützen. Das bedeutet, dass die Fachkräfte ein klares Verständnis für die Probleme der Person als Ausgangspunkt für einen gemeinsamen Lösungsansatz haben müssen. Es ist die Aufgabe der Fachleute, die richtigen Fragen zu stellen, aufmerksam zuzuhören und zu interpretieren und Informationen auszutauschen. Das hilft dabei, mehr darüber zu erfahren, was die Person selbst als Problem definiert, und sie in die Lage zu versetzen, über mögliche Ziele zu sprechen. Indem die Fachkraft Informationen zur Verfügung stellt und mit der betroffenen Person darüber spricht, was diese als problematisch empfindet, kann sie herausfinden, welche Ziele die Person verfolgt.

Die gemeinsame Zielsetzung vor einer Behandlung ist im Gesundheitswesen kein herkömmlicher Ansatz, weswegen Patienten dabei unterstützt werden müssen, ihre Ziele zu formulieren. Für Patienten ist es eher ungewöhnlich, sich an Fachleute aus dem Gesundheitsbereich zu wenden und ihnen ihre Ziele zu beschreiben.

Es sollte entsprechend des personenzentrierten Ansatzes der ICF zukünftig in allen Sozial- und Gesundheitsberufen gängige Praxis werden, danach zu fragen, wie man Patienten / Klienten darin unterstützen kann, die persönlichen Ziele zu formulieren.

Insofern kann es hilfreich sein, das Vorgehen zur gemeinsamen Zielfindung genauer zu betrachten. Obwohl es linear erscheinen mag, ist es in Wirklichkeit aber eher transaktional zu betrachten. Es verändert sich also im Lauf der Zeit und mit den sich entwickelnden Problemen. Die Elemente Zeit und Veränderung / Entwicklung sind aus diesem Grund also wesentliche Faktoren, da Ziele formuliert und wieder überarbeitet werden.

Selbst wenn die Betrachtung des Prozesses sehr kleinschrittig erscheinen mag, verdient jeder Schritt besondere Aufmerksamkeit. Diese kleinen Schritte werden oft unbewusst unternommen und erscheinen nicht klar getrennt. Deshalb vollziehen wir im Folgenden diese präzise Trennung, um sie explizit zu machen und die Möglichkeiten und Herausforderungen, die damit verknüpft sind, hervorzuheben.

6.6.1 Informationsaustausch

Fachleute sollten in der Lage sein, auf Augenhöhe über die Perspektiven und Möglichkeiten der Funktionsfähigkeit der Person, die ihre Hilfe in Anspruch nimmt, zu sprechen. Sie sollten ihre Patienten / Klienten darin unterstützen, ihr Problem und ihre Ziele genauer zu beschreiben. Patienten /Klienten müssen lernen und befähigt werden, mit den Fachleuten auf Augenhöhe zu sprechen und ihre Probleme und Ziele zu benennen.

6.6.2 Auftragsklärung

Im zweiten Schritt werden die Betroffenen nach ihren eigenen Zielen befragt: Welche Hoffnungen und Erwartungen haben sie? Es besteht ein Unterschied zwischen dem impliziten Wissen (und den Vermutungen) der Person über ihr Problem und über die Möglichkeiten der Problemlösung. Deshalb ist es von zentraler Bedeutung, die gefühlten Probleme explizit zu machen, vor allem aber auch die persönlichen Ziele, die der Mensch mit Hilfe der Fachleute erreichen möchte. Ohne diesen expliziten Klärungsprozess verfehlen die Fachleute allzu leicht die Ziele der betroffenen Person, insbesondere im Bereich Aktivitäten und Teilhabe, und sie konzentrieren sich nur auf ihre traditionelle Rolle, nämlich die Behebung der Probleme im Bereich der Körperfunktionen und -strukturen. Die folgenden Fragen an die Patienten könnten bei der gemeinsamen Zielfindung behilflich sein:

- Was würden Sie / würdest Du als Ihr / Dein größtes Problem bezeichnen?
- Wie macht sich dieses Problem im Alltag bemerkbar?
- Was soll sich mit Hilfe meiner Profession und mit meiner Hilfe als Spezialist ändern?
- Wenn Ihr / Dein Problem gelöst wäre, was wäre dann anders und für wen?
- Was in Ihrem / Deinem Leben soll so bleiben, wie es jetzt ist?

Diese Fragen können Fachleuten helfen, sowohl ihre eigene Rolle zu klären als auch zu entscheiden, ob sie den Zielen der betroffenen Person zustimmen. Sie sollten ausdrücklich detaillierte Informationen über die Aktivitäten und Teilhabemöglichkeiten der Person erfragen. Ein Beispiel aus der Arbeit mit Kindern mit Beeinträchtigungen soll zeigen, wie Gespräche und Verhandlungen dabei helfen, die in der Praxis weit verbreitete konzeptuelle und technische Lücke zu überbrücken. Eltern von einem Kind mit deutlichen funktionellen Mobilitäts- oder Kommunikationseinschränkungen haben das Ziel, dass ihr Kind laufen und sprechen lernt – Ziele, die vielleicht in weiter Ferne liegen oder womöglich im wörtlichen Sinne von „Laufen“ oder „Sprechen“ gar nicht erreichbar sind. Indem wir diese Ziele anders formulieren als „Verbesserung der Mobilität“ („Wir möchten, dass er selbständig etwas erkunden kann.“) und „Verbesserung der Kommunikation" („Wir möchten wissen, was er denkt.") können wir vielleicht an einem Strang ziehen, was die Aktivität (Funktion) betrifft und den Eltern helfen, das Potential ihres Kindes zum Erreichen dieser Ziele zu erkennen, auch wenn die Dinge dann völlig anders ausgeführt werden als „normal" (Rosenbaum und Gorter, 2012).

Ein solcher personenzentrierter Ansatz führt nicht zum Verlust der fachbezogenen Perspektive. Vielmehr entwickeln Patienten / Klienten mithilfe dieses Ansatzes mehr Vertrauen in die Fachleute. Einfühlsame Fachkräfte sehen die Person als Individuum und schätzen sie wert, und sie können die Auswirkungen von Interventionen auf diese Person und auf die individuellen Lebensbereiche, ebenso wie auf ihren Körper mitbedenken. Die Ziele, die die Gesundheit einer Person und ihren Funktionsstatus betreffen, müssen von den Fachleuten überprüft werden, um zum einen ihre Umsetzbarkeit zu bewerten und zum anderen mit der Erstellung eines Behandlungsplans die nächsten Schritte und notwendigen Maßnahmen festzulegen.

6.6.3 Suche nach geeigneten Teammitgliedern zur Erreichung der Ziele

Die Aufgabenklärung und Festlegung der nächsten Schritte und Maßnahmen klärt, wer noch zum Team gehören sollte. Welche Berufsgruppen, welche Kenntnisse werden benötigt? Wer kann die für die Zielerreichung relevanten Informationen liefern oder einholen? Wie werden diese Fachleute Teil des Teams? Im Beispiel eines Kindes mit Mobilitäts- und Kommunikationseinschränkungen ist ersichtlich, dass Fachleute mit technischer Erfahrung für die Anpassung, Bereitstellung und Schulung im Gebrauch geeigneter Hilfsmittel, wie elektronische Mobilitäts- und Kommunikationshilfen, Teil des Teams sein sollten. So können die Leistungsfähigkeiten von Kindern mit Beeinträchtigungen gefördert werden, damit sie Dinge auf eine Weise tun können, die zwar vom Üblichen abweicht, aber die „altersentsprechenden" Leistungen ermöglicht.

6.6.4 Situationserfassung, Zusammenführen der Fachkenntnisse

Fachleute der Sozial- und Gesundheitsberufe verfügen über verschiedene Möglichkeiten, mehr über die Funktionsfähigkeit einer Person zu erfahren, die sich je nach Profession unterscheiden können. Sich auf die Funktionsfähigkeit zu konzentrieren bedeutet, Informationen zu allen Aspekten des Lebens einer Person zu sammeln, wie sie in der ICF beschrieben sind. Das Leben eines Menschen ist komplex und Probleme können in vielen Lebensbereichen sein. Für die Situationserfassung ist es deshalb wichtig, der Person die Möglichkeit zu geben, diese Aspekte mit den Fachleuten zu besprechen. Informationen sammeln bedeutet deshalb auch für die Fachleute, zu versuchen, der Komplexität und dem Reichtum des Lebens eines Menschen gerecht zu werden. Dazu gehört, ihre Vorlieben und ihre Fähigkeiten zu kennen, aber auch ihre aktuelle Leistungsfähigkeit in speziellen Bereichen (die sich von ihren Fähigkeiten durchaus unterscheiden kann). Kreative und individuelle Hilfe kann geleistet werden, wenn es gelingt, in einem gemeinsamen Gespräch Wechselwirkungen zwischen der Person, ihren Fähigkeiten und ihrer Umwelt herauszufinden, die für diese Kluft zwischen Fähigkeit und Leistung verantwortlich sind. Das Erfassen der Situation basiert auf dem Wissenstransfer zwischen der Person, den Fachleuten und den Angehörigen. Dies kann dazu führen, dass alle mit zu vielen Informationen überhäuft werden. Deshalb ist es so wichtig, die Prioritäten der Person zu kennen und somit die Situation entsprechend des Auftrags zu erfassen. Hier muss der Rückbezug zur Auftragsklärung erfolgen (siehe 6.6.2).

6.6.5 Gemeinsame Interpretation der Erkenntnisse und Suche nach Lösungen

Das vom Patienten / Klienten und seinen Angehörigen gewonnene Wissen muss vom Team interpretiert werden: „Nachdem wir die Person X jetzt kennen, was bedeutet das für unser Handeln?" Die Fachleute müssen bereit sein, sowohl Verantwortung für bestimmte Ziele zu übernehmen als auch zurückzutreten und ihren Kolleginnen und Kollegen zu vertrauen, wenn diese über die erforderlichen Kompetenzen verfügen. Das ist der Kern von Teamarbeit. Fachleute müssen zuhören und miteinander sprechen, die Informationen diskutieren und gemeinsame Schlüsse über die Vorgehensweise daraus ableiten. Fachleute und Patienten / Klienten müssen in der Lage sein, gleichberechtigt auch über strittige Themen zu debattieren, um sich auf gemeinsame Ziele und die Wahl der Methoden zu einigen.

6.6.6 Koordiniertes Handeln

Koordiniertes Handeln bedeutet, dass jeder die verfolgten Ziele und die Methoden, mit deren Hilfe sie erreicht werden sollen, kennt. Jedes Teammitglied - einschließlich des Patienten / Klienten und seiner Familie - weiß von den Handlungen der anderen.

6.7 Weitere Betrachtungen: Geheime Ziele

Die ethischen Richtlinien für den Einsatz der ICF legen fest, dass die Person „... deren Funktionsfähigkeit eingestuft wird, (oder deren Vertreter) die Möglichkeit haben sollte, sich zu beteiligen und insbesondere die Angemessenheit der verwendeten Kategorie und der vergebenen Bewertung in Frage zu stellen oder zu bestätigen." (http://www.who.int/classifications/drafticfpracticalmanual.pdf, Seite 10). Darüber hinaus sollte die Information „... im größtmöglichen Umfang unter Mitarbeit der Person zur Erweiterung ihrer Wahlmöglichkeiten und einer verbesserten Kontrolle über ihr Leben" (ebd.) eingesetzt werden.

Fachleute der Sozial- und Gesundheitsberufe sollen ehrlich und gleichberechtigt mit ihren Patienten / Klienten sprechen, ihnen aufmerksam zuhören und auf Augenhöhe mit ihnen zusammenarbeiten. Allerdings sind in der Praxis die dem Patienten / Klienten explizit mitgeteilten Ziele oft nicht die einzigen. Es kann auch geheime Ziele geben, die sich u.a. auch durch die Unterstützung des Patienten / Klienten während des Bewältigungsprozesses entwickeln können. Folgendes Denken ist dafür ein Beispiel: „Die Person muss lernen, dass dies nicht möglich ist." Aber auch die Bewertung von Lebensumständen und / oder mögliche Veränderungen des Lebensstils oder der Umwelt einer Person können eine Rolle spielen (z.B. „Für X wäre es besser, sie bekäme mehr Unterstützung vom Vater" oder „Es ist bei X zu Hause zu unordentlich; sie schauen dort zu viel fern.") Das Problem geheimer Ziele (manchmal auch unbewusster Vorurteile) muss genauer betrachtet werden: „Welche Auswirkungen haben diese geheimen Ziele auf mein professionelles Verhalten?" „Was hindert mich daran, meine Ziele offen anzusprechen?" „Kann die ICF Fachleuten und Patienten helfen, ihre Ziele zu identifizieren und transparenter zu machen, oder ist es sogar sinnvoll, manche Ziele geheim zu halten, um den Bewältigungsprozess des Patienten / Klienten / der Angehörigen zu unterstützen?"

Die Praxis ist unendlich vielfältig, weil die Menschen, mit denen wir als Fachleute arbeiten - die Menschen, die unseren Rat und unsere Hilfe suchen - unendlich vielfältig sind und sich in ebenso vielfältigen Lebenssituationen befinden. Es ist deshalb unerlässlich, alle fachlichen Bemühungen zu personalisieren und nicht dieses oder jenes Denken auf „Menschen mit Zerebralparese“ oder auf „Familien mit Kindern mit Autismusspektrumsstörung“ zu übertragen. Begriffe wie *Gesundheit* und *Funktionsfähigkeit* sind prinzipiell individuelle Konstrukte. Sie beziehen sich auf personbezogene, soziale und kulturelle Normen und Werte (Cassel, 1982). Wenn wir über Ziele sprechen, denken wir zugleich über Normen und Werte nach. Und diese können sich bei den vielen an der Patienten- / Klientenbetreuung beteiligten Menschen ähneln oder stark unterscheiden. Aus diesem Grund ist das Nachdenken über geheime Ziele auch eine Frage der sozialen und kulturellen Normen und Werte, die die Funktionsfähigkeit einer Person betreffen.

Literatur

Bronfenbrenner, U. & Ceci, S. (1994). Nature-nuture reconceptualized in developmental perspective: A bioecological model. *Psychological Review, 101* (4), 568-586.

Canadian Interprofessional Health Collaborative. (2010). *A National Interprofessional Competency Framework*. Vancouver: Canadian Interprofessional Health Collaborative, University of British Columbia.

Cassel, E. (1982). The nature of suffering and the goals of medicine. *New England Journal of Medicine, 306* (11), 641–645.

Dufour, A.D.P. & Lucy, S.D. (2010). Situating primary health care within the International Classification of Functioning, Disability and Health: Enabling the Canadian Family Health Team Initiative. *Journal of Interprofessional Care, 24* (November), 666–677.

Hackman, J.R. (Hg.) (1990). Groups that work (and those that don't). Creating Conditions for effective teamwork. San Francisco: Jossey-Bass.

Hollenweger, J. (2010). MHADIE's matrix to analyse the functioning of education systems. *Disability and Rehabilitation, 32* (S1), S116–S124.

Hugo, J. & Couper, I. (2006). Teaching consultation skills using juggling as a metaphor. *SA Family Practice, 48* (5), 5–7.

Journal of Interprofessional Care. (2017). *Instructions for authors. Journal of Interprofessional Care.* Retrieved January 28, 2019, available from: http://www.tandfonline.com/action/authorSubmission?show=instructions&journalCode=ijic20

MacMillan, P. (2001). *The performance factor.* Nashville, Tennessee: B&H Publishing Group.

Robards, M.F. (1994). The multidisciplinary team. In M.F. Robards (ed.), *Running a Team for Disabled Children & their Families* (p. 113). London: Mac Keith Press.

Rosenbaum, P. & Gorter, J.W. (2012). The 'F-words' in childhood disability: I swear this is how we should think! *Child Care Health Dev, 38* (4), 457–463.

Snyman, S., Von Pressentin, K.B. & Clarke, M. (2015). International Classification of Functioning, Disability and Health: catalyst for interprofessional education and collaborative practice. *Journal of Interprofessional Care, 29* (4), 313–319.

Snyman, S., van Zyl, M., Müller, J. & Geldenhuys, M. (2016). International classification of functioning, disability and health: Catalyst for interprofessional education and collaborative practice. In D. Forman, M. Jones & J. Thistlethwaite (eds.), *Leading Research and Evaluation in Interprofessional Education and Collaborative Practice* (pp. 285–328). London: Palgrave Macmillan.

Sohns, A. (2000). Rechtliche Grundlagen der Frühförderung. *Frühförderung Interdisziplinär, 2*, 63–79.

Speck, O. (1996). [Early intervention of children with developmental issues under ecological and integrative aspects]. In F. Peterander & O. Speck (Hrsg.), *Frühförderung in Europa*. München: Reinhardt Verlag.

Thurmair, M. & Naggl, M. (2000). *Praxis der Frühförderung.* München: Reinhardt Verlag.

Winiarski, M.G. (1997). Understanding HIV/AIDS using the biopsychosocial/spiritual model. In M.G. Winiarski (ed.). *HIV Mental Health for the 21st Century* (pp. 3–22). New York: New York University Press.

WHO. (2007). *International Classification of Functioning, Disability, and Health: Children & Youth version.* Geneva: World Health Organization.

7 Die ICF: Inhalte und Handreichungen für die Ausbildung von Fachleuten in Gesundheitsberufen

Olaf Kraus de Camargo und Stefanus Snyman

7.1 Hintergrund

Die 1960er- und 1970er-Jahre markierten ein Umdenken im Gesundheits- und Sozialwesen. Florence Hollis prägte auf dem Gebiet der Sozialarbeit den Begriff „person-in-situation" (Cornell, 2006), und in der Entwicklungspsychologie ist Bronfenbrenner für sein ökologisches Modell der menschlichen Entwicklung bekannt geworden, das ebenfalls in den 1970er Jahren zum ersten Mal vorgestellt wurde (Bronfenbrenner und Morris, 2007). In der Medizin stellte George Engel die Notwendigkeit eines „neuen Modells in der Medizin" fest und führte den Begriff „bio-psycho-soziales Modell" ein (Engel, 1977), der schließlich die Entwicklung der ICF prägte. Der Zeitgeist der 1970er-Jahre beeinflusste die Diskussion darüber, wie Fachleute im Gesundheitsbereich ausgebildet werden sollten, und es wurden Stimmen lauter, die Veränderungen forderten. Williams (1974) schrieb: „Die medizinischen Fakultäten haben es nicht geschafft, Studenten und Ärzten einen ganzheitlichen Ansatz von Medizin zu vermitteln, der besagt, dass Soziologie und Psychologie dieselbe Bedeutung haben wie Physiologie, Biochemie und Anatomie und dass die sozialmedizinische Versorgung und Prävention nicht weniger wichtig ist als die klinische Medizin." Diese Unzufriedenheit führte mit der Einführung des problembasierten Lernens (PBL) zunächst an der McMaster University zu innovativen Wegen in der medizinischen Lehre. In einem Artikel aus dem Jahr 1975, in dem das Programm vorgestellt wird, beschreiben Sweeney und Mitchell die Ziele des PBL: „Von einem Doktoranden der Medizinischen Fakultät wird erwartet, dass er Gesundheitsprobleme identifizieren, definieren und lösen kann, indem er die zugrundeliegenden biologischen, sozialen und verhaltensbezogenen Mechanismen untersucht." Und sie fahren fort: „Durch Anwendung dieser Technik sollen den Studenten vor allem die komplexen und anspruchsvollen Probleme des Menschen als Individuum in der Gesellschaft bewusst gemacht werden, bevor sie von den intellektuell spannenden Problemen der Struktur und Funktion der menschlichen Organe in Beschlag genommen werden." (Sweeney und Mitchell, 1975)

Trotz dieser frühen Anzeichen eines Veränderungsbedarfs kämpfen auch heutige Medizindozenten und Gesundheitspädagogen noch darum, Fachkräfte auszubilden und zu formen, die auf die Bedürfnisse der Menschen ausgerichtet sind. Die Aussagen anlässlich der Veranstaltung „Reimagining Health Care Education" der Stanford Medicine X-Konferenz bestätigen das. „... das Gesundheitswesen ist sehr komplex geworden. Das Wissen ist hochspezialisiert. Zusammenarbeit ist kein Nice-to-have, sondern ein Must-have. Deshalb bewegen wir uns in Richtung Teamarbeit."

„Interprofessionelle, interdisziplinäre, teambasierte Zusammenarbeit ist unerlässlich, damit unser Gesundheitssystem auch in Zukunft funktioniert. Das können wir jedoch nicht erreichen, wenn wir nicht gemeinsam und voneinander lernen und lehren."

„Letztendlich verändern wir das Modell, weil es eine ganze Generation neuer Arbeitsmittel gibt – digitale Gesundheit, Input-Daten, die den Endnutzer in die Lage versetzen, die Kontrolle zu übernehmen und stärker zusammenzuarbeiten. Wir realisieren, dass die Gesundheitskosten so außer Kontrolle geraten sind, dass das alte Modell der paternalistischen hierarchischen Medizin nicht mehr tragfähig ist. Es funktioniert nicht. Wir müssen ein Modell des Engagements schaffen, an dem die Menschen aktiv teilhaben und sich engagieren möchten, damit die individuelle Inanspruchnahme von Leistungen und persönliche Verantwortung ermöglicht werden." (James, 2017)

Die Aussagen aus den 70er-Jahren – und das heutige Echo auf diese Ideen – unterstreichen die Bedeutung der Kommunikation zwischen Fachleuten und Patienten. Sie zeigen, wie wichtig es ist, den Einfluss kontextueller Faktoren für die Gesundheit anzuerkennen, und wie wichtig es v. a. ist, dass Patienten und Fachleute der Gesundheitsberufe in der gleichen Sprache mit-, für- und voneinander lernen.

Diese Entwicklungen deuten Frenk et al. (2010) als die drei Generationen von Reformen der medizinischen Ausbildung. Zwei davon haben wir bereits durchlaufen. Die erste erfolgte zu Beginn des 20. Jahrhunderts mit der Einführung eines naturwissenschaftlichen Lehrplans. Mitte des 20. Jahrhunderts folgte die zweite Reform. Sie zeichnete sich durch die Einführung des problembasierten Lernens aus. Die nächste und dritte Reform wird sich nicht nur mit der Ausbildung von Fachleuten für eine bessere Zusammenarbeit beschäftigen müssen, sondern auch mit der Verbesserung der Leistungsfähigkeit des gesamten Gesundheitssystems (Frenk et al., 2010).

7.2 Berufsausbildung im Gesundheitswesen und die Rolle der ICF

Es besteht weltweit Konsens darüber, dass die Vision in der Ausbildung im Gesundheitswesen (HPE – Health Professional Education) darin besteht, auf dem Gebiet der Gesundheit Gerechtigkeit zu erreichen (WHO, 2014; WHO, 2010; Frenk et al., 2010; Global Consensus for Social Accountability of Medical Schools, 2010). Frenk et al. (2010) gehen davon aus, dass enorme Fortschritte in gesundheitlicher Chancengleichheit (Health equity) erzielt werden können, wenn (im Gegensatz zum derzeitigen primär biomedizinischen Ansatz) ein person- und patientenzentrierter Ansatz in der Ausbildung vermittelt würde. Dazu müssten die Studierenden sozialräumlich ausgebildet werden (also populationsbezogene Erfahrungen machen) statt der bisherigen starken Betonung von Erfahrungen in hochspezialisierten tertiären Institutionen.

Abbildung 7-1 (entnommen aus Frenk et al., 2010) zeigt, dass sich die Reformen in der Lehre (Ausbildung), die notwendig sind, um gesundheitliche Chancengleichheit zu erreichen, auf transformatives Lernen konzentrieren sollten, indem Studierende und Fachleute als Akteure des Wandels die Kompetenzen erwerben, die sie benötigen, um sozialräumlich tätig zu werden und personen- sowie lebensweltorientiert handeln zu können.

Die Transformation der Ausbildung im Gesundheitsbereich, die auf Person-Zentriertheit umgestellt wird, erfordert Kompetenzen im Bereich bio-psycho-sozial-spiritueller Gesundheitsansätze. Dazu gehört die Fähigkeit, komplexe Wechselbeziehungen von (1) Veränderungen der Körperfunktionen und -strukturen, (2) Funktionsfähigkeit und Erfüllung der Rollen im Leben im Kontext von (3) Barrieren und Förderfaktoren in der Umwelt, die die Gesundheit beeinflussen (inklusive sozialer Gesundheitsfaktoren) und (4) personbezogene

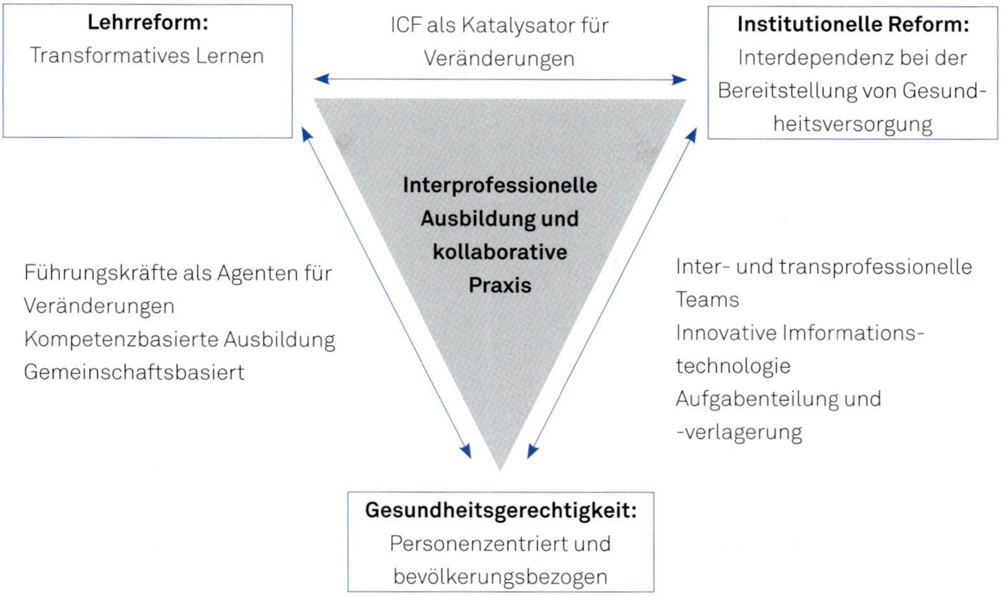
Lehrreform:
Transformatives Lernen
ICF als Katalysator für Veränderungen
Institutionelle Reform:
Interdependenz bei der Bereitstellung von Gesundheitsversorgung
Interprofessionelle Ausbildung und kollaborative Praxis
Führungskräfte als Agenten für Veränderungen
Kompetenzbasierte Ausbildung
Gemeinschaftsbasiert
Inter- und transprofessionelle Teams
Innovative Imformationstechnologie
Aufgabenteilung und -verlagerung
Gesundheitsgerechtigkeit:
Personenzentriert und bevölkerungsbezogen

Abbildung 7-1: Die ICF kann eine entscheidende Rolle als Katalysator für Reformen in der Lehre und im institutionellen Bereich spielen, die in der Berufsausbildung im Gesundheitswesen erforderlich sind, um gesundheitliche Gerechtigkeit zu erreichen [modif. nach Frenk et al., 2010].

Faktoren, die die Gesundheit beeinflussen, integrieren zu können. Dieser veränderte Ansatz ermöglicht eine ganzheitliche Behandlung, das Prinzip der geteilten Entscheidungsfindung (Shared decision making) und die Erfassung von personenberichteten Ergebnissen von Behandlungsmethoden (patient-reported outcomes, person-driven data), die eine individualisierte Betreuung ermöglichen (Snyman, Anttila und Kraus de Camargo, 2015).

Diejenigen, die die ICF in der Praxis einsetzen, werden sicherlich mit Snyman, von Pressentin und Clarke (2015) übereinstimmen, dass die Einführung der ICF in der Ausbildung von Gesundheitsberufen das Potential besitzt, die von Frenk beschriebene dritte Reform zu unterstützen. Das Rahmenkonzept der ICF steuert den notwendigen bio-psycho-sozial-spirituellen Ansatz bei und erlaubt es uns, die sozialen Dimensionen und die personbezogenen Perspektiven von Menschen mit Gesundheitseinschränkungen effektiver zu erfassen. Die ICF stellt eine gemeinsame Sprache für alle Fachleute und Patienten / Betreuungspersonen bereit und kann schließlich dafür genutzt werden, Daten über die funktionale Gesundheit von Menschen zu sammeln. Mit diesen Mitteln kann die ICF den nötigen institutionellen Transformations- und Reformprozess unterstützen und letztlich zu größerer gesundheitlicher Chancengleichheit beitragen, denn sie bietet den Menschen eine auf ihre individuellen Bedürfnisse zugeschnittene Versorgung (Snyman, Anttila und Kraus de Camargo, 2015).

7.3 Beispiele für die ICF-Ausbildung

Stephenson und Richardson schlagen in einem konzeptionellen Beitrag die ICF als gemeinsames Rahmenkonzept für die Ausbildung im Gesundheitsbereich vor. Sie würde den nötigen Paradigmenwechsel für die Gesundheitsversorgung im 21. Jahrhundert erleichtern (Stephenson und Richardson, 2008). In einem Übersichtsartikel werteten Bornbaum et al. die Literatur aus einem Zeitraum von 10 Jahren aus und fanden 18 Publikationen zu diesem Thema (Bornbaum et al., 2014). Sie schreiben:

„Es ist in der Tat wahrscheinlich, dass in der ICF gut ausgebildete Fachleute im Gesundheitsbereich am besten in der Lage sind, die Werte der ICF in Sachen Funktionsfähigkeit und Behinderung voranzubringen, weil sie die breite Öffentlichkeit ansprechen und den angestrebten Kulturwandel erleichtern können."

Ein Weg, wie dieser Wandel stattfinden könnte, ist ein Top-Down-Ansatz verschiedener Berufsverbände, die den Einsatz der ICF in der Ausbildung ihrer Fachkräfte befürworten. Dies ist bereits durch die *American Speech-Language-Hearing Association*, die *American Physical Therapy Association*, das *Canadian Institute for Health Information* und das *Institute of Medicine in North America* geschehen (Bornbaum et al., 2014) erfolgt. Zu den Beispielen aus Europa gehören die *International Bobath Association* (IBITA 2016), die *Deutsche Gesellschaft für Sozialpädiatrie und Jugendmedizin* (DGSPJ) (DGSPJ 2002, 2014) und die Vereinigung für Interdisziplinäre Frühförderung – Bundesvereinigung e.V. (VIFF) (Simon & Seidel 2016). In Lateinamerika unterstützt der *Conselho Federal de Fisioterapie e Terapia Ocupacional* (COFFITO) die ICF und hat 2016 einen kostenlosen Onlinekurs für seine Mitglieder gestartet (COFFITO, 2016). All diese Unterstützung steht im Einklang mit den Empfehlungen der WHO, die ICF „... bei der Gestaltung der Lehrpläne, zur Sensibilisierung und Durchführung sozialer Maßnahmen" einzusetzen.

Auch wenn diese Unterstützung positiv ist, führt sie nicht unbedingt zu konkreten Schritten bei der Umsetzung. Daher ist es von Interesse, Beispiele, wo dies geschehen ist, zu untersuchen und aus den Erfahrungen, wie im Folgenden beschrieben, zu lernen.

7.3.1 Deutschland

Einer der ersten offiziellen Berichte über die Aufnahme der ICF in den Lehrplan zur Berufsausbildung im Gesundheitswesen stammt von der *Deutschen Gesellschaft für Rehabilitationswissenschaft* und der *Deutschen Gesellschaft für Physikalische Medizin und Rehabilitation* aus dem Jahr 2004. Vorgeschlagen wurde ein neues interprofessionelles Seminar, das in die Revision der Approbationsordnung für Ärzte aufgenommen werden sollte, mit dem Titel „Rehabilitation, Physikalische Medizin und Naturheilverfahren". Die ICF war ein wesentlicher Bestandteil dieses Seminars (Mau et al., 2014). Ihre Argumentation für die Einbindung der ICF lautete: „Von Bedeutung für die ärztliche Ausbildung sind grundsätzlich auch emotionale Lernziele, um Veränderungen von Werten und Prioriäten im Lebenslauf und durch Lebensereignisse zu verstehen. Es ist wichtig, dass die Studierenden der Medizin in einer positiv-begleitenden und vor allem positiv-aktivierenden Haltung gegenüber Menschen mit Behinderungen geprägt werden, die über eine vorwiegend akutmedizinische und kurative Orientierung deutlich hinausgeht. ... Zudem soll die Bereitschaft zur Zusammenarbeit mit anderen Ärzten und mit Angehörigen anderer Berufe des Gesundheitswesens gefördert werden." (Mau et al., 2014, S. 338f.) Die Medizinische Hochschule Hannover hat diese Ideen später übernommen und die ICF-Konzepte in die Lehre übernommen. Es wurde bekannt als „Hannover-Modell" (Gutenbrunner et al., 2010). Eine wesentliche Einschränkung dieser frühen Modelle der Lehre der ICF ist, dass sie sich oft nur an eine einzige Gruppe von Gesundheitspersonal (nämlich Ärzte) richtete (die ICF aber so konzipiert ist, dass sie über Berufe und Disziplinen hinweg eingesetzt werden sollte). Und selbst im Rahmen der medizinischen Ausbildung erfolgt die Ausbildung nur im Fachbereich Rehabilitation. Werden die anderen Berufe und Fachdisziplinen jedoch nicht in der ICF ausgebildet, wird es schwierig, sie in eine interprofessionelle klinische Praxis zu überführen. Zudem entsteht der(falsche) Eindruck, dass die ICF eher ein Nischenthema in der Rehabilitationsmedizin ist und nicht für eine universelle Anwendbarkeit gedacht.

Ein weiteres Beispiel in Deutschland ist der Lehrplan für den Studiengang „Frühförderung und Frühe Hilfen“ (B. A.) an manchen Hochschulen (z. B. die Fachhochschule Nordhausen und die MSH Medical School Hamburg). Die Lehrpläne wurden in Workshops zur beruflichen Weiterbildung (mit mehr als 500 Teilnehmern im Lauf der Jahre) entwickelt. Sie sind praxisorientiert und richten sich an interprofessionelle Teams, die sowohl in Frühförderstellen als auch in Sozialpädiatrischen Zentren arbeiten. Der Ansatz dieser Seminare ist es, eine Diskussion in kleinen Lerngruppen anzustoßen und dabei die ICF als gemeinsame Sprache einzusetzen, um Menschen mit verschiedenen Beeinträchtigungen besser beschreiben und verstehen zu können. Die ICF wird als Instrument verwendet, damit alle relevanten Aspekte des Lebens einer Person einbezogen werden und auf der Grundlage dieser Analyse die Pläne für die Unterstützung und die entsprechenden Maßnahmen entwickelt werden können. Viele der im vorliegenden Buch vorgestellten Materialien wurden während dieser Workshops und für die Seminarlehrpläne verwendet. An der MSH Medical School Hamburg wurden sie in den letzten Jahren derart weiterentwickelt, dass nun Studiengangsübergreifende „POLI-Tage“ stattfinden (Problem-oriented-learning-interdisciplinary), an denen die Studierenden und Lehrenden verschiedener Studiengänge gemeinsam an „Fällen“ arbeiten. (Wulfhorst, 2018) Internetquelle : https://www.medicalschool-hamburg.de/campus-life/veranstaltungen/politag/

7.3.2 Niederlande

Wissenschaftler des Programms für Arbeitsepidemiologie an der Universität Maastricht, des Forschungsbereichs Rehabilitation, Arbeit und Sport an der Fachhochschule Nijmegen und der Fakultät für medizinische Geisteswissenschaften an der VU-Universitätsklinik in Amsterdam entwickelten für ihre Studierenden einen Lehrplan unter dem Titel „Occupational Health from a Biopsychosocial Perspective: an Evidence Based approach“ (dt. „Arbeitsmedizin aus bio-psycho-sozialer Sicht: ein evidenzbasierter Ansatz“) (de Brouwer et al., 2015). Dieser Lehrplan beinhaltet die Vermittlung der ICF als gemeinsame Sprache, ICF-Verknüpfungsregeln, die Entwicklung von ICF-Core-Sets und die Verwendung der ICF für das Monitoring und die Überwachung. Zudem haben die Autoren die Tatsache berücksichtigt, dass Studierende, die aus einem biomedizinischen Lern- und Lehrumfeld kommen, zusätzliche Kompetenzen erwerben müssen, um mit einem bio-psycho-sozialen Modell von Gesundheit arbeiten zu können. Sie ergänzten den Kurs durch einen zweiten Teil, der der kritischen Bewertung von Evidenz aus Sicht der ICF gewidmet ist und die Studierenden darauf vorbereitet, klinisch mit einem bio-psycho-sozialen Rahmenkonzept zu arbeiten und sich ganzheitlich mit ihren Patienten zu beschäftigen.

7.3.3 Alberta, Kanada

An der University of Alberta wurde die ICF bei der Neugestaltung des Lehrplans für Physiotherapie zum leitenden Prinzip. Auf Wunsch der Fakultät sollte der Lehrplan die Philosophie und Terminologie der ICF integrieren. Damit wird die Bedeutung einer personenzentrierten Praxis aufgewertet, die auf der Grundlage von Fakten und einem soliden Verständnis der theoretischen Rahmenbedingungen aufbaut (Darrah et al., 2006). Die Interaktion zwischen Theorie, Forschung und Praxis sowie deren Beziehung zum ICF-Rahmenkonzept werden im sogenannten CORE-Modell für die klinische Entscheidungsfindung in **Abbildung 7-2** beschrieben (Darrah et al., 2006).

Dies ist ein Beispiel für eine sehr durchdachte Umsetzung. Sie stellt alle notwendigen Verbindungen zwischen dem Rahmenkonzept für die Ordnung der Ideen und den praktischen Implikationen für Forschung und Praxis her. Der Fokus liegt weniger auf „den richtigen Code finden" sondern mehr auf dem konzeptionellen Verständnis der ICF.

7.3.4 Ontario, Kanada

Die *School of Rehabilitation Science* der McMaster University bietet Studierenden aus allen Fachbereichen einen Wahlkurs zur ICF an. Der Kurs beginnt mit einführenden Vorlesungen und anschließenden Einzelprojekten, die die Studierenden selbst entwickeln und die von den Dozenten der Fakultät betreut werden. Diese Vorgehensweise zielt darauf ab, dass die Studierenden ein gutes Verständnis des Rahmenkonzepts und der Einsatzmöglichkeiten der ICF in Forschung, Verwaltung und klinischer Praxis erwerben. Manche der im Lauf des Kurses entwickelten Projekte wurden weiterentwickelt und führten zu Publikationen (Nguyen et al., 2016).

7.3.5 Brasilien

Der Einsatz für die ICF durch die Brasilianische Vereinigung für Physiotherapie und Ergotherapie und ihre Anwendung als Teil der neuen Behindertengesetze des Landes führten zu einer großen Nachfrage an Weiterbildung über die ICF. Die Organisation CIFBrasil (ICF Brasilien) bietet sowohl Online- als auch Offline-Kurse in allen Teilen des Landes an. Gemeinsam mit den Onlinemodulen erhielten bis dato 9000 Fachkräfte ein ICF-Training (Santana Cordeiro, 2015). Einige Gemeinden haben damit begonnen, die ICF als Teil der Dokumentation des Gesundheitsstatus der Bevölkerung bei der Erstversorgung zu übernehmen (Santana Cordeiro und Carlos de Oliveira Júnior, 2014).

An der staatlichen Universität von Sergipe im Nordosten Brasiliens hat die Universitätsklinik die ICF in der Ausbildung von Physiotherapie-Studierenden eingeführt. ICF-basierte Tools wurden entwickelt, um die Triage in der Orthopädie zu steuern und die Zielerreichung vor der Entlassung zu erfassen (Pereira de Farias Neto et al., 2017). Die Studierenden anderer Fachrichtungen können an dieser Universität jetzt ein Wahlfach mit dem Thema ICF belegen.

7.3.6 Chile

Auch in Chile verbreitete sich die ICF zuerst über einen Physiotherapeuten (Daniel Cid) an der Universidad de Talca. Anfangs konzentrierten sich die Lehrveranstaltungen als Teil eines Masterprojekts auf die Behandlung von Kindern mit körperlichen Beeinträchtigungen (Cid Cofre, 2011). Inzwischen werden jedoch einige weiterführende Veranstaltungen sowohl für klinische wie administrative Belange angeboten (Cid Cofre, 2016). Bisher wurden rund 150 Fachleute ausgebildet. Das Konzept der ICF wurde 2017 in einen Postdoktoranden-Kurs an der Medizinischen Fakultät der Universidad de Chile aufgenommen (University of Chile, 2017).

7.3.7 Südafrika

Medizinstudierende der Stellenbosch University müssen jeweils in den Bereichen Familienmedizin, öffentliche Gesundheit und Rehabilitation rotieren und sind verpflichtet, ihre Patienten in diesem Rahmen unter Nutzung

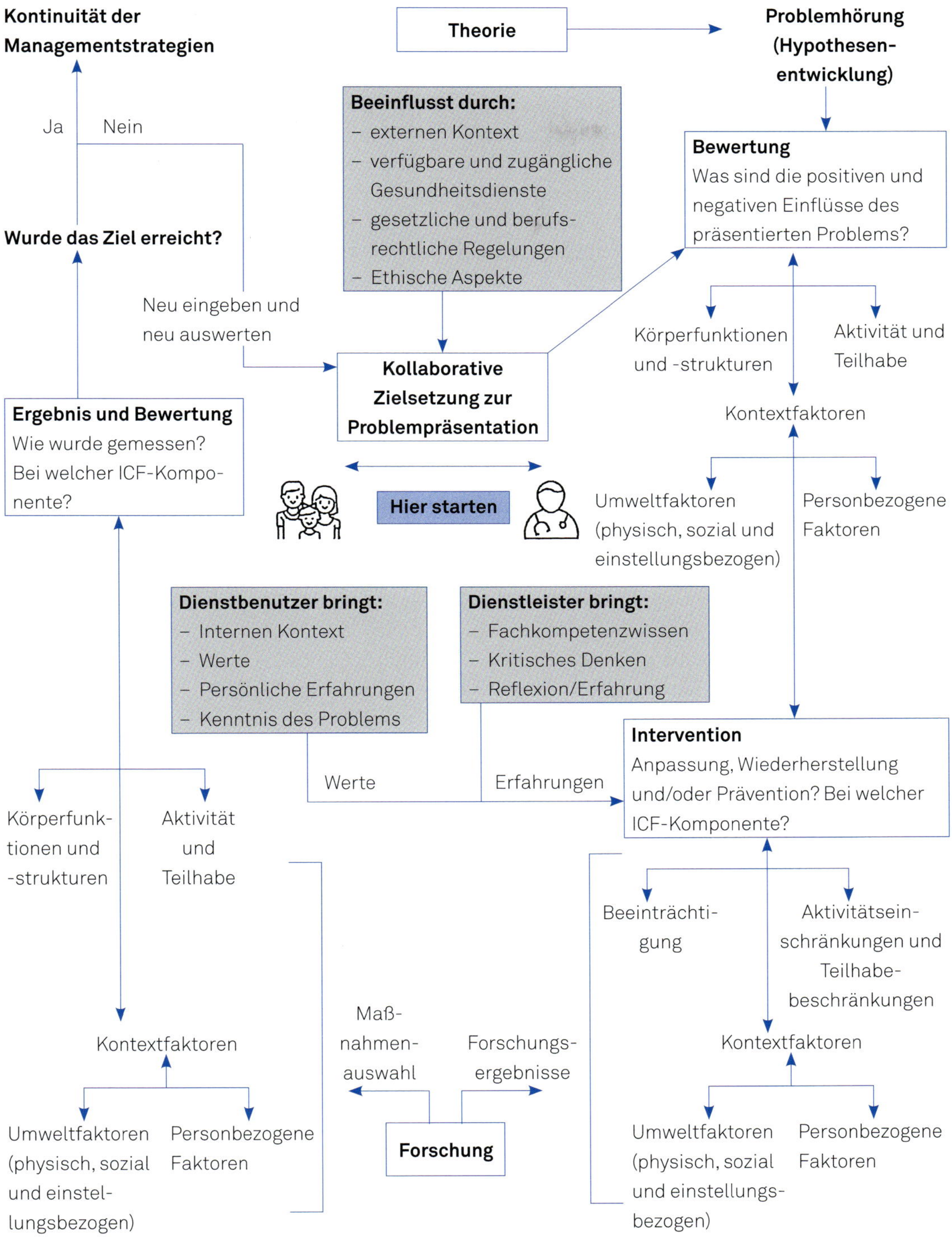

Abbildung 7-2: CORE-Modell für klinische Entscheidungsfindung [aus Darrah, J., Loomis, J., Manns, P., Norton, B. & May, L. (2006). Role of conceptual models in a physical therapy curriculum: application of an integrated model of theory, research, and clinical practice. *Physiotherapy: Theory and Practice, 22* (5), 239–250; 1. Januar 2006; Nachdruck mit freundlicher Genehmigung von Taylor & Francis]

der ICF als Bezugsrahmen interprofessionell zu betreuen. Um die Patienten aus bio-psycho-sozial-spiritueller Perspektive begleiten zu können, müssen sie Studierende anderer Gesundheitsberufe oder einschlägige Fachleute aus dem Gesundheits- oder Sozialbereich hinzuziehen. Die ganzheitliche Begutachtung umfasst auch einen Haus- und / oder Arbeitsplatzbesuch für die Einschätzung der Leistung und der Kontextfaktoren. Am Ende der Rotation in den verschiedenen Bereichen müssen die Studierenden die Maßnahmen, die sie vorgenommen oder organisiert haben, einem interprofessionellen Betreuerteam der zuständigen Gesundheitseinrichtung vorstellen. Zu Beginn hatten diese Fachleute nur mit wenigen Ausnahmen Kenntnis von der ICF, obwohl ihr Bewertungsschema für die Studierenden auf der ICF basierte. Innerhalb von zwei bis drei Monaten erhielt das interprofessionelle Dozententeam der Stellenbosch University etliche Schulungsfragen von Ärzten aus diesen Einrichtungen zum Thema ganzheitliche Patientenbetreuung unter Einsatz der ICF. Der Grund dafür war, dass die von den Studierenden betreuten Patienten ihrer Meinung nach besser versorgt worden waren. Sie hatten gesehen, dass die Probleme der Patienten ganzheitlich behandelt wurden, dass langjährige Schwierigkeiten gelöst worden waren, dass sich die Behandlungskontinuität verbessert hatte und dass weniger Patienten immer wieder durch das System „geschleust" wurden.

Ein Professor, der über Medizinstudierende in ihrem zweiten Jahr ihrer klinischen Rotation sprach, stellte fest, dass er „noch nie, nicht einmal von den zuständigen Hausärzten, eine so ganzheitliche und gründliche Betreuung von Patienten erlebt" hatte. Ein Patient gab an, dass „die Ärzte besser helfen könnten ... wenn sie die Fragen stellen würden, die die Studierenden gestellt haben". Es gab jedoch auch folgende Beobachtung: „Wenn sie erst einmal fertige Ärzte sind, schauen sie auch nicht mehr nach rechts und links, aber diese Studierenden denken breiter."

In der Folge wurde ein grundlegender dreigliedriger Kurs entwickelt, der sich gut in die wöchentlichen Konferenzen zu Mortalität und Morbidität in diesen Gesundheitseinrichtungen eingliedern ließ. (Siehe http://icfeducation.org/resources/99, siehe auch Programm des Kurzlehrgangs, S. 107)

Ein Jahr später berichteten die medizinischen Fachleute und die Studierenden, dass sie den Einsatz der ICF einen Schritt weitergebracht hatten. Zunächst wurde ein auf DIN-A3-Bögen ausgedrucktes ICF-Rahmenkonzept an den Klinikbetten angebracht. Dort konnten alle Mitarbeiter im Team ihre Ergebnisse zusammenfassen. Dieser Bogen diente zur interprofessionellen Kommunikation für den Fall, dass kein persönliches Treffen für die Prioritätensetzung und eine gemeinsame Entscheidungsfindung stattfinden konnte. Im Laufe von fünf Jahren wurde das Formular weiter verbessert und inzwischen ist es ein offizielles Papier der Western-Cape-Regierung (siehe http://icfeducation.org/resources/99).

Doch damit ist die Geschichte nicht zu Ende. Das Formular-System hatte gravierende Mängel. In den ländlichen Bezirken müssen die Mitglieder eines interprofessionellen Teams riesige geographische Gebiete abdecken und treffen nur selten an einem Ort zusammen, um einen Patienten gemeinsam zu untersuchen oder an interprofessionellen Besprechungen eines Falls teilzunehmen. Außerdem kann nicht optimal für Kontinuität gesorgt werden, wenn die Formulare kopiert und hin- und hergeschickt werden. Daraufhin forderten die Studierenden und Fachleute eine patientengesteuerte, mobile Gesundheitsapp (mHealth-App), die den Patienten ermöglicht ihr eigenes „ICF-Profil" aufzunehmen und mit den betreuenden Fachleuten zu teilen und die auch den Fachleuten erlaubt, ihren Beitrag hinzuzufügen. Derselbe Bedarf wurde auch in Kanada von Olaf Kraus de Camargo von *CanChild* an der McMaster University festgestellt. Daraus entstand das **I**Can**F**unction mHealth (*m*ICF) mit über zwanzig Partnern weltweit,

Dreigliedriger Kurzlehrgang

Tag 1:

Lektion 1 (Kennenlernlektion):
2 Std. (inkl. 15 Min. Ethik/Menschenrechte)

Vor Lektion 1: Reflexion 1 (100 Wörter: Wer bist du? Warum bist du hier? Was weißt du über ICF? Was erwartest du?)

Einführungen
Einführung in die Berufsausbildung im Gesundheitswesen des 21. Jahrhunderts: Strategie der Fakultät für Gesundheitswissenschaften

Überblick über das ICF-Rahmenkonzept im Kontext von Ethik und Menschenrechten

Fächerübergreifende Gruppen erarbeiten eine Fallstudie auf der Grundlage der ICF

Nach dem ersten Tag und vor der nächsten Kennenlernlektion (Gruppenarbeit)
(4 Std. inkl. 30 Min. Ethik/Menschenrechte)

Strukturierte Reflexion (Skripte zur Reflexion) (1 Std.)

Fächerübergreifende Gruppen bereiten eine Präsentation eines Patienten vor (3 Std., inkl. 30 Min. Ethik/Menschenrechte)

Tag 2:

Lektion 3 (Kennenlernlektion):
(2 Std. inkl. 15 Min. Ethik/Menschenrechte)

Feedback von Gruppen und Moderatoren

Präsentation und Diskussion von Fallstudien durch interdisziplinäre Teams. Zusammenfassende und gestaltende Peer-Bewertung und Interrater-Validierung (inkl. 15 Min. Ethik/Menschenrechte)

Diskussion über den weiteren Weg und Vorbereitung auf den nächsten Kennenlerntag

Lektion 4 (Gruppenarbeit):
1 Std. (inkl. 10 Min. Ethik/Menschenrechte)

Zusammenfassende und formative Evaluation der Studierendenpräsentation (inkl. 10 Min. Ethik/Menschenrechte)

Nach Tag 2 und vor der nächsten Kennenlernlektion (Gruppenarbeit):
(4 Std. (inkl. 30 Min. Ethik/Menschenrechte)

Strukturierte Reflexion über interdisziplinäre Fallbesprechungen und die eigene Praxis. (1 Std.)

Die interdisziplinäre Gruppe studiert die Literatur und entwirft ein Dokument zur Vorlage vor Vorgesetzten, das den ICF-Ansatz zur Förderung einer interdisziplinären, patientenzentrierten Hilfe unterstreicht. (4 Std.)

Tag 3:

Lektion 5 (Gruppenarbeit):
2 Std. inkl. 10 Min. Ethik/Menschenrechte

Interdisziplinäre Gruppen führen auf der Grundlage des ICF-Gerüsts eine Visite/Fallbesprechung im Krankenhaus (1 Patient pro Gruppe) durch inkl. Gruppenbesprechung, Behandlungsplan und gemeinsamer Entscheidungsfindung mit dem Patienten (Ethik/Menschenrechte: 10 Min.)

Diskussion und formatives Feedback

Feedback interdisziplinärer Teams zu ihrem Vorschlag, wie Vorgesetzte zu bewegen seien, die ICF zur Verbesserung der patienten- und gemeindezentrierten Hilfe einzusetzen (Ethik/Menschenrechte: 10 Min.)

Nach Tag 3 (eigene Zeit):
Bewertung des Lehrgangs

die bei diesem innovativen Projekt zusammenarbeiten (siehe www.icfmobile.org).

In dem fächerübergreifenden südafrikanischen Bildungsprojekt wurde die ICF zum Selbstläufer. Die Studierenden stießen Veränderungen an, und die ICF fungierte als Katalysator für einen interprofessionellen bio-psycho-sozial-spirituellen Ansatz in der Patientenbetreuung. Fachleute im Gesundheitsbereich, die schon früh die ICF einsetzten und lehrten, sprachen sich gegenüber ihren Vorgesetzten und gegenüber der Verwaltung im Gesundheitswesen für die ICF aus.

7.4 Fazit

Wir finden immer mehr Belege für vielfältige Ansätze, die ICF zu lehren und anzuwenden. Sie unterscheiden sich in Bezug auf die Zielgruppe (Aus- und Weiterbildung verschiedener Berufsgruppen) und in ihren Schwerpunkten (Grundlagen der ICF, Implementierung der ICF in Praxis und Forschung, zu Dokumentations- und Kodierungsfragen). In vielen Fällen bauen diese Initiativen auf der Leidenschaft von denjenigen auf, die sich schon früh mit der ICF auseinandergesetzt haben und das Potential dahinter sehen, die Art und Weise, wie wir Gesundheitsversorgung anbieten, ändern (und verbessern) zu können und die die gemeinsamen Werte von Zusammenarbeit in der Praxis und personenzentrierter / -gesteuerter Versorgung teilen. Bis die ICF zum festen Bestandteil der Lehrpläne geworden ist, muss mit unterschiedlichen Ansätzen weitergearbeitet werden und alle müssen voneinander lernen. Die Anerkennung durch Berufsverbände ist ein hilfreicher erster Schritt, der die Verbreitung der Kenntnisse über die ICF unter praktisch tätigen Fachleuten fördern kann, wie das Beispiel Brasilien zeigt. Die grundlegenden Ziele von ICF-Lehrgängen sollten sein, ein Bewusstsein für das Rahmenkonzept zu schaffen und die „ICF-Sprache" für die Kommunikation über und mit Menschen zu nutzen, die medizinische Dienste in Anspruch nehmen. Die Details der Kodierung können für die Forschung (Verknüpfung verschiedener Bewertungsinstrumente) und die Erhebung von Informationen zur funktionalen Gesundheit von Bedeutung sein. Jedoch sollten nach Ansicht der Autoren die ICF-Codes nicht im Mittelpunkt der Lehre stehen, ebenso wenig wie das bloße Pauken von Vokabeln eine Methode ist, um eine neue Sprache zu lernen.

Literatur

Bornbaum, C.C., Day, A.M. B., Izaryk, K., Morrison, S.J., Ravenek, M.J., Sleeth, L.E. et al. (2015). Exploring use of the ICF in health education. *Disability and Rehabilitation, 37* (2), 179–186.

Bronfenbrenner, U. & Morris, P.A. (2007). The Bioecological Model of Human Development. In W. Damon & R.M. Lerner (eds.). *Handbook of Child Psychology* (pp. 795–828). Hoboken, New Jersey: John Wiley.

de Brouwer, C.P. M., Heerkens, Y.F. & Kant, I.J. (eds.). (2015). *Occupational Health from a Biopsychosocial perspective – an Evidence Based approach.* Maastricht: Mediview BV.

Cid Cofre, D.E. (2011). *Proposition of a Collaboration Node between Health and Education Services for Preeschoolers with Physical Disabilities* [Propuesta de Nodo Salud / Educación para Pre-escolares con Discapacidad Física]. Talca, Chile: Universidad de Talca.

Cid Cofre, D.E., 2016. *Centro de Innovacion e Desarollo en Ambitos de Salud – CIDEAS* [online]. Retrieved January 28, 2019, available from: http://cideas.cl/web/

COFFITO. (2016). *COFFITO lanches education platform for distance learning with ICF course for professionals* [COFFITO lança plataforma de Ensino a Distância e oferece curso sobre CIF aos profissionais]. Retrieved January 28, 2019, available from: http://www.coffito.gov.br/nsite/?p=5324

Cornell, K.L. (2006). Person-In-Situation : History, Theory, and New Directions for Social Work Practice. *Praxis, 6* (Fall), 50–57.

Darrah, J., Loomis, J., Manns, P., Norton, B. & May, L. (2006). Role of conceptual models in a physical therapy curriculum: application of an integrated model of theory, research, and clinical practice. *Physiotherapy theory and practice, 22* (5), 239–250.

DGSPJ. (2002). *„Altöttinger Papier" Beitrag zur Qualitätssicherung in Sozialpädiatrischen Zentren.* Deutsche Gesellschaft für Sozialpädiatrie und Jugendmedizin e.V. Zugriff am 28.01.2019, verfügbar unter: http://www.dgspj.de/qualitaetssicherung/altoettinger-papier/

DGSPJ. (2014). *Checklisten ICF-CY.* Deutsche Gesellschaft für Sozialpädiatrie und Jugendmedizin e.V. Retrieved January 28, 2019, available from: http://www.dgspj.de/service/icf-cy/

Engel, G.L. (1977). The need for a new medical model: a challenge for biomedicine. *Science, 196* (4286), 129–136.

Frenk, J., Chen, L., Bhutta, Z.A., Cohen, J., Crisp, N., Evans, T. et al. (2010). Health professionals for a new century: transforming education to strengthen health systems in an interdependent world. *Lancet, 376* (9756), 1923–1958.

Global Consensus for Social Accountability of Medical Schools (2010). http://healthsocialaccountability.sites.olt.ubc.ca/files/2011/06/11-06-07-GCSA-English-pdf-style.pdf

Gutenbrunner, C., Schiller, J., Schwarze, M., Fischer, V., Paulmann, V., Haller, H. et al. (2010). Hannover model for the implementation of physical and rehabilitation medicine teaching in undergraduate medical training. *Journal of Rehabilitation Medicine, 42* (3), 206–213.

IBITA. (2016). *Core Curriculum for the Basic Course on the Evaluation and Treatment of Adults with Neurological Conditions – The Bobath Concept.* Sankt Gallen: International Bobath Instructors Training Association (IBITA).

James, J. (2017). *Reimagining health care education. Stanford Medicine X.* Retrieved January 28, 2019, available from: http://medicinex.stanford.edu/2017/04/17/reimagining-health-care-education/

Mau, W., Gülich, M., Gutenbrunner, C., Lampe, B., Morfeld, M., Schwarzkopf, S.R. et al. (2004). Lernziele im Querschnittsbereich Rehabilitation, Physikalische Medizin und Naturheilverfahren nach der 9. Revision der Approbationsordnung für Ärzte. *Physikalische Medizin Rehabilitationsmedizin Kurortmedizin, 14* (6), 308–318.

Nguyen, T., Fayed, N., Gorter, J.W. & MacDermid, J. (2016). Enhancing interprofessional education and practice: Development and implementation of a new graduate-level course using the international classification of functioning, disability, and health. *Journal of Interprofessional Care, 30* (3), 385–387.

Pereira de Farias Neto, J., Uruga Oliveira, G., Salgueiro Santana, M. M., Costa de Oliveira, A. & Monteiro da Silva Junior, W. (2017). Experience at the Federal University of Sergipe/University Hospital: Inclusion of the biopsicosocial model and ICF [Experiencia pratica da Universidade Federal de Sergipe/Hospital Universitario: Inclusao do modelo biopsicosocial e da CIF]. In E. Santana Cordeiro & M.C. P. Biz (eds.), *Implementing ICF: What happens in practice?* [Implantando a CIF: o que acontece na pratica?] (p. 292). Rio de Janeiro, Brazil: WAK.

Santana Cordeiro, E. (2015). *ICF Online training for Brazilian professionals.* First International Symposium: ICF Education. Helsinki, Finland.

Santana Cordeiro, E. & Carlos de Oliveira Júnior, J. (2014). The ICF application by health community agents [A aplicação da CIF por agentes comunitários de saúde]. *Revista Cientifica CIF Brasil, 1* (1), 18–26.

Simon, L., Seidel, S. (2016): Implementierung der ICF in der Frühförderung in Deutschland. Aus- und Fortbildungsaspekte. *Frühförderung interdisziplinär*, 35 (2016) 3, 138–145

Snyman, S., Anttila, H. & Kraus de Camargo, O. (2015). *ICF Education: Rationale.* First International Symposium: ICF Education. Helsinki, Finland.

Snyman, S., Von Pressentin, K.B. & Clarke, M. (2015). International Classification of Functioning, Disability and Health: catalyst for interprofessional education and collaborative practice. *Journal of Interprofessional Care, 29* (4), 313–319.

Stephenson, R. & Richardson, B. (2008). Building an interprofessional curriculum framework for health: A paradigm for health function. *Advances in Health Sciences Education, 13* (4), 547–557.

Sweeney, G.D. & Mitchell, D.L. M. (1975). An Introduction to the Study of Medicine: Phase I of the McMaster M.D. Program. *Journal of Medical Education, 50*, 70–77.

University of Chile. (2017). *'Diploma for Assessment and Treatment of People with Neurologic Conditions' Neurofunctional Concept* ['Diploma para la Valoración y tratamiento de personas en condiciones neurológicas'. Concepto Neurofuncional]. Retrieved January 28, 2019, available from: http://www.medicina.uchile.cl/cursos/131028/diploma-para-la-valoracion-y-tratamiento-de-personas

WHO (World Health Organization) (2010) Framework for action on interprofessional education and collaborative practice [Internet]. Geneva: World Health Organization. http://www.who.int/hrh/nursing_midwifery/en/.

WHO (World Health Organization) (2014) WHO global disability action plan 2014–2021: Better health for all people with disability [Internet]. Geneva: World Health Organization.

Wulfhorst, B., van Kampen, S. (2016). POLi - Problemorientiertes Lernen interprofessionell.

Eine Störung der Nahrungsaufnahme im Kindesalter ist als schwere Störung beim Essen, Trinken oder bei der Verdauung definiert, die zu medizinischen Problemen führen und das Wachstum und die Entwicklung des Kindes beeinträchtigen kann. Derzeit werden frühkindliche Störungen der Nahrungsaufnahme als Symptom behandelt und nicht als eigenes Krankheitsbild. In den Vereinigten Staaten jedoch sind mehr als eine Million Kinder davon betroffen und mehr als 200 verschiedene Diagnosen erhöhen das Risiko einer Störung der Nahrungsaufnahme im Kindesalter. Shannon Goldwater stellte sich vor, dass die medizinischen Fachleute und die betroffenen Familien eines Tages eindeutige Bezeichnungen für solcher Art Störungen bei der Nahrungsaufnahme mit einer klaren Definition und einem individuellen Diagnosecode haben würden. Diese Vision führte dazu, dass „Feeding Matters" im März 2016 eine Konsensuskonferenz mit 19 Personen aus verschiedenen Fachbereichen (Logopädie, Orthopädie, Rehabilitation, Psychologie, Medizin, Krankenpflege) und natürlich Eltern ausrichtete. Ziel war es Störungen der Nahrungsaufnahme im Kindesalter zu definieren und zu benennen. Das Ergebnis wurde 2019 im *Journal of Pediatric Gastroenterology and Nutrition* veröffentlicht und ist ein schönes Beispiel wie Patientenvertreter im bottom-up Prozess Wissenschaft vorantreiben können (Goday et al., 2019).

Der nächste Schritt hin zur Verwirklichung von Shannons Vision besteht darin, sich für einen ICD-Code einzusetzen, der speziell Störungen bei der Nahrungsaufnahme im Kindesalter gilt."

Das Konsensuspapier und der ICD-Code unterstützen die Interessenvertretung von Familien mit Kindern mit pädiatrischen Störungen bei der Nahrungsaufnahme bereits, doch ist es für den Verein auch wichtig, dass die neue Definition in das ICF-Rahmenkonzept einfließt, wie es die medizinischen Berater empfohlen haben. Diese Interessengemeinschaft schloss sich mit Fachleuten verschiedener Disziplinen zusammen und begann, ein Rahmenkonzept zu entwickeln, das beschreibt, wie die Behandlung koordiniert werden kann und wie sie Körperfunktionen (Wachstum, Ernährung), Aktivitäten und Teilhabe (Fähigkeiten) ebenso wie Umweltfaktoren in den Blick (Familie) nehmen kann (siehe **Abb. 8-1**), dass es sich gut ins ICF-Rahmenkonzept einfügt.

Die biologischen (biomedizinischen) Aspekte von Störungen bei der Nahrungsaufnahme sind in den ICF-Kapiteln zu den Körperfunktionen und -strukturen zu finden ist. Viele Diagnosen beziehen sich auf die Funktionen und Strukturen. „Wachstum und Ernährung" umfasst sowohl Körperfunktionen als auch Umweltfaktoren, „Fähigkeiten und Fertigkeiten" beschreiben Aktivitäten, Teilhabe und Familie. „Verhalten" ist eine Kombination aus Umweltfaktoren, Aktivitäten und Teilhabe. Eltern können mit dieser Zuordnung ein umfassenderes Verständnis der Behandlung von Problemen der Nahrungsaufnahme entwickeln. Ein Bewusstsein aller Faktoren, die mit hineinspielen, erleichtert die Suche nach Lösungsansätzen („points of entry") jenseits derer, die üblicherweise nach bestimmten Diagnosen im medizinisch-therapeutischen Bereich angeboten werden. Sie wissen den Beitrag aus verschiedenen Fachdisziplinen zu schätzen und verstehen, wie wichtig es ist, dass alle an der Beurteilung, Förderung und Behandlung des Kindes und der Familie Beteiligten ihre Sichtweisen teilen. Laut einer von *Feeding Matters* durchgeführten Umfrage unter medizinischen Fachleuten waren in dieser Gruppe über 200 verschiedene Diagnosen vertreten. Das zeigt, dass Probleme bei der Nahrungsaufnahme eine *Funktionsstörung* darstellen (und nicht ein „Krankheitsbild", das unter einen medizinischen Oberbegriff zu „subsumieren" wäre). Ähnliche Ergebnisse wären zu erwarten, wenn man Familien von Kindern zusammenbrächte, die beispielsweise Schlaf-, Geh-, Sprach- oder soziale Schwierigkeiten aufweisen. Dies alles sind Beispiele für *Funktionsbeeinträchtigungen*,

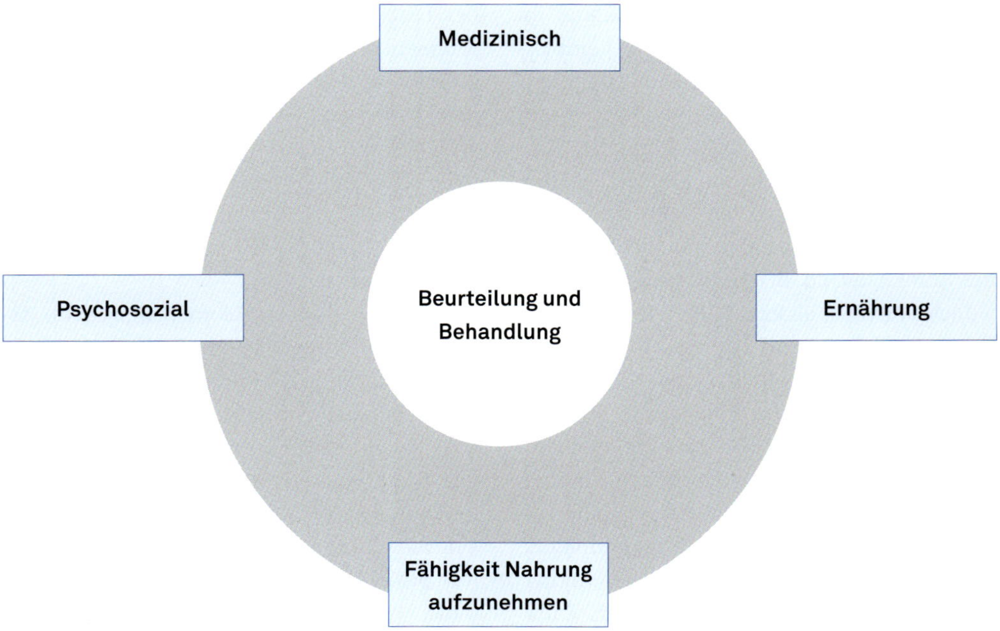

Abbildung 8-1: Die verschiedenen Aspekte bei der Behandlung pädiatrischer Ernährungsstörungen [Nachdruck mit freundlicher Genehmigung von Feeding Matters; https://www.feedingmatters.org]

die fast nie einer traditionellen medizinischen Diagnose zuzuordnen sind oder ausschließlich aus dieser Sichtweise heraus behandelt werden könnten. Darüber hinaus gibt es für diese Art funktionaler Störungen nur wenige oder gar keine Maßnahmen, die speziell einer diagnostizierten Erkrankung gelten.

Das Beispiel von *Feeding Matters* zeigt, wie es helfen kann, wenn der Fokus auf die Funktionsfähigkeit gerichtet ist, Eltern und Fachleute rund um Funktionsstörungen, die von einer breiten Palette medizinischer Diagnosen ausgehen können, zusammenzubringen und sich als Interessengruppe für ein gemeinsames Ziel einzusetzen. Ausgehend vom Problem der Nahrungsaufnahme hat diese Gruppe erfolgreich Familien von Kindern mit Hunderterlei verschiedenen Diagnosen zusammengeführt, sich mit einem Netzwerk unterschiedlichster Spezialisten aus diversen medizinischen und therapeutischen Fachgebieten verbunden und die Forschung mit diesem Ansatz in eine neue Richtung gelenkt. Die Tatsache, dass sich diese Gruppe dennoch für die Schaffung eines neuen beschreibenden diagnostischen Codes einsetzt, zeigt, dass in der aktuellen wissenschaftlichen und Versorgungslandschaft Gelder immer noch diagnosegesteuert fließen und deshalb solch einen Code notwendig machen. Es bleibt zu hoffen, dass die Patientenvertreter kreativ bleiben und sich weiter funktionalen Ansätzen verschreiben, anstatt sich dem Diktum zu beugen, dass zur Durchsetzung ihrer Ansprüche eine Diagnose nötig wäre, was das bestehende „Klassensystem der Behandlungen“ nur noch weiter aufrechterhalten würde (Kraus de Camargo, 2017).

8.3 Anwendungen für Richtlinien

In Spanien wurde 1986 eine nationale Umfrage über Behinderung durchgeführt. Die Analyse einer Stichprobe dieser Umfrage unter Verwendung der ICF zeigte, dass viele funktionale

Aspekte des Alltags der Menschen wie Mobilität und Alltagsaktivitäten stark vertreten sind, andere Aspekte aber, insbesondere solche der Teilhabe, nicht identifiziert werden. Sie würden eine Anpassung der Befragungsmethoden erforderlich machen, um ein breiteres Bild funktionaler Gesundheit der Bevölkerung zu erhalten (Maierhofer et al., 2011).

Eine andere Verwendung der ICF in Einrichtungen ist die interne Teamentwicklung. Die Teammitglieder können die ICF nutzen, um ihre Kompetenz- und Handlungsfelder zu beschreiben. Damit kann das Vorhandensein von Kernkompetenzen, Überschneidungen, Versorgungslücken und hochspezialisierten Fähigkeiten, die nur von einigen wenigen Spezialisten angeboten werden können, sichtbar gemacht werden. Für die Verwaltung ist es für die weitere Ausbildung von Kompetenzen sinnvoller, einen solchen Überblick zu haben, als eine Liste von Berufen (Kraus de Camargo und Fayed, 2013).

Für den Fall, dass sich Einrichtungen für einen kontinuierlichen Qualitätsverbesserungsprozess entscheiden, kann die ICF Indikatoren als Grundlage für die Wahl der Ergebniskriterien und adäquater Messinstrumente bereitstellen (Kertoy et al., 2013).

Literatur

Diakonisches Werk der EKD e.V. (Hg.), Steffens, T. und Bartmann, P., 2009. Gesundheit und Teilhabe. Perspektiven und Nutzung der ICF. Dokumentation des Fachgesprächs vom 11.12.2009.

Darrah, J., Wiart, L., Magill-Evans, J., Ray, L. & Andersen, J. (2012). Are family-centred principles, functional goal set ting and transition planning evident in therapy services for children with cerebral palsy? *Child Care Health Dev, 38*, 41–7.

Deutsche interdisziplinäre Arbeitsgruppe zur ICF-CY-Adaptation für den Kinder- und Jugendbereich. (2012). *Checklisten für die ICF-CY.* Zugriff am 25.01.2019, verfügbar unter: http://www.dgspj.de/service/icf-cy/

Deutsches Institut für Jugendhilfe und Familienrecht e.V. (o.J.) *Datenschutz bei frühen Hilfen.* Nationales Zentrum Frühe Hilfen (NZFH), Bundeszentrale für gesundheitliche Aufklärung.

Grolkamp, S., Gibis, W., Behrens, J., Bucher, P.O., Deetien, W., Nylfeter, I.D., ... Seger, W. (2010). Personenbezogene Faktoren der ICF-Enwurf der AG „ICF“ des Fachbereichs II der Deutschen Gesellschaft für Sozialmedizin und Prävention. *Gesundheitswesen 72*(12): 908–916.

Goday, P., Huh, S.Y., Silverman, A., Lukens, C.T., Dodrill, P., Cohen, S.S., ... Phalen, J.A. (2019). Pediatric Feeding Disorder—Consensus Definition and Conceptual Framework. *Journal of Pediatric Gastroenterology and Nutrition*, 68(1), 124–129. https://doi.org/10.1097/MPG.00000000 00002188

Kertoy, M.K., Russell, D.J., Rosenbaum, P., Jaffer, S., Law, M. & McCauley, D. et al. (2013). Development of an outcome measurement system for service planning for children and youth with special needs. *Child Care Health Dev, 39* (5), 750–759.

Kraus de Camargo, O.; Kaffka-Backmann, M., Simon, L. & Kühl, J. (2006): *The modified ICF-Checklist for Early Intervention - Presentation of the Checklist and its application in two early intervention centers in north Germany.* European Academy of Childhood Disability. Revista de Neurología, Barcelona.

Kraus de Camargo, O. (2017). *Divide and Conquer – A Class System of Care.* Retrieved January 28, 2019, available from: http://medium.com/@DevPeds/divide-and-conquer-a-class-system-of-care-29dfc45ee106

Kraus de Camargo, O. & Fayed, N. (2013). ‘Health status’ and the usefulness of the ICF framework: Clinical and Program perspectives. In G.M. Ronen & P.L. Rosenbaum (eds.). *Health, Participation and Quality of Life in Young People with Neurodevelopmental Conditions: Theory, Concepts, Evidence and Practice* (pp. 36–50). London: Mac Keith Press.

Leonardi, M., Sykes, C., Madden, R.C. R.H., ten Napel, H., Hollenweger, J. & Snyman, S. et al. (2016). Do we really need to open a classification box on personal factors in ICF? *Disability and Rehabilitation, 38* (13), 1327–1328.

Maierhofer, S., Almazan-Isla, J., Alcalde-Cabero, E. & de Pedro-Cuesta, J. (2011). Prevalence and features of ICF-disability in Spain as captured by the 2008 National Disability Survey. *BMC Public Health, 11*, 897.

McDowell, M. & O'Keeffe, M. (2012). Public services for children with special needs: discrimination by diagnosis? *J Paediatr Child Health, 48* (1), 2–5.

Simeonsson, R.J. & Lollar, D. (2006). *Identifying disability in childhood: ICF-CY developmental core sets.* 12th Annual North American Collaborating Center Conference on ICF – LIVING IN OUR ENVIRONMENT: The Promise of ICF. Vancouver, BC (Canada).

Simeonsson, R.J., Lollar, D., Bjorck-Akesson, E., Granlund, M., Brown, S.C. & Zhuoying, Q. et al. (2014). ICF and ICF-CY lessons learned: Pandora's box of personal factors. *Disability and Rehabilitation, 36* (25), 2187–2194.

Tantilipikorn, P., Watter, P. & Prasertsukdee, S. (2012): Identifying assessment measures and interventions reported for Thai children with cerebral palsy using the ICF-CY framework. *Disability and Rehabilitation, 34*, 1178–1185.

Vardimen, J., Horris, N. & Brunning, R. (2002). The World Health Organization (WHO) classification of the Mycloid Neoplasms. *Blood 100*(7): 2292–2302.

WHO (Weltgesundheitsorganisation), 2005 Internationale Klassifikation der Funktionsfähigkeit, Behinderung und Gesundheit, Stand Oktober 2005, Hg. vom Deutschen Institut für Medizinische Dokumentation und Information, DIMDI

Teil III

9
Die ICF aus Elternperspektive

Jennifer Johannesen

9.1 Einleitung

Meine Erfahrung als Mutter eines Kindes mit starken Beeinträchtigungen dauerte nur wenige Jahre. Mein Sohn Owen starb 2010 im Alter von 12 Jahren. Sein früher Tod kam überraschend, auch wenn er ganz und gar vorhersehbar war. Obwohl er gerade eine besonders gesunde Phase hatte, wussten wir stets, dass er aufgrund seiner lebenslangen körperlichen Probleme und Entwicklungsstörungen wohl nur ein kurzes Leben haben würde, weit unter dem Durchschnitt. Als Owens Betreuungsperson rund um die Uhr wusste ich, wieviel Arbeit es macht, ihn nur am Leben zu halten. Ganz zu schweigen davon, *zusätzlich* versuchen zu wollen, Owen und seinem jüngeren Bruder Angus (der sich normal entwickelte) eine gute Lebensqualität zu bieten. Ich war dem kanadischen Gesundheitssystem und unserem Team qualifizierter und mitfühlender Ärzte und Therapeuten unendlich dankbar. Mit zunehmender Erfahrung und Selbstvertrauen gewöhnte ich mich aber auch immer mehr an Absurditäten, Redundanzen und widersprüchliche Aussagen, die neben der guten Pflege und der technischen Spitzenleistungen auch existierten. Seit Owens Tod habe ich versucht, diese Widersprüche zu verstehen. Ich habe über die Widersprüche in unseren Erlebnissen und über neue, bessere Wege nachgedacht – dazu gehört auch die Überlegung, in der klinischen Praxis die ICF zu verwenden, wie in diesem Buch beschrieben.

Owen erhielt, was ich für eine „konventionelle" medizinische Behandlung halte – wir konzentrierten uns in erster Linie auf seine körperliche Gesundheit und betrachteten seine Funktionsfähigkeit bezogen auf „normale" Entwicklungsstadien. Tatsächlich hatten wir das Glück, von fürsorglichen, wissbegierigen und aufmerksamen Fachleuten betreut zu werden. Ihr biomedizinischer Ansatz wurde durch ihre reiche, langjährige Praxiserfahrung und, ich wage zu sagen, Menschlichkeit ausgeglichen. Es waren ihre diagnostischen und technischen Fähigkeiten *gemeinsam mit* ihren kreativen, einfühlsamen Herangehensweisen, die sie in die Lage versetzten herauszufinden, wie sie unserer Familie helfen konnten, und die dann zu bereichernden und erfolgreichen Maßnahmen führten.

Wir haben jedoch auch das entgegengesetzte Ende der Skala erlebt, was die Begegnung mit Ärzten betrifft. Zu den vielfältigen Diagnosen meines Sohnes gehörten ein starker Hörverlust, spastische tetraplegische Zerebralparese und Dystonie. Er konnte zudem nicht gehen und wurde über eine Magensonde ernährt. Der Bedarf an medizinischen Gerätschaften und Hilfsmitteln schien unendlich. Entsprechend viel hatten wir mit Spezialisten zu tun, deren Kompetenzen eher die eines Ingenieurs waren als eines Arztes. Für diese Art Spezialisten spielte unser Leben und unser

Umfeld nur dann eine Rolle, wenn sie sich auf die Nutzung des speziellen Gerätes auswirkten oder direkt von einer konkreten Intervention beeinflusst wurden. Nach den vielen kleinen und größeren Berührungspunkten mit den Aktivitäten und Erfahrungen von Owen oder unserem Familienleben, die nur am Rand davon betroffen waren, wurde so gut wie nicht gefragt.

Außerhalb der von uns erlebten Begegnungen dieser Art, gab es kaum interprofessionelle Kommunikation. Die Details über Owens Gesundheit und Entwicklung wurden über mich weitergegeben. Da ich eher nicht einschätzen konnte, welche Details für welchen Spezialisten wichtig waren, bin ich mir ziemlich sicher, dass meine Fähigkeit, sachdienliche und genaue Informationen weiterzugeben alles andere als perfekt war.

9.2 Überlegungen zur biomedizinischen Sichtweise

Von der ICF hörte ich erst lang nach dem Tod meines Sohnes, doch ich erkannte sofort, dass sie manche unserer Erfahrungen mit dem Gesundheitswesen positiver hätte ausfallen lassen. Sie bietet den so dringend notwendigen Paradigmenwechsel in der Art, wie Fachleute behinderte Kinder sehen. Denn sie bezieht den individuellen und den familiären Kontext, Prioritäten und Ziele als festen Bestandteil der Dokumentation mit ein. Wenn die ICF-Konzepte zudem richtig genutzt werden, arbeiten die Mitglieder des behandelnden Teams zusammen und richten Behandlung und Pflege auf die gemeinsamen Ziele aus. Ich kann mir vorstellen, dass die Verwendung der ICF in der klinischen Praxis dem Team der betreuenden medizinischen Fachleute hilft, die Perspektiven der betroffenen Person und Familie besser zu verstehen.

Auch die Eltern sehen ihre Situation und ihre Erfahrungen dadurch vielleicht in einem anderen Licht. Eltern können lernen, dass das starre Festhalten an einer „normalen" Entwicklung und klassischen Meilensteinen die Entdeckung von Möglichkeiten verhindern kann, wie Beziehungen, Spaß und Zugang zu sozialen oder öffentlichen Räumen geschaffen werden können. So kann beispielsweise die Fokussierung auf das Laufenlernen als einzige Möglichkeit für das Kind, sich im Raum zu bewegen, die Nutzung eines Rollstuhls, der Unabhängigkeit und Zugang zu Aktivitäten erlauben würde, verzögern oder sogar verhindern.

Wir hatten ein Erlebnis, dass dies gut veranschaulicht. Als Zweijähriger verhielt sich Owen weitgehend noch wie ein Säugling. Er war körperlich völlig abhängig und zeigte nur eine sehr geringe Bewegungsfähigkeit. Ich hatte die drängende Frage monatelang vor mir hergeschoben, bis ich schließlich den Mut aufbrachte, sie zu stellen: „Wird er jemals laufen können?" Die Neurologin schien die Frage erwartet zu haben. „Nun", sagte sie, „die normale Entwicklung eines Kindes folgt einem bestimmten Ablauf. Zuerst hebt es den Kopf, dann schaut es umher, dann will es etwas greifen und findet so heraus, wie man krabbelt. Und so weiter." Mir war klar, worauf sie hinauswollte, auch wenn mir das Herz sank – Owen hatte noch nicht einmal den Kopf gehoben. Sie riet uns, einen Entwicklungsfortschritt nach dem anderen zu versuchen, um uns nicht zu überfordern. Ich erinnere mich, wie ich dachte, dass dies wohl die schonende Art war, Nein zu sagen. Ich verließ die Sprechstunde mit einem neuen Schwerpunkt meiner Bemühungen: das Halten des Kopfes.

Als Owen mit zwölf starb, konnte er seinen Kopf trotz jahrelanger Therapie noch immer nicht heben. Irgendwann hatte ich freilich verstanden und damit aufgehört, mich so sehr auf diese eine spezielle „Fähigkeit" zu konzentrieren. Mit der Hilfe seines Ergotherapeuten testete ich viele verschiedene Hilfsmittel, um ihm zum Sitzen, Stehen und Laufen zu verhelfen. In seinen verschiedenen Therapien ist er einige Male deutlich „gelaufen" (wenn auch mit voller Körperstütze) und obwohl diese Anstrengungen für Owen kein funktionales Laufenkönnen bedeuteten, war ich doch stolz. Bei nüchterner Überlegung stelle ich jedoch fest, dass die gut gemeinte Erklärung unserer Neurologin mich auf einen Pfad geführt hat, der mich davon abhielt, nach anderen Wegen des „Laufens“ mit Unterstützung von Hilfsmitteln Ausschau zu halten.

Ich weiß nicht, ob unsere Neurologin die ICF kannte. Sie war sicherlich freundlich und geduldig und interessierte sich für unser Leben und unsere Erfahrungen. Vielleicht verstand sie mehr als alle anderen, dass wir Owen immer außerhalb der Grenzen einer normalen Entwicklung zu beurteilen hatten. Doch ihre akademische Ausbildung, dazu noch alte Gewohnheiten reichen tief. Ich vermute, dass der Impuls einer biomedizinischen Einordnung sehr stark war. In vielen Fällen, vielleicht auch in unserem, mag die biomedizinische Sicht angemessen sein. Wenn man jedoch explizite Anstrengungen unternommen hätte, unsere Spezialisten zusammenzubringen, um meine Fragen und Prioritäten zu klären, hätte ich wohl eine andere oder verständlichere Antwort auf meine Frage nach dem Laufen erhalten. Das hätte mir geholfen, mir eine andere Zukunft vorzustellen. Die ICF mit ihrer Betonung der individuellen und familiären Prioritäten und Ziele und mit ihrer Förderung eines interprofessionellen Dialoges und Informationsaustauschs vertritt einen stark patientenzentrierten Ansatz, der möglicherweise neue und produktive Wege für die Betroffenen und ihre Familie öffnet.

9.3 Betrachtung von Behinderung

Durch die „ICF-Linse“ wird Behinderung nicht als eine Reihe von Defiziten einer Person betrachtet, vielmehr richtet sie den Blick auf das „Zusammenpassen“ von Person und Umwelt. Beurteilt man die Bedürfnisse einer Person aus dieser Perspektive, können physische Hindernisse, die beseitigt oder angepasst werden können, viel leichter identifiziert werden. Soziale Gruppen können besser darauf vorbereitet werden, jemanden mit bestimmten Kommunikationsbedürfnissen zu integrieren. Mit anderen Worten, Schranken und Hindernisse beim Zugang zu bestimmten Erfahrungen sind nicht ausschließlich in der Diagnose der betroffenen Person oder ihrer körperlichen Einschränkungen zu suchen, sondern liegen auch darin, wie unsere Umwelt eingerichtet und versorgt wird, dass sie diese Person mit ihren konkreten Merkmalen unterstützt. Das ICF-Rahmenkonzept erlaubt dem Team medizinischer Fachleute, inklusive der Betroffenen und ihren Familien herauszufinden, wie eine Person lebt und mit ihrer Umwelt interagiert. Dies kann wichtige Hinweise darauf liefern, welche Interventionen hilfreich sind. Mir erscheint dies als respektvoller und personenzentrierter Ansatz, der die individuellen Bedürfnisse und Ziele unterstützt. Das ist viel mehr, als nur ein „Problem“ zu diagnostizieren und zu versuchen, es durch einen medizinischen Eingriff zu beseitigen.

Die Idee, das „Zusammenpassen“ zu bestimmen, ist natürlich für alle Menschen von Vorteil, nicht nur für Menschen mit Behinderungen. Man könnte sagen, dass *alle* Menschen in einer Gesellschaft mit einem Spektrum an Bedürfnissen, Wünschen und Prioritäten leben. Jeder hat also Bedürfnisse und jeder bedarf einer bestimmten Form der Intervention oder Anpassung. *Behinderung* in diesem Sinne neu gedacht stellt unsere Voraussetzungen und Vorurteile darüber, was normal ist, infrage und eröffnet so für die Betroffenen und ihre Familien Möglichkeiten für konstruktive Veränderungen.

Auch wenn positives Sprechen und eine positive Haltung hilfreich sind, sollten Eltern und betreuende Fachleute gleichermaßen bedenken, dass Euphemismen verwirrend und irreführend sein können und dem widersprechen, wie manche Betroffenen ihre Identität empfinden. Manche Behindertensprecher zum Beispiel lehnen den Begriff „anders begabt" ab, weil er ihre Identität als Behinderte möglicherweise negiert, ohne ihnen jedoch das Stigma zu nehmen, schließlich ist es kein gängiger Begriff, den man jedem zuschreiben könnte (ADA National Network, 2015; Dunn und Andrews, 2015). Die Verwendung der ICF bedeutet nicht, dass wir nicht länger über Symptome und Diagnosen sprechen. Die gängigen Bezeichnungen können durchaus hilfreich sein, solange sie exakt und deskriptiv sind und von Informationen zum Kontext und zur Funktionsfähigkeit, wie in der ICF beschrieben, unterfüttert werden.

Die Sprachwahl und wie das Krankheitsbild und die Erfahrungen des Kindes beschrieben werden, kann für Eltern hilfreich sein, um mit anderen Eltern älterer Kinder und junger Erwachsener sowie mit Erwachsenen mit ähnlichen Behinderungen in Kontakt zu treten, um ihre eigene Sichtweise zu erweitern.

9.4 Entscheidungsfindung

Als Owen acht Jahre alt war, fühlte ich mich maßlos überfordert von all den verschiedenartigen Entscheidungen, die ich immer häufiger treffen musste. Seine „innere Gesundheit", so nannte ich das, war relativ stabil. Das bedeutet, dass Atmung, Kreislauf und Verdauung funktionierten, wie erwartet. Andererseits stellten uns seine spastischen Lähmungen und die Dystonie vor immer neue, schwierige Herausforderungen. Ich war besorgt, ob seine Betreuer (einschließlich ich selbst) angesichts seiner unwillkürlichen Bewegungen weiterhin in der Lage sein würden, sicher für ihn zu sorgen, da er ja immer größer wurde. Die Toleranzschwellen für die oralen Medikamente hatte er erreicht. Der einzige Ausweg bestand also darin, invasivere Ansätze in Betracht zu ziehen, die seine Symptome möglicherweise direkter ansprachen. Eine intrathekale Baclofenpumpe war ihm bereits implantiert worden und sollte schließlich wegen Fehlfunktion wieder entfernt werden. Nun bat man uns, über eine invasive Operation zu entscheiden, bei der es um ein anderes Implantat ging – Tiefe Hirnstimulation.

Ich war überfordert und wusste immer weniger, wie ich überhaupt Entscheidungen treffen sollte. Was mich beunruhigte, war die Verantwortung, irreversible medizinische Entscheidungen für jemanden anderen zu treffen, dessen eigene Wünsche und Prioritäten ich vielleicht nie kennen würde. Das war ein sehr intensives Gefühl, obwohl Owen mein eigener Sohn war. Zudem waren unsere Leben so ineinander verflochten, dass es besonders schwer war, seine Bedürfnisse und meine eigenen auseinanderzuhalten. Unsere Ärzte waren einfühlsam und informierten uns natürlich – aus biomedizinischer Sicht zweifelte ich nie an ihrer Beratung und ihren Empfehlungen. Aber sobald wir auf diese Ebene differenzierter und tiefergehender persönlicher Überlegungen gelangten, schien dies außerhalb dessen zu liegen, was sie leisten konnten oder wollten. Schließlich konsultierte ich einen Bioethiker in unserem örtlichen Kinderrehabilitationszentrum und kam zu dem Schluss, dass die Verantwortung, auch wenn ich schlechte Entscheidungen treffe, tatsächlich ausschließlich bei mir lag.

Ich erzähle diese Geschichte, um die Komplexität und die Herausforderungen zu veranschaulichen, denen manche Eltern bei ihrer Entscheidungsfindung ausgesetzt sind, besonders wenn Emotionen beteiligt sind. Die Verwendung der ICF kann sowohl Möglichkeiten wie Herausforderungen für Fachleute im Gesundheitsbereich schaffen, wenn sie Betroffene und Familien bei der Entscheidungsfindung und den inneren und zwischenmenschlichen Konflikten unterstützen wollen. Sicherlich können bereits vorformulierte Prioritäten und Ziele dazu beitragen, die Bewertung einzelner Faktoren anders vorzunehmen als bei einer rein biomedizinischen Betrachtung. Zum Beispiel kann ein chirurgischer Eingriff den Bewegungsspielraum der Hüften des Kindes durchaus erhöhen. Aber die Dauer der Genesung würde die Möglichkeit gefährden, an einer „vorrangigen" Aktivität teilzuhaben, etwa einem Sommerlager. Vor diesem Hintergrund kann sich eine Familie für eine weniger invasive Therapie entscheiden oder die Operation verschieben, bis die vorrangige Aktivität beendet ist.

Diese einfache Geschichte zeigt, wie eine umfassendere Betrachtung der bio-psycho-sozialen Faktoren den Betroffenen und ihren Familien helfen kann, zu einer akzeptablen Entscheidung zu finden. In diesem Beispiel jedoch können andere Bedenken auftreten, die im ICF-Modell nicht berücksichtigt werden. Zum Beispiel können die Eltern unterschiedlicher Meinung sein, ob der Eingriff überhaupt erforderlich ist, oder das Kind hat Angst und lehnt weitere Operationen grundsätzlich ab.

Dies sind komplexe Probleme, die nicht durch Verwendung der ICF gelöst werden. Angesichts der Tatsache, dass die Verwendung der ICF zum Gespräch über viel mehr einlädt als nur physische Gesundheit, können sich jedoch Bereiche zeigen, wo es schwierig ist, Konsens zu erreichen, oder wo bereits Spannungen bestehen, sei es innerfamiliär oder zwischen Mitgliedern des betreuenden Teams. Deshalb sollte die ICF in der klinischen Praxis dazu eingesetzt werden, einen sinnvollen und fundierten Dialog zu *unterstützen*, nicht ihn zu *ersetzen*.

9.5 Passt die ICF zu allen Familien?

Owen war taub, er konnte nicht sprechen und nicht laufen und wurde über eine Magensonde ernährt. Er war hochgradig spastisch und dystonisch und verfügte über kein klares sprachbasiertes Kommunikationssystem. Er konnte seine Präferenzen nicht zeigen, geschweige denn entsprechend handeln. Allerdings konnte er Zustimmung und Ablehnung mit der Stimme, durch Weinen oder Lachen und durch Mimik ausdrücken. Er konnte auch Schmerz und Freude auf diese Weise und durch physische Reaktionen mitteilen. Bis zu einem gewissen Grad konnte, wer ihn gut kannte, manche Vorlieben erkennen, aber auch nicht immer. Unabhängig davon verfügte Owen nicht über die Fähigkeit, sich selbst in eine Situation zu begeben oder sich daraus zu entfernen. Er konnte weder Wünsche äußern noch Entscheidungen mitteilen. Alle Aktivitäten von Owen, alle Situationen, Orte und Positionen, in denen er sich befand, wurden nicht nur von mir bestimmt, sondern auch von mir (oder einem dazu bestimmten Betreuer) *ausgeführt*. Außer die Situation war a) passiv (z.B. er saß oder er lag), b) taktil (z.B. den Wind auf dem Gesicht spüren oder Wasser an den Händen fühlen) oder c) visuell (z.B. einen Film anschauen oder Vögel fliegen sehen) brauchte Owen einen Helfer, der ihn buchstäblich zu einer oder durch eine Aktivität bewegte. Ob absichtlich oder nicht, es wurde ihm oft gezeigt, wie eine angemessene Reaktion aussieht – er ahmte den Gesichtsausdruck seines Helfers nach, und es wurde angenommen, dass er die damit verbundenen Emotionen empfindet. Inwieweit konnten wir unter diesen Umständen überhaupt wissen, welche eigenen Ziele und Prioritäten, die für die Verwendung der ICF maßgeblich sind, Owen wirklich hatte?

Aus ICF-Perspektive könnte man die Elternbeziehung dem Bereich „Umweltfaktoren" zuordnen. In Owens Fall scheint dies jedoch unzureichend, wenn nicht gar absurd. Es wäre schwer, die Grenze zu ziehen, wo er endete und ich begann. Sein Körper, ebenso wie seine körperlichen Funktionen (wie Schlucken, Ausscheiden, Schwitzen), waren natürlich seine eigenen – sie konnte ich nicht kontrollieren. Seine grundlegende körperliche Gesundheit und Funktionsfähigkeit jedoch konnten nur durch mein ständiges Eingreifen aufrechterhalten werden. Da Owen sich zum Beispiel nicht aus eigenem Antrieb anders positionieren konnte, musste ich seine Arme und Beine in eine Stellung bringen, die mir die bequemste zu sein schien. Ich entschied jede Nacht, auf welcher Seite er schlafen würde. Ich entschied auch, in welche Richtung er sah und wie lang er die jeweilige Stellung beibehielt. So gut wie jeder Aspekt seines schlichten *Daseins* wurde von meinen Entscheidungen und Handlungen bestimmt.

Was bedeuten in diesem Zusammenhang dann aber Konzepte wie *Teilhabe* und *Funktionsfähigkeit?* Obwohl wir die ICF nicht verwendet haben, wie in diesem Buch vorgeschlagen, hatten wir doch Therapeuten und andere Fachleute, die Owen nach ähnlichen Ideen und mit ähnlicher Terminologie beschrieben und beurteilten. Wenn ich diese Berichte durchlese – sogar jene, zu denen ich beitrug oder in denen meine eigenen Worte festgehalten wurden –, stelle ich fest, dass kein Bericht die Tatsache von Owens vollständiger Abhängigkeit erfasst, oder erkannte, bis zu welchem Grad ich sein Erleben auf gewisse Weise *erzeugt* habe. Wenn ich zum Beispiel Owens Antwort auf eine Sache als „positiv“ interpretierte, so machten wir einfach mehr davon. Aufgrund der Wiederholungen wurde diese Sache dann zu seiner „Lieblingssache“ und als solche dokumentiert. Kurzum, ich fügte eine Serie von Zuschreibungen so lange zusammen, bis sie ein logisches und befriedigendes Narrativ ergaben. Dies wirft interessante Probleme auf bei der Verwendung der ICF als Hilfsmittel für betroffene Personen und Familien, über ihre subjektiven Erfahrungen von *Teilhabe* und *Funktionsfähigkeit* zu berichten. Eine Herausforderung ist, dass es schwierig sein dürfte festzulegen, *wessen* Ziele und Prioritäten da berichtet werden. Die zweite Herausforderung ist, dass es ungeachtet größter Bemühungen schwierig sein dürfte zu bestimmen, wer die *Teilhabe* und *Funktionsfähigkeit* tatsächlich *ausübt.*

Eine dritte und möglicherweise noch größere Herausforderung ergibt sich, wenn eine Kategorie nicht ganz zu dem passt, wie eine betroffene Person oder die Familie ihr eigenes Erleben beschreiben würden, und insbesondere die Eltern das Gefühl haben, trotzdem „gute Antworten“ finden zu müssen. In unserem Fall und angesichts der Art der schweren Behinderungen von Owen wäre ich niemals auf die Idee gekommen, Owen als „teilhabend“ oder „funktionsfähig“ zu beschreiben. Solche Kategorien hätten vielleicht Lehrer oder Therapeuten vorgeschlagen. Wurde ich gebeten Owen mit ähnlichen Kategorien (z. B. „soziale Fähigkeiten“) zu beschreiben, fand ich kreative Möglichkeiten zu antworten, ohne geradewegs zu lügen. Ich hätte in der Tat das Gefühl gehabt, meiner Aufgabe als Mutter nicht gerecht zu werden, wenn ich keine befriedigenden Antworten für jede der vorgestellten Kategorien zustande gebracht hätte.

Dies wirft zwei interessante potentielle Probleme auf:

Erstens wird deutlich, wie tief alle Seiten im biomedizinischen Paradigma sozialisiert sind. Nicht nur die Mitglieder des betreuenden medizinischen Teams, sondern auch die Betroffenen und ihre Familien. So wie das Fachpersonal in den akzeptierten Normen und Handlungsweisen geschult wurde, wurden es auch die Eltern. Dies beweist schon mein eigenes Bedürfnis, ein Narrativ zu entwickeln, das dem entsprach, was meiner Meinung nach von Owen und von mir, als seiner Mutter, erwartet wurde. Wenn die medizinischen Fachleute die ICF jedoch nur verwenden, indem sie die betroffenen Personen und Familien lediglich Fragen beantworten lassen oder sich anderweitig Daten zum Gebrauch für das medizinische Personal liefern lassen, wird es schwieriger, die Bedeutung der ICF für die betroffenen Personen und Familien zu erkennen. Die Verwendung der ICF, wie in diesem Buch beschrieben, wird wahrscheinlich mehr Einfluss haben und letztlich für die Betroffenen und ihre Familien befriedigender sein, wenn sie für Teamarbeit eingesetzt wird statt für die Patientenbefragung. Idealerweise nutzen die Betroffenen und ihre Familien sie als Instrument zur Gestaltung und Organisation ihrer Interaktion mit dem Gesundheitssystem. Das bedeutet weder, dass die Familien sich selbst überlassen werden, noch dass sie die Bedingungen ihrer Betreuung diktieren. Es bedeutet vielmehr, dass sie sich beispielsweise darin bestärkt fühlen, die Initiative zu ergreifen, kreative Ideen zu entwickeln, innerhalb vereinbarter Grenzen zu experimentieren und Empfehlungen von professioneller Seite offen auf den Zahn zu fühlen und zu hinterfragen.

Bis sich alle Beteiligten mit einer solchen Abkehr von einem biomedizinischen Ansatz wohlfühlen, bei dem normalerweise medizinische Fachleute die Interaktionen aus biomedizinischer Sicht bestimmen und lenken, wird es sicher eine Zeit dauern. Beim ICF-Ansatz geht es weniger darum, „wer zuständig" ist, als vielmehr darum, welche – und wessen – Bedürfnisse, Ziele und Prioritäten im Mittelpunkt stehen. Diese Bedingungen sollten vom gesamten Betreuungsteam, einschließlich der betroffenen Person und Familie, festgelegt und ständig überprüft werden.

Ein *zweites* Problem kann auftreten, wenn die Betroffenen und ihre Familien, die die angebotenen Kategorien für umfassend und endgültig halten, ungewollt ihre Perspektive so anpassen, dass sie in die Kategorien passt. Das Risiko besteht darin, dass das Gesundheitsteam für die betroffene Person, deren Betreuung es übernimmt, wesentliche und wichtige Hinweise und Informationen weglässt. Um es klar zu sagen, *jedes* Diagnoseverfahren nimmt einen eigenen normativen Standpunkt ein. In diesem Fall könnte die Verwendung der ICF in der klinischen Praxis die betroffenen Personen und ihre Familien davon abhalten, ihre Erfahrungen aus der Sicht ihres eigenen Paradigmas mitzuteilen, das vielleicht nicht in die vorgegebenen ICF-Kategorien passt. Dieses Problem ist insofern nicht leicht zu bewältigen, als solche tieferliegenden Gegen-Narrative in aller Regel nicht offenliegen. Zudem haben die verschiedenen Seiten vielleicht auch ein Interesse daran, eine Situation in einer bestimmten Art darzustellen oder zu verstehen. Vielleicht geht es ihnen darum, ihre Rolle als „Experte" zu bewahren. Möglicherweise war das auch meine unbewusste Motivation. Zudem könnte es auch zu viel verlangt sein, dass jedes einzelne Team-Mitglied solche emotionalen und inneren Komplexitäten auf den Tisch legt und entschlüsselt. Bis zu einem gewissen Grad ist es vernünftig – und Zeichen von Respekt –, für bare Münze zu nehmen, wie eine betroffene Person oder deren Familie sich selbst darstellen möchte. Andererseits kann ein Mitglied aus dem betreuenden Team – insbesondere eines, dem die Familie vertraut – nach einer Gelegenheit suchen, einen Dialog zur Sondierung solcher Fragen zu führen.

Dieses Problem gilt nicht nur für schwere Behinderungen, sondern kann auch bei Menschen aus anderen Kulturen, mit anderen Sprachen und sozioökonomischen Hintergründen auftreten, um nur einige zu nennen. In einem beliebten Blog des Holland Bloorview Kids Rehab Hospital in Toronto beschreibt Jaqui Getfield ihren Umzug von Jamaica nach Kanada mit ihren Zwillingen, bei denen beiden eine Autismus-Spektrum-Störung diagnostiziert wurde (Getfield, 2013). Sie vergleicht das Verhalten jamaikanischer und kanadischer Eltern und stellt fest, dass „jamaikanische Mütter nicht ununterbrochen [...] mit Kindern plaudern, die nicht selbst sprechen können" und dass es unter berufstätigten Müttern völlig unbekannt ist, mit ihren Kindern „Als-ob-Spiele" zu spielen oder Verabredungen zum Spielen zu vereinbaren. Sie stellt fest, dass in Jamaika von Erwachsenen „nicht erwartet wird, am unstrukturierten freien Spiel mitzuwirken". Solche und andere Unterschiede im Erziehungsstil machten es schwierig für sie, den Erwartungen der Fachleute, die ihre Söhne betreuten, zu entsprechen. Besonders erwähnenswert ist die Beobachtung von Jaqui Getfield, die den Blickkontakt betrifft. Bei manchen Einwanderern, so erzählt sie, gilt Blickkontakt von Kindern als respektlos und aggressiv. Bis sie nach Kanada kam, war ihr die „kulturelle Bedeutung des Blickkontakts als Kommunikationsmittel" für Kanadier unbekannt. Dass ihre Söhne im Alter von zwei Jahren keinen Blickkontakt aufnahmen, beschäftigte sie daher offenbar deutlich weniger als deren Ärzte und Betreuer.

Die Erfahrungen von Jaqui Getfield zeigen deutlich, wie leicht Gesundheitsteams wichtige kulturelle Unterschiede und verschiedene Interpretationen übersehen können, wenn das zur Informationserhebung eingesetzte Testverfahren kein anderes Verständnis des Krankheitsbildes oder der Situation einer Person zulässt. In diesem Fall könnten wir also vermuten, dass der fehlende Blickkontakt bei ihren Söhnen weitere Untersuchungen verlangt. Und wir sollten uns klar machen, dass die normativen Erwartungen in Kanada anders sein können als anderswo. Betroffene Personen und ihre Familien, die eingewandert sind, am Rand der Gesellschaft stehen oder auf andere Weise schlechter versorgt sind, könnten das Gefühl haben, sich an das normative Paradigma eines bestimmten, vorgegebenen Testverfahrens anpassen zu müssen, und so schieben sie ihre eigene Sichtweise beiseite oder unterdrücken sie.

Auch wenn die Verwendung der ICF in der Praxis eine sehr solide und dynamische Methode zur Erfassung der Lebenssituation einer Person darstellt, so liegen ihr doch kulturelle normative Ideen zugrunde, wie ihre Bedürfnisse, Prioritäten und die Erfahrungen kategorisiert und beschrieben werden sollen. Tatsächlich steht es jedem frei, diese Denkweise anzunehmen, abzulehnen oder anzupassen. Wenn die Fachleute das Rahmenkonzept der ICF der Familie jedoch „nur als Diskussionsgrundlage" vorstellen, suggeriert allein dies schon einen „richtigen Weg", über Dinge nachzudenken. Wie bereits erwähnt, hätte ich nicht an den Begriff „Teilhabe" gedacht, um Owens Aktivitäten zu beschreiben. Wie aber hätte man den ICF-Begriff für „Betreuung" einführen können, ohne dass ich mich an der „Teilhabe" orientiere? Denn selbst wenn ich den Begriff als relevante Kategorie für unsere Familie abgelehnt hätte, hätte ich das Gefühl gehabt, dass wir von einem vorgeschlagenen „Standard" abweichen. Das Problem, um das es mir hier geht, ist, dass alle Rahmenkonzepte, inklusive die ICF, einen *Standpunkt* einnehmen und also nicht für neutral gehalten werden dürfen, auch wenn sie noch so flexibel sind.

Natürlich könnte kein Diagnostikverfahren für sich genommen die in Jaqui Getfields Bericht beschriebenen nuancierten und komplexen Vorurteile ans Tageslicht bringen. Daraus ergibt sich, wie bereits gesagt, dass der Dialog durch ein solches Verfahren, wie das ICF Rahmenkonzept, lediglich unterstützt, nicht aber ersetzt werden darf. Ein erfolgreicher Einsatz der ICF in der Praxis verlangt von Fachleuten und Betreuern Offenheit für die Art, wie die von ihnen versorgten Personen und ihre Familien ihr Leben führen und erleben, auch wenn die Wahrnehmungen und Handlungsimpulse der Fachleute davon abweichen. Dies hilft, sich dagegen abzusichern, dass eine Familie sich unter Druck fühlt, den wahrgenommenen „Standards" – und damit also auch denen der Fachperson – zu entsprechen. Die in der ICF vorgestellten Kategorien sollten von allen Parteien als *Stichworte* genutzt werden, an denen die Bedürfnisse und Prioritäten der Beteiligten ausgerichtet werden. Dabei kann es erforderlich werden, das Diagnostikverfahren selbst, die begleitende Beratung oder die Sichtweisen der Mitglieder des medizinischen Betreuungsteams anzupassen und zu verfeinern, damit die Lebenssituation der Familie exakter erfasst wird.

9.6 Zurück zu den Grundlagen

Wie in früheren Kapiteln dieses Buches beschrieben, wurde die ICF nicht entwickelt, um betroffenen Personen und Familien in der klinischen Praxis direkt zu helfen. Sie wurde ursprünglich vielmehr als Klassifikationssystem der Weltgesundheitsorganisation entwickelt, um die Funktionsfähigkeit, Bedürfnisse und Fähigkeiten der Menschen genauer zu erfassen. Ländern, die sie auf nationaler Ebene verwenden, kann die ICF helfen, den aktuellen Bedarf an Ressourcen zu ermitteln und künftige Erfordernisse zu prognostizieren. Damit dies aber gelingen kann, die entsprechenden Instrumente genutzt werden und zum laufenden Datenaustausch beitragen können, braucht das System Daten, und das heißt, willige Teilnehmer – Fachleute wie Patienten gleichermaßen. Dieses Rahmenkonzept muss auf allen Ebenen des Gesundheits- und Sozialwesens umgesetzt werden, von den internationalen Organisationen über staatliche Gesundheits- und Sozialinitiativen und regionale Verwaltungsbehörden bis hinunter zur einzelnen Einrichtung und dem Zuhause. Es ist ein vollständig integriertes System erforderlich, das den wechselseiteigen Kommunikationsfluss unterstützt, der für den gesamten Analyseprozess unerlässlich ist. Einzelpersonen liefern die Daten, die Datenbanken liefern die Statistiken, die Statistiken liefern (theoretisch) die Informationen für die Finanzierungsentscheidungen, sodass letztendlich eine angemessene Unterstützung und angemessene Ressourcen für Bevölkerungsgruppen und für Einzelpersonen bereitgestellt werden können.

Es handelt sich also um eine ziemlich umfassende Vision, und die betroffenen Personen und Familien haben in der Regel sicher nicht die Zeit oder Energie sich in vollem Umfang damit zu befassen. Stattdessen müssten die betroffenen Personen und ihre Familien für sich selbst feststellen, dass dieses Rahmenkonzept die Qualität der Versorgung, die Beziehungen in der Familie und zu den Betreuern und wie sie deren Aktivitäten und Tätigkeiten erleben, unterstützt oder verbessert. Mit anderen Worten, es muss für ihren Alltag von Bedeutung sein.

Eine gängige Beschwerde von betroffenen Personen und Familien ist, dass die für sie zuständigen medizinischen Fachleute einfach nicht genug Zeit für sie haben (Ogden et al., 2004). Moderne Gesundheitsversorgung, die häufig unter hohem Kostendruck steht, stellt den Fachkräften nicht ausreichend Zeit und Ressourcen zur Verfügung, um sich umfassend um ihre Patienten zu kümmern. Gleichzeitig steht ein weitergefasstes Gesundheitssystem aus verschiedenen Gründen in der Kritik: Es wird als verwaltungstechnisch komplex wahrgenommen und die Dienste sind schwer zu steuern (Grant, 2017). Die betroffenen Personen und Familien erleben das auf vielfältige Weise. Beispielsweise haben sie das Gefühl, es sind zu viele Spezialisten involviert, um den Überblick zu behalten, und keiner von ihnen kommuniziert mit den anderen oder hat einen Überblick über das „Gesamtbild". Die Familien können keine zusammengefassten Patientenakten liefern oder haben keinen Zugang dazu und müssen stattdessen ihre Geschichte den verschiedenen Fachleuten gegenüber ständig wiederholen. Außerdem haben sie nicht selten den Eindruck, dass ihr *Erleben* ihres Gesundheitszustands nicht wirklich begriffen wird, trotz aller medizinischen Bemühungen, die Symptome und Krankheitsbilder zu behandeln.

Es scheint, als könne all dies durch Anwendung der ICF in der Praxis angegangen werden. Die betroffenen Personen und ihre Familien haben das Gefühl, ihre Interessen werden beim Erfassen ihrer Gesundheitsdaten genauer in den Blick genommen. Die Fachleute schätzen die Zusammenarbeit und Kreativität des interprofessionellen Dialogs. In der Folge führen die Verbesserungen in der Kommunikation hoffentlich dazu, der betroffenen Person eine möglichst relevante und angemessene Behandlung zukommen zu lassen, egal ob durch medizinische Interventionen, Veränderungen in der Umwelt oder durch unterstützende Maßnahmen anderer Art. In gewissem Sinn wirken die Ideen, die der Verwendung der ICF zugrunde liegen, modern. Andererseits scheinen sie geradezu altmodisch – vielleicht stellt der ICF-Ansatz eine Rückkehr zu Idealen in der Medizin dar, die aufgrund der Fokussierung der biomedizinischen Institutionen auf Effizienz und Kosteneinsparung wohl verloren gegangen sind.

9.7 Wege in die Zukunft: mögliche Anwendungen

Die in diesem Kapitel aufgeworfenen Fragen und Betrachtungen sind komplex und können nicht zeitnah gelöst werden. Aber man kann sie als bleibende Fragen betrachten, die mit dem Auftreten von Problemen und Möglichkeiten bei anhaltender Verwendung der ICF mal mehr mal weniger in den Fokus geraten. Mir geht es keinesfalls darum, durch die Auseinandersetzung mit diesen oder anderen kritischen Fragen die Zusammenarbeit von Ärzten, betroffenen Personen und Familien zu verhindern oder zu verzögern, um herauszufinden wie die ICF letztere unterstützen kann.

Die ICF muss nicht unbedingt als dauerhaftes, flächendeckendes Rahmenkonzept eingeführt werden, mit der immer alles beurteilt wird. Obwohl keine dieser Ideen getestet oder bewiesen wurde, schlage ich einige Möglichkeiten vor, die ICF in die klinische Praxis zu integrieren, entweder als „Test" (was in der Zukunft zu einer zuverlässigeren Implementierung führen könnte) oder als selektiv angewandte Maßnahme in kritischen Momenten der „Betreuungsreise". Auch wenn sie einzeln aufgeführt sind, kann man sich doch vorstellen, wie die Verwendung der ICF in mehrfacher Hinsicht von Vorteil sein kann.

- Als *Dialoginstrument* – Die in der ICF aufgeführten Kategorien können die Grundlage sowohl für einen geplanten wie für einen spontanen Dialog mit der betroffenen Person und der Familie bilden. Sie fördern eine kreative Problemlösung, helfen, die Übergänge zwischen verschiedenen Lebensphasen zu bewerkstelligen oder regen zumindest eine umfassendere Diskussion über die Bedürfnisse und Prioritäten der betroffenen Person an, die in der klinischen Routine nicht zum Tragen kommen. Zudem kann die Fokussierung des Gesprächs auf gemeinsame Themen (etwa „Unterstützung durch die Umwelt") es dem Behandlungsteam und den Familienmitgliedern erleichtern, die gemeinsamen Ziele zu formulieren und anzupassen, wodurch Konflikte reduziert oder vermieden werden.
- Als *Entscheidungshilfe* – Bei der Betrachtung der Vorzüge einer Therapie, Intervention oder größeren Veränderung der Betreuungsroutine kann die Anwendung der ICF in bestimmten Momenten hilfreich sein. Die erwarteten und möglichen Ergebnisse einer größeren Entscheidung können geplant werden und die Bewertung der potentiellen Auswirkungen erfolgt in Begriffen, die für die betroffene Person und die Familie relevanter sind als sie es bei einer konventionellen biomedizinischen Untersuchung wären. So kann es beispielsweise für eine Familie, die eine Reihe von zusätzlichen Kommunikationsgeräten für ihr Kind in Betracht zieht, von Vorteil sein, nicht nur die Auswirkungen auf die Sprachentwicklung zu berücksichtigen, sondern auch wie sich das Gerät (zum Beispiel) auf die Teilhabe an seiner Lieblingssportart auswirkt.
- Als *Planungs- und Kommunikationswerkzeug* für Familien – Der biomedizinische Ansatz in der Praxis kann sowohl von der Familie wie vom Gesundheitsteam als vertraut und verlässlich empfunden werden. Die ICF jedoch bietet Möglichkeiten für die betroffenen Personen und ihre Familien ihr Denken nach ihren Bedürfnissen, Zielen und Prioritäten *auszurichten*. Dies führt zu einer verbesserten Kommunikation zwischen den Familienmitgliedern, einem tieferen Verständnis der eigenen Situation und der Möglichkeit zur Reflexion. Die betroffene Person und die Familien können entscheiden, ob sie die daraus resultierenden Gedanken den Fachleuten mitteilen oder nicht. Wird die ICF in dieser Weise eingesetzt, kann sie Familien so unterstützen, wie es für sie passend ist, egal auf welche Weise.

1. Fehlende Kenntnis der ICF
2. Variabilität der Funktionsprofile
3. Fehlende Gültigkeit der Beurteilungsmerkmale
4. Belastung durch die Dokumentation
5. Traditionelle Erfassung von statistischen Daten von oben nach unten („top-down")

Um ein fester Bestandteil im Praxisalltag werden zu können, muss die ICF in den Lehrplan aller Gesundheitsberufe, aller pädagogischen und sozialen Berufen Einzug halten, sowie in sämtlichen Gesundheitsbereichen. Neben der Kenntnis der ICF und dem Verständnis des zugrundeliegenden bio-psycho-sozialen Rahmenkonzepts ist es auch wichtig, ein Verständnis dafür zu vermitteln, dass ein auf der ICF basierendes Funktionsprofil einer Person zu ermitteln etwas völlig anderes ist, als eine Diagnose zu erstellen (siehe auch Kapitel 1). Ein Funktionsprofil muss im Kontext der konkreten Lebenssituation verstanden werden, und es muss klar sein, dass sich dieses Profil im Lauf der Zeit ändern kann. Zudem ist es wichtig zu begreifen, dass der Fokus des Funktionsprofils stark von der Perspektive des jeweiligen Betrachters und den Themen, die während der Begegnung angesprochen werden, abhängt. Mit einer so großen Variabilität konfrontiert, verwechseln Kritiker der ICF dies leicht mit einem Mangel an Präzision im Vergleich zu herkömmlichen diagnostischen Kriterien innerhalb der ICD. Was häufig nicht ausreichend wertgeschätzt wird, ist, dass das ICF-Profil einer Person sich stets in Veränderung befindet, es ist eine Momentaufnahme aus einer bestimmten Perspektive und wird sich daher den jeweiligen Lebensumständen anpassen. Diese Tatsache muss der relativen Stabilität einer „Diagnose", die auf der biomedizinischen Dimension gründet, gegenübergestellt werden.

Ein weiteres Hindernis für die Implementierung ist die Unsicherheit, wie die Beurteilungsmerkmale der ICF anzuwenden sind. Theoretisch ist eine lineare Verteilung der Beurteilungsmerkmale entsprechend dem Grad der Beeinträchtigung oder Einschränkung sinnvoll. In der Praxis jedoch erweist sich die ICF als recht subjektiv und abhängig vom jeweiligen Anwender. Für manche ICF-Items gibt es etablierte Testverfahren mit guter Validität und Reliabilität. In diesen Fällen lassen sich die Ergebnisse auch über die Zuweisung der konkreten Beurteilungsmerkmale ausdrücken. Verschiedene Grade der „funktionalen Mobilität" bei Kindern mit Zerebralparese zum Beispiel können gut unter Verwendung des belastbaren und validen Klassifikationssystems für grobmotorische Funktionsfähigkeit beschrieben werden (Palisano et al., 1997). Für viele andere Bereiche jedoch existiert noch kein solches Beurteilungsinstrument, und die Merkmale führen je nach Auge des Betrachters zu einer willkürlichen Beurteilung der funktionalen Ebene über die Beschreibung der „Schwere", für die Begriffe wie „mild", „moderat" oder „schwer" genutzt werden, etwa um intellektuelle Einschränkungen zu beschreiben. Um eine größere Akzeptanz zu schaffen und eine breitere Einführung der ICF ist es wahrscheinlich hilfreich, auf die Verwendung von Beurteilungsmerkmalen ganz zu verzichten und lediglich Bereiche mit Stärken und Schwächen zu kennzeichnen. Eine solcher Art zweigeteilter Beschreibung eines Funktionsprofils reicht zur Informationserhebung, wie sie für den Patienten von Bedeutung ist, aus. Damit können sie sinnvolle Interventionsziele festlegen und den beteiligten Behandlern und Betreuern mitteilen. Man kann damit auch aussagekräftige Informationen über die Funktionsfähigkeit von Bevölkerungsgruppen erlangen, die über das Bestehende hinausgehen, das allein auf Diagnosestatistiken basiert und über die Funktionsfähigkeit nichts Genaues aussagt (wie in Kapitel 8 ausführlicher beschrieben).

Jede neue Art der Dokumentation, die in die Praxis eingeführt wird, bedeutet eine zusätzliche Belastung für das Personal. Um die Implementierung zu erleichtern, sollte die Einführung der ICF die Dokumentationsarbeit effizienter und zeitsparender machen. Das erfordert ein System, bei dem eine gleichzeitige Dokumentation durch verschiedene Teammitglieder und den Patienten selbst möglich ist. Es muss zudem eine regelmäßige Aktualisierung des Funktionsprofils erlauben, wenn neue Lebenssituationen und Veränderungen im Gesundheitszustand oder der Fähigkeiten des Patienten eintreten.

Fachleute werden nur dann neue Verfahren, Methoden und Entwicklungen übernehmen, wenn sie nachweislich sowohl dem Wohl des Patienten dienen als auch dem eigenen Workflow. Ein Versuch, diese beiden Ziele zu erreichen, war die Entwicklung von „Core Sets", die die Anzahl der ICF-Elemente reduzieren sollten und auf bestimmte Krankheitsbilder zugeschnitten sind. In der Praxis sind diese Core Sets noch immer schwer zu implementieren, da sie immer noch langwierig sind. Da sie für konkrete Diagnosen entwickelt wurden, passen sie oft nicht zur klinischen Realität einer Multimorbidität von Patienten mit chronischen Erkrankungen und Behinderungen (McIntyre und Tempest, 2007; Kraus de Camargo, 2018).

Bei Bevölkerungsstatistiken gibt es Versuche, ICF-Daten zu bereits bestehenden Gesundheitsstatistiken hinzuzufügen und deren Erfassung gleichermaßen verpflichtend zu machen. Aufgrund des additiven Charakters der Erstellung eines Funktionsprofils mit der ICF kann der Prozess der Erfassung relevanter Items oder Codes zur Beschreibung der Situation eines Patienten ziemlich unterschiedlich ausfallen, je nachdem um welche Situation es sich handelt, welche Spezialisten und Familienmitglieder beteiligt sind und welche Ziele der Patient zu einem bestimmten Zeitpunkt verfolgt. Eine solche Dynamik unterscheidet sich sehr von der Erstellung von Diagnosen und ihrer Codierung. Die Funktionsprofilen inhärente Variabilität macht es erforderlich, dass die beteiligten Personen miteinander kommunizieren und die Profile regelmäßig neu bewerten. Das Delegieren der Auswahl von Codes an Codierer, wie es bei der Aufzeichnung von ICD-Codes im Gesundheitswesen geschieht, könnte sich als schwierig und offen gesagt unangebracht erweisen.

Aus diesen Gründen ist möglicherweise ein neuer Ansatz für Gesundheitsstatistiken erforderlich. Statt des Datenbezugs von oben nach unten („top-down") und der verpflichtenden Datenweitergabe von Gesundheitsdienstleistern und Institutionen, könnten die Daten auch von unten nach oben („bottom up") erfasst werden. Bürger, Patienten und Gesundheitsdienstleister stellen innerhalb des Gesundheitsinformationssystem aktiv die Daten bereit. Ein solcher Paradigmenwechsel ist aufgrund der allgegenwärtigen Verfügbarkeit des Internets und von Kommunikationsmitteln möglich, die das Teilen, Sammeln und die Analyse von Daten aus aller Welt erlauben. Erste Versuche zur Entwicklung einer derartigen Plattform sind auf den Weg gebracht und werden von der WHO-FIC und in internationaler Zusammenarbeit bei der **I**Can**F**unction mHealth- Lösung (*m*ICF) unterstützt (Snyman und Kraus de Camargo, 2016).

> *„Die Vision der* **m***ICF ist, Nutzer von Diensten (z.B. Gesundheit, Soziales, Bildung) und ihre Vertreter zu befähigen, ‚Fürsprecher' zu werden in ihrer neuen „führenden" Rolle im Pflege-, Behandlungs- und Betreuungsprozess. Sie werden durch Verwendung von* **m***ICF in die Lage versetzt, die eigenen Fähigkeiten in ihren Stärken und Einschränkungen (Funktionsfähigkeit) zu beschreiben unter Beachtung der Interaktion mit den vorhandenen Umweltbarrieren und Förderfaktoren. Ihre Daten sind ihr Eigentum. Es steht ihnen frei, die Informationen weiterzugeben und sich mit Dienstleistern zu beraten. Sie erleben eine verbesserte Kommunikation mit ihren Dienstleistern, die die gemeinsame Entscheidungsfindung erleichtert. Sie geben die Informationen weltweit anonym an andere* **m***ICF-Nutzer weiter und sind daher besser über ihre Behandlung und ihre Rehabilitationsmöglichkeiten informiert." (Snyman und Kraus de Camargo, 2016)*

Behörden und Verwaltungen haben dann anonymisierte Daten für eine umfangreiche Datenanalyse zur Verfügung. Diese Daten werden weltweit dazu beitragen, die Überwachung der öffentlichen Gesundheit zu verbessern, und bilden die Grundlage für Entscheidungen in der öffentlichen Gesundheit. Entscheidungsträger können auf der Basis dieser aktuellen und zweckmäßigen Datengrundlage effizienter steuern und verwalten. Die *Centers for Disease Control* (Zentren für Krankheitsüberwachung) stellen in ihrer *CDC Vision for Public Health Surveillance in the 21st Century* (CDC-Vision für die Überwachung der öffentlichen Gesundheit für das 21. Jahrhundert) fest, dass „die unmittelbare Herausforderung bei der zunehmenden Verfügbarkeit von klinischen Daten, Versicherungs- und Sozialdaten sowie umweltbezogenen Datensätzen darin besteht, diese Daten in ein Format zu bringen, das für Epidemiologen, Statistiker und andere, die diese Daten zur Überwachung der öffentlichen Gesundheit nutzen könnten, zugänglich und nützlich ist. Solange diese Daten nicht in einem brauchbaren Format vorliegen, ist eine Interpretation durch Fachexperten nicht möglich, und die Daten bringen keinen Nutzen" (Centers for Disease Control and Prevention, 2012).

Ein weiteres Beispiel für digitale Entwicklungen beim Einsatz der ICF ist die Plattform REHADAT ICF-GUIDE (https://www.rehadat-icf.de/de/) (Institut der deutschen Wirtschaft, 2018) Es handelt sich hierbei um eine Website, die, auf der Grundlage von bewährten Verknüpfungen von ICF-Items, Quellen aus der Literatur und spezielle Hilfsmittel aus dem Hilfsmittelkatalog in Deutschland mit ICF-Items verknüpft. Diese Website kann als Lotse genutzt werden, um konkrete Literatur oder Hilfsgeräte zu suchen, und dabei die ICF-Terminologie und -Einteilung als Suchstruktur nutzen.

Bis leistungsfähige elektronische Systeme, die die ICF einer breiteren Bevölkerung zugänglich machen, entwickelt werden und verfügbar sind, wurden Vereinfachungen vorgeschlagen, die auf Papier vorliegen. Im Kanton Zürich in der Schweiz wurde ein standardisiertes sonderpädagogisches Begutachtungsformular mit der ICF vorgelegt (sog. Standortgespräche). Es enthält eine Auswahl von ICF-Items entsprechend der Schwerpunkte im Bereich sonderpädagogischer Förderung (Hollenweger, 2015). (Siehe **Tabelle 10-1**)

Ein weiteres Beispiel ist FACT, das *Functioning Assessment Classification Tool*, mit dem die relevanten Informationen von Kindern, die zusätzliche Unterstützung in der Schule benötigen, für deren individuellen Bildungsplan organisiert werden können (Klein und Kraus de Camargo, 2018) (siehe **Abb. 10-4**). Dieses Testverfahren widmet sich zwei Hauptaspekten:

- den *funktionalen Fähigkeiten* in den Bereichen „verbale", „visuelle", „soziale", „Lese-", „Organisations-" und „Selbststeuerungsfähigkeiten",
- Einschränkungen bei der *Teilhabe* in den Bereichen „individuelles Arbeiten", „mehrstufige Aufgaben", „Gruppenarbeit", „lehrergeführte Gruppenarbeit", „unstrukturierte Aktivität", „strukturierte körperliche Aktivität", „unstrukturierte körperliche Aktivität".

Mit dieser Vorlage können Lehrer, Eltern und Ärzte auf der Grundlage eines konsensorientierten Prozesses einen individuellen Bildungsplan entwickeln.

Künftige Anwendungen der ICF werden wahrscheinlich bestehende analog vorliegende Lösungen in digitale integrieren. Elektronische Lösungen haben den zusätzlichen Vorteil, Funktionsprofile über längere Strecken entwickeln und aggregierte Daten auswerten zu können.

Alle, die den Eindruck gewonnen haben, die ICF biete ihnen das richtige Rahmenkonzept für ihre Arbeit mit Kindern und Familien, mögen sich ermutigt fühlen, von nun an ihre eigenen Anpassungen, Verfahren und Methoden zu „kreieren", um sie auf die Bedürfnisse

Tabelle 10-1: Ein Instrument des Kantons Zürich zur Klärung der Indikation für sonderschulische Maßnahmen (angepasst mit freundlicher Genehmigung von Hollenweger (2015)

Indikationsbereiche für die Sonderpädagogik und ihre funktionellen Komponenten	ICF Anker-Items
Kognition und Metakognition	
Kognitive Funktionen	b164 – Höhere kognitive Funktionen
Zentrale Funktionen für die kognitive Verarbeitung	b140 – Funktionen der Aufmerksamkeit
Eng mit der Kognition zusammenhängende Funktionen	d133 – Spracherwerb
Bewusste Sinneswahrnehmung und Empfindungen	
Sehen	b210 – Funktionen des Sehens (Sehsinn)
Hören	b230 – Funktionen des Hörens (Hörsinn)
Schmerzen	b280 – Schmerz
Andere bewusste Sinneswahrnehmungen	d120 – Andere bewusste sinnliche Wahrnehmungen
Sozial-emotionale Funktionsfähigkeit	
Emotionen	b152 – Emotionale Funktionen
Regulierung von Emotionen, Motivation und psychischer Energie	b130 – Funktionen der psychischen Energie und des Antriebs
Sozial-emotionale Kompetenzen	d720 – Komplexe interpersonelle Interaktionen
Zielgerichtete Kommunikation	
Operative Kommunikationsaspekte	b310 – b330 Funktionen von Stimme und Sprache d330 – Sprechen
Motivierende und sozial-emotionale Kommunikationsaspekte	d310 – Kommunizieren als Empfänger gesprochener Mitteilungen d330 – Sprechen
Metakognitive Kommunikationsaspekte	d330 – Sprechen d335 – Non-verbale Mitteilungen produzieren
Bewegung, Mobilität und Motorik	
Motorische Fähigkeiten	b735 – Funktionen des Muskeltonus d410 – Eine elementare Körperposition wechseln
Motorische Aktionen	b760 – Funktionen der Kontrolle von Willkürbewegungen d440 – Feinmotorischer Handgebrauch
Durchführung von Aktivitäten des täglichen Lebens	
Einzelne Komponenten sind in der ICF aufgeführt	d230 – Die tägliche Routine durchführen d530 – Die Toilette benutzen d540 – Sich kleiden d550 – Essen

Klassifikation der Funktionsfähigkeiten						
4	4	4	4	4	4	Erwarten Sie eine signifikante Änderung?
3	3	3	3	3	3	Ertwarten Sie eine kontinuierliche intensive Betreuung?
2	2	2	2	2	2	Erwarten Sie intermittierende Unterstützung?
1	1	1	1	1	1	Fähigkeit im typischen Bereich
Verbal	Lesefähigkeit	Visuell	Führungsfähigkeit	Sozial	Selbstregulierung	

Klassifikation der Teilhabe						
4	4	4	4	4	4	Sehr niedrig oder keine
3	3	3	3	3	3	Niedrige Frequenz oder niedrige Qualität
2	2	2	2	2	2	Niedrige Frequenz oder niedrige Qualität
1	1	1	1	1	1	Typischer Bereich
Einzelarbeit	Mehrstufige Aufgabe	Lehrergeführte Gruppenarbeit	Unstrukturierte Gruppenaktivität (z. B. Mittagessen)	Strukturierte körperliche Aktivität (z. B. Fitness)	Unstrukturierte körperliche Aktivität (z. B. Pause)	

Unterstützung der Umwelt	**Umweltstressoren**	**Personbezogene Faktoren**

Abbildung 10-4: FACT (Functional Abilities Classification Tool – Klassifikationstool für Funktionsfähigkeiten) [© 2018 Klein & Kraus de Camargo]

der Menschen, die sie betreuen, zuzuschneiden und so zu gestalten, dass sie in ihrem Arbeitsumfeld einsetzbar ist. Das vorliegende Buch bietet hoffentlich anregende Ideen und Beispiele von leidenschaftlichen Befürwortern, damit wir unseren Fokus statt auf Krankheit, Behinderung und Exklusion, auf Wohlbefinden, Funktionsfähigkeit und Teilhabe legen.

Literatur

Institut der deutschen Wirtschaft Köln. (2018). *REHADAT ICF-Lotse.* Retrieved January 28, 2019, available from: https://www.rehadat-icf.de/de/

Centers for Disease Control and Prevention. (2012). CDC's Vision for Public Health Surveillance in the 21st Century. *Morbidity and Mortality Weekly Report, 61* (Suppl; July 27), 44.

Heerkens, Y.F., de Weerd, M., Huber, M., de Brouwer, C.P. M., van der Veen, S., Perenboom, R.J. M. et al. (2018). Reconsideration of the scheme of the international classification of functioning, disability and health: incentives from the Netherlands for a global debate. *Disability and Rehabilitation, 40* (5), 603–611.

Hollenweger, J. (2015). Indikationsbereiche – Ein Instrument des Kantons Zürich zur Klärung der Indikation für sonderschulische Massnahmen. *Schweizerische Zeitschrift für Heilpädagogik, 21* (2), 27–33.

Klein, B. & Kraus de Camargo, O. (2018). A Proposed Functional Abilities Classification Tool (FACT) For Developmental Disorders Affecting Learning and Behaviour. *Frontiers in Education, 07* February 2018. http://doi.org/10.3389/feduc.2018.00002

Kraus de Camargo, O. (2018). International Classification of Functioning, Disability and Health Core Sets: moving forward. *Developmental Medicine & Child Neurology, 21* June 2018. https://doi.org/10.1111/dmcn.13956

Leonardi, M., Sykes, C., Madden, R.C., ten Napel, H., Hollenweger, J., Snyman, S. et al. (2016). Do we really need to open a classification box on personal factors in ICF? *Disability and Rehabilitation, 38* (13), 1327–1328.

McIntyre, A. & Tempest, S. (2007). Two steps forward, one step back? A commentary on the disease-specific core sets of the International Classification of Functioning, Disability and Health (ICF). *Disability and Rehabilitation, 29* (18), 1475–1479.

Palisano, R., Rosenbaum, P., Walter, S., Russell, D., Wood, E. & Galuppi, B. (1997). Development and reliability of a system to classify gross motor function in children with cerebral palsy. *Developmental Medicine & Child Neurology, 39* (4), 214–223.

Snyman, S. & Kraus de Camargo, O. (2016). *mICF – ICanFunction mHealth Solution in the Making.* Retrieved January 28, 2019, available from: http://icfmobile.org/

Teil IV: Anhang

11 Anhang

11.1 Übung und vier Fallbeispiele
11.1.1 Übungsvorschlag
11.1.2 Fallbeispiel: Carlos (männlich, 6 Jahre)
11.1.3 Fallbeispiel: Jessica (weiblich, 3;2 Jahre)
11.1.4 Fallbeispiel: Paula (weiblich, 5 Jahre)
11.1.5 Fallbeispiel: Peter (männlich, 6 Jahre)
11.2 Teamentwicklung
11.3 Mein F-Words-Zielblatt
11.4 ICF-Formular
11.5 Leeres ICF-Gerüst
11.6 ICF-Checklisten
11.6.1 ICF-CY: Codierungen für Kinder im Alter von 0–3 Jahren
11.6.2 ICF-CY: Codierungen für Kinder im Alter von 4–6 Jahren
11.6.3 ICF-CY: Codierungen für Kinder im Alter von 7–12 Jahren
11.6.4 ICF-CY: Codierungen für Kinder im Alter von 13–18 Jahren
11.7 Nützliche Links und weitere Ressourcen zur ICF

11.1 Übung und vier Fallbeispiele

11.1.1 Übungsvorschlag

Versuchen Sie, anhand der Codes und ihrer Definitionen aus dem vollständigen ICF-Handbuch oder auch aus dem reduzierten Codeset in Kap. 11.6 ein Kind oder einen Patienten zu beschreiben, das oder den Sie gut kennen. Sie können auch eine Person aus einem der anderen Fallbeispiele, die in diesem Buch vorgestellt werden, verwenden und die Elemente, die Sie in den bereitgestellten Berichten als relevant identifiziert haben, nachschlagen.

Wer dies zum ersten Mal tut, bemerkt in der Regel eine Präferenz für bestimmte Komponenten und Elemente. Diejenigen, die Teil ihrer täglichen Arbeit sind, werden als vertrauter und verständlicher empfunden. Um von der Breite der ICF zu profitieren, wird deshalb empfohlen, alle Komponenten zu betrachten. Möglicherweise entdecken Sie auf diese Weise, wie viele zusätzliche Informationen, die über die Komponenten Ihrer ursprünglichen Präferenz hinausreichen, Sie über ein Kind haben. Dabei werden Sie auch auf Aspekte aufmerksam, die Sie über das Kind oder die Umwelt des Kindes noch nicht kennen. In diesem Sinne ist die ICF eine Aufforderung, mehr Informationen zu sammeln, diese systematisch zusammenzutragen und die Verbindungen zwischen den Elementen zu erkennen. Auch wenn Sie nicht selbst über diese Informationen verfügen, lässt sich erkennen, wer die fehlenden Daten bereitstellen könnte, und entsprechende interdisziplinäre Anfragen vornehmen.

Wenn Sie eine vollständige Beschreibung des Kindes erstellt haben, versuchen Sie herauszufinden, welches aus Ihrer Sicht und aus der Sicht der Familie und des Kindes mögliche Interventionsziele wären. Die folgenden vier Fallbeispiele veranschaulichen, wie die Informationen in den Berichten dem ICF-Rahmenkonzept zugeordnet werden können.

11.1.2 Fallbeispiel: Carlos (männlich, 6 Jahre)

Ersttermin

Carlos wurde mit einem Gewicht von 3,6 kg termingerecht geboren. Er lebt mit seinen Eltern, einer älteren Schwester, 10 Jahre alt, und einem Bruder, 2 Jahre alt, zusammen. Er wuchs langsam und seine Wachstumskurve lag immer unter dem Durchschnitt.

Carlos kommunizierte in der Vergangenheit nonverbal, er konnte gestikulieren und deuten. Seine Mutter berichtet, dass seine Sprachentwicklung in Verzug war.

Carlos hat die Unterstützung einer pädagogischen Assistenzkraft, die überwiegend mit ihm arbeitet. Er zieht es vor, für sich zu spielen und weist die Spielangebote anderer Kinder zurück. Wenn er allein spielt, ist er meist ruhig und zufrieden, aber sobald Erwartungen an ihn gestellt werden, wird er widerspenstig. Carlos hat eine Hautkrankheit, die häufig starke Hautausschläge, Juckreiz und Fleckenbildung verursacht. Er wird mit geringem Erfolg mit einem Immunsuppressivum behandelt. Bei jedem Krankheitsschub ist Carlos extrem reizbar.

Carlos' Mutter berichtet, es sei schwierig, ein Gespräch mit ihm zu führen. Er ist immer mit seinen eigenen Gedanken beschäftigt. Die Art, wie er mit Figuren spielt, stammt hauptsächlich aus einem Actionfilm. Carlos zeigt Begeisterung für Zahlen, die Zeit und das Messen von Dingen. Er ist sehr unflexibel, wenn es darum geht, sich einer anderen Idee zuzuwenden, und beschäftigt sich hauptsächlich mit seinen eigenen Gedanken. Er zeigt viele repetitive und stereotype Verhaltensweisen.

Carlos hat in der Schule und zu Hause häufiger Zusammenbrüche, weil er mit Umstellungen und Veränderungen Schwierigkeiten hat. Er bevorzugt Routinen bei Mahlzeiten und tägliche Aktivitäten. Seine Mutter bemerkt, dass er sich auf eine ganz besondere Art und Weise ankleiden muss. Sie gibt ihm das gleiche Essen auf eine bestimmte Weise, sonst akzeptiert Carlos es nicht. Er kann mit Besteck umgehen und selbstständig essen. Seine Mutter hilft ihm jedoch beim Ausziehen. Carlos kann seine Schuhe anziehen und seine Socken ausziehen. Er kann Reißverschlüsse weder öffnen noch schließen. Es scheint, als könne Carlos viele dieser Aktivitäten selbstständig durchführen. Seine Mutter übernimmt jedoch die Aufgabe für ihn, um alles rechtzeitig zu erledigen und Unannehmlichkeiten zu vermeiden. Carlos mag verschiedene Arten von Spielzeug, insbesondere Videospiele, Bausteine und Lego. Er hat Interesse am Bauen und spielt gerne mit Spielzeug. In der Schule bastelt er gern, weigert sich aber, seine Arbeit zu präsentieren. Er unterstreicht diese Ablehnung, indem er seine Arbeit nach der Fertigstellung zerstört. Seine Mutter hat bemerkt, dass er sich kratzt, wenn er sich in schwierigen Situationen befindet, die ihm Angst machen.

Carlos geht um 20 Uhr ins Bett und hat keine Probleme einzuschlafen. Aber er wacht in der Nacht regelmäßig auf und spielt mit Spielzeug in seinem Zimmer. Seine Mutter weiß nicht, wie viele Stunden er dann wach ist. Morgens hat er regelmäßig Schwierigkeiten beim Aufwachen, fühlt sich den ganzen Tag über müde und macht immer wieder Nickerchen, was manchmal auch in der Schule geschieht. In Bezug auf die Essgewohnheiten hat Carlos keine Ernährungseinschränkungen. Er ist kein wählerischer Esser. Er mag orangefarbenes Essen, allerdings in bestimmten Routinen. Seine Mutter hat Symptome des sogenannten Pica-Syndroms bei ihm beschrieben: Carlos nahm Schmutz, Schnee und Knetmasse in den Mund. Offenbar erkundet Carlos die Umwelt gerne durch sensorische Stimulation, dabei geht es ihm nicht um Nahrungsaufnahme. Er hat Schwierigkeiten mit starken Reizen wie Licht oder Lärm. Er beschwert sich häufig darüber, dass seine Augen bei Licht schmerzen und er es nicht mag, wenn Menschen singen oder Lärm machen. Er mag es auch nicht, wenn sein Kopf berührt wird und lässt nicht zu, dass seine Haare gewaschen werden. Seine Mutter hat beschrieben, dass Carlos früher repetitive Verhaltensweisen wie Drehen, Schlagen des Kopfes und Ziehen des Kopfes auf dem Boden wie beim Staubsaugen zeigte. Diese Verhaltensweisen sind jetzt kein Thema mehr. Was die Sprache betrifft, so beschreibt seine Mutter, dass Carlos häufig Worte aus Fernsehsendungen imitiert und nachspricht. Er begann vor etwa eineinhalb Jahren zu stottern. Es werden Ganz- und Teilwortwiederholungen berichtet, ebenso wie Blockaden, bei denen Carlos mit dem Fuß stampft, seine Hand schlägt, seinen Kopf dreht und sein Gesicht rot wird. Manchmal nimmt er nicht angemessen am Gespräch teil, scheint Fragen nicht zu beantworten oder zeigt ein sprunghaftes Sprechverhalten. Er hat einen großen Wortschatz und kann 100 % verständlich sprechen. Abgesehen vom Stottern hat er keine Schwierigkeiten mit der Artikulation. Er verfügt über ein angemessenes Sprachverständnis.

Körperliche Untersuchung

Carlos wiegt 19,6 kg (50. Perzentile) und ist 105 cm groß (10. Perzentile). Er ist bei der Untersuchung kooperativ, wirkt jedoch ängstlich und stellt einige Fragen zu Nadeln und den Einzelheiten der Untersuchung. Er sieht dysmorph aus mit flachem Nasenrücken, unentwickeltem Philtrum, und seine Kopfform zeigt eine frontale Vorwölbung und Dolichozephalie. Seine Ohren sind normal groß und normal platziert. Carlos hat einen hohen, gebogenen Gaumen mit vollen Wangen und Lippen. Sein Zäpfchen liegt in der Mitte, die Zähne sind normal. Er zeigt eine bilaterale Klinodaktylie der 4. und 5. Finger mit regelmäßigen Handfalten. Carlos hat großflächige Ekzeme im

Gesicht, an den Extremitäten und am Rumpf. Brust und Bauch sind unauffällig. Carlos' Gang zeigt ein leichtes Zehenlaufen, besonders beim Rennen. Er kann den Fuß über die Fersen abrollen, wenn er dazu aufgefordert wird. Muskeltonus und Kraft sind in allen Extremitäten gut. Carlos kann ohne Schwierigkeiten vom Boden aufstehen, auf einem Fuß hüpfen und springen. Seine Stifthaltung ist noch nicht altersentsprechend, er kann aber seinen Namen schreiben und Buchstaben erkennen. Carlos kann ein Quadrat und ein Dreieck zeichnen sowie einen Menschen mit Details. Er hat während der Interaktion guten Blickkontakt. Er scheint Lob sehr zu genießen. Die gemeinsame Aufmerksamkeit kann Carlos aufrechterhalten. Er kann warten, bis er an der Reihe ist, und den Anweisungen folgen. Er sitzt still auf seinem Stuhl und zeigt gute Konzentration. Sein Wortschatz ist zwar umfangreich, aber er nutzt Wörter repetitiv auf der Grundlage zuvor gehörter Phrasen und Sätze, seine Dialogfähigkeit ist eingeschränkt. Carlos zögert, neuen Ideen zu folgen, und besteht auf der Umsetzung seiner eigenen Pläne.

Er hat beidseitig großflächige Hautläsionen an den Knöcheln und Handgelenken sowie kleinere auf der Kopfhaut und im Gesicht. Diese Läsionen neigen dazu, zu bluten und zu nässen, und die Haut schuppt stark. Sie juckt stark, besonders in Phasen, in denen er Angst hat.

Eindruck und Planung

Carlos hat eine Autismus-Spektrum-Störung (ASS). Derzeit beeinträchtigt Carlos' Neurodermitis seine Lebensqualität erheblich, da er häufig in der Schule fehlt und die Aufmerksamkeit in der Schule reduziert ist. Heute haben wir alle notwendigen Formulare ausgefüllt und die Zustimmung für IVIG (intravenöses Immunglobulin) erteilt, dessen Verabreichung in etwa 2 bis 3 Wochen beginnen wird. Für die Behandlung der Hautläsionen ist Prednison verschrieben worden.

Diagnosen

- Autismus-Spektrum-Störung
- schweres atopisches Ekzem
- Stottern

Gemeinsam mit der Familie werden folgende vorrangige Ziele festgelegt:

1. Carlos versteht, wann er Strategien zur Selbstregulierung anwenden muss und kann Optionen formulieren.
2. Carlos kann das Waschen seiner Haare mit Shampoo tolerieren.
3. Mithilfe von Hilfsmitteln wie geräuschdämmenden Kopfhörern oder selbstberuhigenden Techniken kann Carlos laute Geräusche zu Hause und in Gemeinschaften tolerieren.
4. Carlos ist in der Lage, am Morgen vor dem Schulbesuch verschiedene selbstberuhigende Techniken anzuwenden.

Abbildung 11-1 zeigt ein ICF-basiertes Funktionsprofil, das auf den Beschreibungen im obigen Bericht beruht. So lassen sich die wichtigsten Probleme und Stärken als Grundlage für die Diskussion und gemeinsame Entscheidungsfindung über die zu erreichenden Ziele überblicken.

CARLOS

Teilhabe

Stärken

Beschränkungen
- spielt allein und lehnt Angebote anderer Kinder ab
- schwierig, ein Gespräch zu führen
- weigert sich, seine Arbeiten zu präsentieren
- verpasst häufig den Unterricht

Aktivität

Stärken
- großer Wortschatz, kann zu 100 % verständlich sprechen
- kann springen
- kann zeichnen

Einschränkungen
- repetitive und stereotype Verhaltensweisen
- Faszination für Zahlen und Zeit
- Ankleiden auf ganz besondere Weise
- Interesse am Bauen, spielt gerne mit Spielzeug
- Pica-Verhalten
- Nachahmung von Wörtern aus TV-Sendungen
- Zehengang

Körperfunktionen und -strukturen

Stärken
- normales Wachstum
- angemessenes Sprachverständnis
- keine Probleme beim Einschlafen
- dysmorphe Merkmale

Beeinträchtigungen
- Hautläsionen, Ausschläge, Juckreiz und Fleckenbildung
- unflexibel, beschäftigt mit seinen eigenen Gedanken
- wacht häufig auf
- den ganzen Tag über müde
- Stottern
- fehlende Aufmerksamkeit

Personbezogene Faktoren
- 6 Jahre alt
- männlich

Umweltfaktoren

Förderfaktoren
- Immunsuppressivum
- pädagogische Hilfskraft
- Mutter hilft ihm, sich anzuziehen

Barrieren
- Licht verursacht häufig Augenschmerzen
- Menschen die singen, oder laute Geräusche

Gesundheitszustand ICD:
- Autismus-Spektrum-Störung (ASS)
- Atopische Dermatitis (Neurodermitis)
- Stottern

Abbildung 11-1: ICF-basiertes Funktionsprofil für Carlos

Nachuntersuchung nach 1 Jahr

Carlos besucht jetzt die 2. Klasse und hat einen Lehrer, mit dem seine Eltern sich sehr gut verstehen. Carlos hat einen visuellen Stundenplan, aber die Eltern regten an, in diesem Jahr auf eine pädagogische Hilfskraft zu verzichten, da in der Vergangenheit Konstanz fehlte und sie spürten, dass sich Carlos zu sehr darauf verließ. Insgesamt läuft die Schule gut. Carlos liest sehr gut, und er erhält bei Bedarf Ein-zu-eins-Unterstützung von seinem Lehrer.

Bei der Nachuntersuchung berichtet Carlos' Mutter:

- Carlos bekommt während seines Tages häufig halbstündige Aktivitätspausen, was sie sehr hilfreich findet. Er bevorzugt besonders Bewegungspausen. Er findet auch die Atemübungen nützlich.
- Die Haarwaschroutine hat sich verbessert. Auch hier verwendet die Familie die Atemtechnik.
- In letzter Zeit sind laute Geräusche kein Thema gewesen. Die Familie wird Kopfhörer mit Geräuschdämmung für einen bevorstehenden Ausflug in einen Vergnügungspark kaufen.
- Seine Mutter kann verschiedene selbstberuhigende Techniken auflisten, die sie nun in ihrem Repertoire haben (Bewegungspausen, Atemübungen, Schmusedecke, Umarmungen usw.).

Das nachstehende Funktionsprofil (**Abb. 11-2**) kann bei der Nachuntersuchung verwendet werden, um die aufgetretenen Änderungen zu identifizieren und die nächsten Schritte der Unterstützung zu planen.

CARLOS – 2

Teilhabe

Stärken
- regelmäßiger Schulbesuch
- Bewegungspausen
- Atemübungen

Beschränkungen
- spielt allein und lehnt Angebote anderer Kinder ab
- schwierig, ein Gespräch zu führen
- weigert sich, seine Arbeiten zu präsentieren

Aktivität

Stärken
- großer Wortschatz, kann zu 100 % verständlich sprechen
- kann springen
- kann zeichnen

Einschränkungen
- repetitive und stereotype Verhaltensweisen
- Faszination für Zahlen und Zeit
- Ankleiden auf ganz besondere Weise
- Interesse am Bauen, spielt gerne mit Spielzeug
- Pica-Verhalten
- Nachahmung von Wörtern aus TV-Sendungen
- Zehengang

Körperfunktionen und -strukturen

Stärken
- normales Wachstum
- angemessenes Sprachverständnis
- keine Probleme beim Einschlafen
- kein Problem mit der Artikulation
- dysmorphe Merkmale

Beeinträchtigungen
- Hautläsionen, Ausschläge, Juckreiz und Fleckenbildung
- unflexibel, beschäftigt mit seinen eigenen Gedanken
- wacht häufig auf
- den ganzen Tag über müde
- Stottern
- fehlende Aufmerksamkeit

Personbezogene Faktoren
- 6 Jahre alt
- männlich

Umweltfaktoren

Moderatoren
- IMG, Prednison
- sehr gutes Eltern-Lehrer-Verhältnis
- 1:1-Unterstützung durch seinen Lehrer, wenn nötig
- Geräuschunterdrückende Ohrhörer
- Mutter hilft ihm, sich anzuziehen

Barrieren
- Licht verursacht häufig Augenschmerzen
- Menschen die singen, oder laute Geräusche

Gesundheitszustand ICD:
- Autismus-Spektrum-Störung (ASS)
- Atopische Dermatitis (Neurodermitis)
- Stottern

Abbildung 11-2: ICF-basiertes Funktionsprofil von Carlos bei der Nachuntersuchung

11.1.3 Fallbeispiel: Jessica (weiblich, 3,2 Jahre)

Diagnose

Jessica wurde nach 31 Schwangerschaftswochen vorzeitig geboren (ICD-10: P07.3); allgemeine Entwicklungsverzögerung (ICD-10: F70.0) nach Meningokokkensepsis und wegen Waterhouse-Friedrichsen-Syndrom (ICD-10: A39.1); Hydrozephalus mit Shunt (ICD-10: G91.2); Amputation des Vor- und Mittelfußes links und der rechten Zehen.

Förderung und Therapien

Jessica hat in den letzten 2 Jahren Frühförderung erhalten. Sie bekommt 4- bis 5-mal pro Woche Physiotherapie.

Beobachtungen der Fachkraft für Frühförderung

Gesamteindruck
Jessica ist ein freundliches und kontaktfreudiges Mädchen. Auf Ansprache und Angebote geht sie fröhlich ein.

Wahrnehmung
Jessica reagiert zunächst zurückhaltend und vorsichtig auf neue Erfahrungen. Mit einem spielerischen Ansatz geht sie schließlich darauf ein und genießt es. Sie mag alle Körpererfahrungen, besonders den Körperkontakt mit anderen Menschen. Sie schaukelt und macht jetzt erste Erfahrungen mit Schaumstoff, Knetmasse und Fingerfarben. Eine Hörprüfung war beim ersten Versuch nicht möglich, da Jessica sich weigerte. Es wurde noch kein Sehtest gemacht.

Grobmotorik
Jessica krabbelt schnell und geschickt. Sie kann auf die Couch klettern und in verschiedenen Positionen sitzen. Sie hat Orthesen, die es ihr ermöglichen zu laufen, wenn sie einen Wagen schiebt. Bald soll sie eine Gehhilfe bekommen.

Feinmotorik
Die Entwicklung in diesem Bereich ist noch verzögert, aber Jessica zeigt ein zunehmendes Interesse am Zeichnen und Malen. Sie versucht, ein Gesicht zu zeichnen. Sie mag schneiden und Perlen fädeln.

Kognitive Fähigkeiten
Es scheint, dass Jessicas Auffassungsvermögen von Tag zu Tag variiert. An einem Tag kennt sie alle Farben und kann Objekte farblich sortieren, in der folgenden Woche ist sie dabei unsicher und wieder eine Woche später scheint sie erneut keinerlei Schwierigkeiten damit zu haben, Farben beim Malen mit Fingerfarben zu erkennen. Im Allgemeinen scheint ihre kognitive Entwicklung nicht altersentsprechend zu sein.

Sprache
Jessicas Sprechen ist verwaschen und schwer verständlich. Sie kann noch nicht alle Laute bilden. Ihr Wortschatz ist eingeschränkt. Ihre Mundmotorik ist sehr wenig ausgereift, sie kann noch nicht pusten. Andererseits verwendet Jessica gerne ihre Sprache, um zu kommunizieren und soziale Kontakte zu knüpfen. Sie genießt es, wenn andere für sie singen, vorzugsweise im Zusammenhang mit Körpererfahrungen, sie summt dann mit.

Spiel- und Sozialverhalten
Jessica hatte bisher wenig Kontakt zu Gleichaltrigen. Wenn sie andere Kinder trifft, freut sie sich. Als wir einen Kindergarten besuchen, will sie sofort dort bleiben. Sie würde von einer Teilnahme an unserer integrativen Spielgruppe bis zur Aufnahme in den Kindergarten profitieren. Ihre Konzentration und Ausdauer haben sich verbessert, aber sie braucht immer noch Unterstützung, um nicht so leicht aufzugeben, wenn sie auf Schwierigkeiten stößt.

Empfehlung

Aufgrund ihrer allgemeinen Entwicklungsverzögerung und ihrer körperlichen Beeinträchtigungen benötigt Jessica einen „Integrationsplatz“ im Kindergarten. Diesen soll sie diesen Sommer erhalten.

Die wichtigsten funktionalen Aspekte, die im Bericht beschrieben werden, sind im nachfolgenden Funktionsprofil zusammengefasst (s. **Abb. 11-3**). Diese Übersicht bietet eine Momentaufnahme ihres Funktionsprofils, das für die gemeinsame Diskussion von Anhaltspunkten für Interventionen und unterstützende Maßnahmen verwendet werden kann.

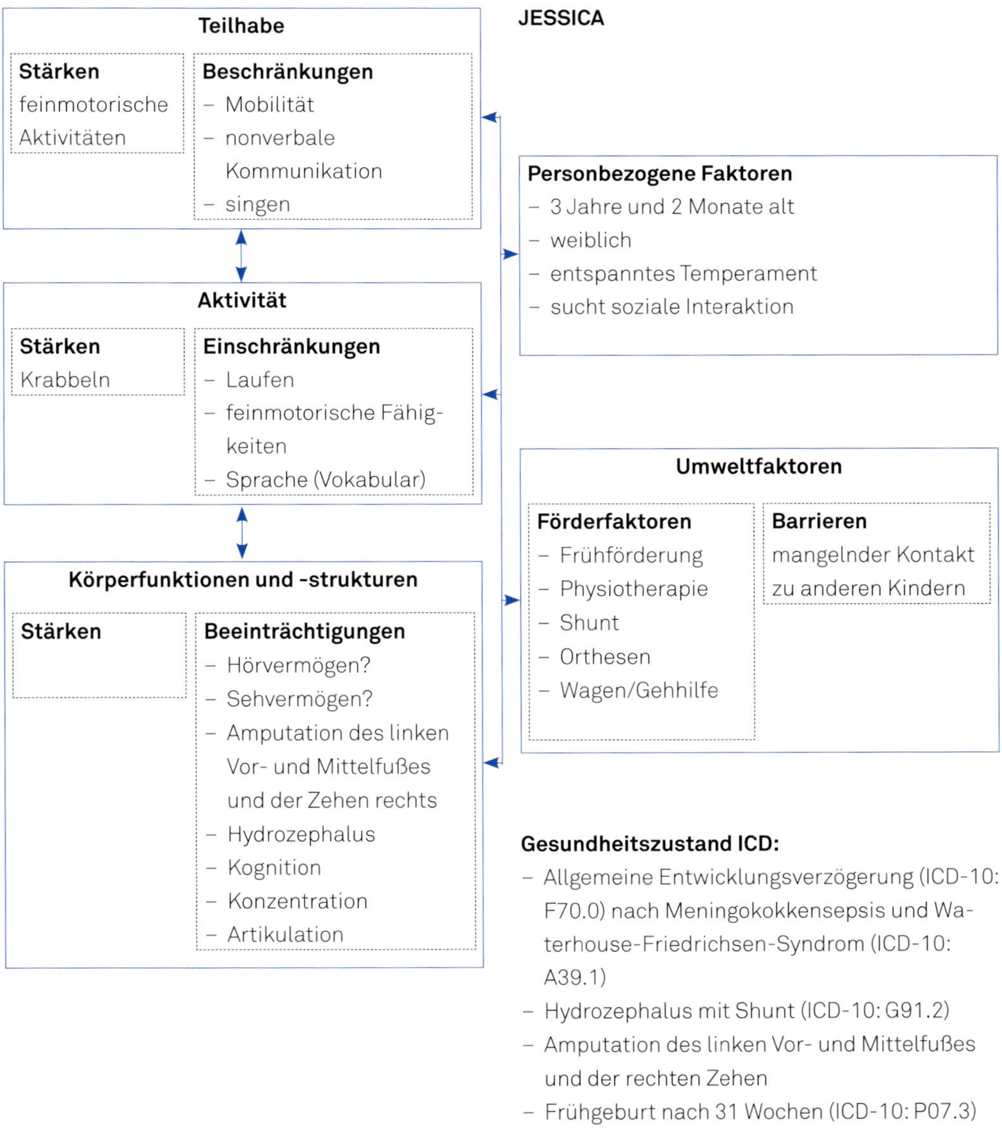

Abbildung 11-3: ICF-basiertes Funktionsprofil für Jessica

11.1.4 Fallbeispiel: Paula (weiblich, 5 Jahre)

Paula ist das erste und einzige Kind ihrer Eltern. Während der Schwangerschaft lebten ihre Eltern in einem Flüchtlingslager in Thailand, in dem Paula geboren wurde. Nach Angaben der Eltern erfolgte die Geburt vorzeitig, und Paulas Geburtsgewicht betrug 1700 g. An ihrem 2. Lebenstag wurde Paula stark ikterisch und wurde ohne Begleitung ihrer Eltern in ein Krankenhaus weit weg vom Flüchtlingslager verlegt. Die Eltern wurden informiert, dass sich der Zustand ihres Kindes verschlechtert hatte und sie wahrscheinlich nicht überleben würde. Nach 3 Monaten erhielten die Eltern dann die Nachricht, ihre Tochter habe überlebt und werde in das Flüchtlingslager zurückgebracht. Paula hatte in der Klinik mehrere Bluttransfusionen erhalten und war beatmet worden.

Im 1. Lebensjahr weinte Paula viel und hatte Schwierigkeiten, aus der Flasche zu trinken. Sie nahm nicht viel zu. Wenn sie weinte, wurde ihr ganzer Körper steif und sie krümmte ihren Rücken.

Diagnosen

Paula ist inzwischen 5 Jahre alt und wird mit folgenden Diagnosen vorgestellt:

- Periventrikuläre Leukomalazie (ICD-10: P91.6)
- Enzephalopathie nach Kernikterus (ICD-10: P57.0)
- Bilateraler schwerer Hörverlust (ICD-10: H91.0)
- Sehstörungen (ICD-10:H53.9)
- Zerebralparese GMFCS III mit Athetose (ICD-10: G80.4)

Die Familie lebt mit den Eltern von Paulas Vater in einer 2-Zimmer-Wohnung im 2. Stock. Die Wohnung selbst hat zwei Geschosse, und um die Schlafzimmer zu erreichen, muss man eine Treppe benutzen. Beide Elternteile besuchen einen Sprach- und Integrationskurs. Während des Hausbesuchs beschreibt der Vater die Schwierigkeiten von Paula:

Sie kann kaum hören und wurde kürzlich mit Hörgeräten versorgt. Am Anfang versuchte sie, diese abzuziehen, aber ihr Vater schaffte es, dass sie diese besser tolerierte, indem er die Hörgeräte jedes Mal einsetzte, wenn sie das Haus verließen, um auf den Spielplatz zu gehen oder Lebensmittel einzukaufen. Durch eine Mütze waren die Hörgeräte besser fixiert, und es war einfacher, Paula in der neuen Umwelt abzulenken, sodass sie ihre Hörgeräte nicht abnahm. Sie kann nicht verbal kommunizieren und aufgrund ihrer motorischen Schwierigkeiten kann sie ihren Blick nur vage in die sie interessierende Richtung lenken oder richten.

In der Wohnung bewegt sie sich durch Rutschen auf dem Boden fort. Häufig neigt sie den Kopf und scheint einen bestimmten Winkel vorzuziehen, um Objekte zu betrachten. Sie liebt verschiedene Spielzeuge. Sie kann einfache Kleinkindpuzzle machen, braucht aber viel Entschlossenheit, um Augen und Hände zu koordinieren. Paula zeichnet gerne mit Buntstiften und malt Linien und Spiralen. In Bezug auf ihre Essgewohnheiten berichtet der Vater, dass die Eltern Paula füttern. Nur selten hat sie die Geduld, das Essen selbst aufzunehmen und zum Mund zu bringen. Sie trinkt aus einer Flasche oder einem Becher mit Aufsatz. Sie kann sich nicht selbstständig an- oder ausziehen und ist dabei völlig auf Hilfe angewiesen. Nachts schläft sie gut.

Die Großeltern verstehen Paulas Behinderung nur begrenzt. Die Eltern fühlen sich emotional sehr gut von ihnen unterstützt, weisen aber darauf hin, dass sie Paula aufgrund ihres hohen Alters nicht körperlich unterstützen können.

Paula wurde wegen ihrer häufigen Stürze ein Helm verschrieben. Sie hat auch eine spezielle Karre zur Fortbewegung außerhalb der Wohnung, einen speziellen Toilettensitz und einen speziellen Hochstuhl. Ihr Vater berichtet, dass Paula sich weigert, den Helm zu tragen. Der Toilettensitz wurde verschrieben, um Paula darauf vorzubereiten, eine Toilette zu benutzen, sobald sie die Schule beginnt. Die Eltern berichten, dass sich Paula dort sehr unsicher zu fühlen scheint und vermeidet, sich auf die Toilette setzen zu lassen. Die Karre wird viel benutzt, wenn die Familie mit Paula draußen unterwegs ist. Der Hochstuhl benötigt zu viel Platz und passt nicht in die Wohnung. Er wird im Kindergarten verwendet.

Untersuchungsbefund

Während der sozialpädiatrischen Untersuchung wirkt Paula beim Ausziehen sehr unruhig und ängstlich. Die Eltern berichten, dass die vielen Arztbesuche zu Angst vor Ärzten und klinischen Untersuchungen geführt haben. Sobald Paula sich bewegt, zeigen sich dystonische Bewegungsmuster und Spastik. Sie versucht, sich in die stehende Position zu ziehen und hebt die Fersen an. Nach einer Weile entspannt sie sich und wenn sie an den Hüften gehalten wird, kommen ihre Fersen langsam nach unten und berühren den Boden. Die Greifbewegungen sind unkoordiniert und athetotisch. Vorzugsweise benutzt Paula ihre linke Hand. Sie kann einem Objekt nicht mit ihren Augen folgen. Die Augen weisen einen intermittierenden divergenten Strabismus auf. Es scheint, dass das rechte Auge das führende Auge ist. Ihre Zähne sind gelblichbraun gefärbt, mit Schmelzhypoplasie und unregelmäßiger Oberfläche. Paula lässt sich nicht untersuchen oder anfassen und fängt bei den ersten Versuchen an zu weinen.

Zielbereiche der Förderung für Paula und ihre Familie

Kommunikationsgeräte und -techniken benutzen (d360)

Unterstützte Kommunikation könnte Paula dabei helfen, ihre Bedürfnisse und Wünsche zu äußern. Es wird notwendig sein, verschiedene Ansätze und Technologien auszuprobieren, um eine geeignete Hilfe für sie zu finden, die sie bedienen kann.

Hilfsprodukte und Technologien zur persönlichen Mobilität und zum Transport drinnen und draußen (e1201)

Dies ist ein mittel- bis langfristiges Ziel. Wenn Paula wächst, wird sie die Karre nicht mehr nutzen können und einen Elektrorollstuhl benötigen. Jetzt wäre es sinnvoll, ihr zu zeigen und beizubringen, wie man einen Joystick benutzt. Dies könnte in Zusammenhang mit der Anpassung der technischen Hilfsmittel für die Kommunikation geschehen.

Die Toilette benutzen (d530)

Dies ist ein wichtiger Schritt zur Unabhängigkeit. Die Angst, auf der Toilette zu sitzen, hängt wahrscheinlich mit ihrer fehlenden Körperkontrolle zusammen. Es müssen gemeinsam mit den Eltern Wege gesucht werden, um diese Angst zu verringern und eine Umgebung und Hilfen bereitzustellen, die es Paula ermöglichen, sich auf einer Toilette sicher zu fühlen.

Dienste des Wohnungswesens (e5250)

Mittelfristig benötigt die Familie ein anderes Zuhause ohne Treppen, aber mit mehr Platz und besserer Zugänglichkeit.

PAULA

Teilhabe

Stärken
- puzzelt
- zeichnet
- bewegt sich rollend auf dem Boden fort
- spielt mit Spielzeug

Beschränkungen
- selbstständig ankleiden
- selbstständig essen
- sich waschen
- Bedürfnisse verbal äußern

Aktivität

Stärken
- zeigt Bedürfnisse mit dem Blick an
- hält Objekte mit der linken Hand

Einschränkungen
- sprechen
- feinmotorischer Handgebrauch
- zuhören
- laufen

Körperfunktionen und -strukturen

Stärken
- Steuerung der Motorik der linken Hand
- schläft gut

Beeinträchtigungen
- Gehirn (Kognition, Steuerung der Motorik)
- Hörvermögen
- Sehvermögen
- Artikulation

Personbezogene Faktoren
- Geflüchtete
- ehem. Frühgeborene
- gutgelaunt
- neugierig
- Angst vor Fachleuten der Gesundheitsberufe

Umweltfaktoren

Förderfaktoren
- Hörgeräte
- Familie
- Helm
- Toilettensitz

Barrieren
- Treppen
- kleine Wohnung
- mangelndes Wissen der Familie über die Einführung von Hilfsmitteln

Gesundheitszustand ICD:
- Periventrikuläre Leukomalazie
- Enzephalopathie nach Kernikterus
- Bilateraler schwerer Hörverlust
- Sehstörungen
- Zerebralparese (GFMCS III)

Abbildung 11-4: ICF-basiertes Funktionsprofil für Paula

11.1.5 Fallbeispiel: Peter (männlich, 6 Jahre)

Heute haben wir Peter sozialpädiatrisch untersucht. Er ist in Begleitung seiner beiden Eltern gekommen und wurde aufgrund von schwierigen Verhaltensweisen und mit Verdacht auf eine Autismus-Spektrum-Störung überwiesen.

Diagnosen

1. Ausbleiben der erwarteten physiologischen Entwicklung (R62.8)
2. Angststörung (F41.9)
3. Stereotype Bewegungsstörungen (F98.4)
4. Persönlichkeits- und Verhaltensstörung (F69)
5. Begleitender Strabismus (H50.4)
6. Hörverlust im rechten Ohr (H91.9)
7. Status nach Myringotomie mit Einsetzen von Paukenröhrchen (Z98.8)

Vorgeschichte

Peter ist der zweite von Zwillingen. Nach Angaben seiner Eltern verlief die Schwangerschaft ohne Komplikationen. Die Entbindung erfolgte etwa 1 Monat vor dem errechneten Geburtstermin durch Kaiserschnitt. Peter benötigte etwa 5 Tage lang CPAP-Beatmung (Continuous Positive Airway Pressure) und Sondennahrung und wurde im Alter von etwa 10 Tagen entlassen. Er wurde bis zum Alter von 1 Jahr mit der Flasche ernährt und hatte kein Problem beim Übergang zu fester Nahrung. Was seine Entwicklungsschritte betrifft, berichten die Eltern, dass er immer etwas langsamer als seine Zwillingsschwester war und ist. Entwicklungsverzögerungen wurden erstmals bemerkt, als er im Alter von 18 Monaten in die Kindertagesstätte kam. Zu dieser Zeit interagierte er nicht mit den anderen Kindern und blieb hauptsächlich allein oder bei Erwachsenen. Peter wurde in unserem Zentrum bei der Ergotherapie wegen Schwierigkeiten mit der Feinmotorik und Selbstständigkeit und bei der Verhaltenstherapie aufgrund von aggressivem Verhalten, wenn er sich nicht durchsetzen konnte, vorgestellt. Dabei wurde festgestellt, dass er mit den anderen Kindern in der Kindertagesstätte nur schwer soziale Kontakte knüpfen konnte und lieber allein spielte. Es wurden auch verschiedene Wahrnehmungsschwierigkeiten beschrieben. Peter besteht auf Routinen, zeigt ein stereotypes Spielverhalten und regt sich auf, wenn diese Routinen gestört werden. Diese Beobachtungen führten zu der heutigen Konsultation.

Akute Anliegen

Zu Hause

Die Eltern berichten, dass Peter zu Hause viel schreit, schlägt und tritt, meistens gegen seine Mutter gerichtet, wenn er sich nicht durchsetzen kann. In einem Fall hat er ein Buttermesser genommen und es auf seine Schwester gerichtet. Er ist weiterhin auf bestimmte Routinen fixiert und bekommt Anfälle, wenn diese unterbrochen werden. Wenn etwas gefragt oder angeboten wird, lehnt er immer ab oder möchte das Gegenteil von dem, was angeboten wird. Es wird auch beobachtet, dass er flüsternd mit sich selbst in repetitiver Weise spricht. Die Eltern bemerken, dass er nach oben rechts schaut, wenn er über etwas nachzudenken scheint. Sie berichten, dass er in seinen feinmotorischen Fähigkeiten und beim allgemeinen Lernen insgesamt ein Jahr verzögert sei. Sie stellen fest, dass er Angst vor Fehlern hat und oft eine falsche Antwort gibt, obwohl er die richtige kennt, um die Situation ins Scherzhafte zu wenden.

Es wird beobachtet, dass er den Boden streichelt, an seinen Händen und seinem Essen riecht, bevor er isst, und auf seinen Wangen, Handflächen und Füßen „klimpert". Er neigt auch zu Wutausbrüchen, wenn er warten muss, und schreit seine Mutter an, damit sie ihm „jetzt" zuhört. Er möchte immer vorhersehen, was als Nächstes passieren wird, und überprüft es immer wieder. In jüngster

Zeit zeigt er selbststimulierendes sexualisiertes Verhalten.

Schule/Vorschule

Peter ist die ganze Zeit müde. Er ist schulisch etwa 1 Jahr im Rückstand, erkennt weder die Farbe Gelb, noch die Buchstaben a, q, d, p, l, b, h, P, D, Z, V. Auch in der Schule ist er oft aufsässig, alle Türen müssen geschlossen werden, und er scheint fasziniert von Wasser zu sein, das er über seine Hand fließen sieht. Es besteht ein ständiges Fluchtrisiko. So hat er das Klassenzimmer unerlaubt verlassen und musste von einem anderen Lehrer zurückgebracht werden. Er scheint oft in seiner eigenen Welt zu sein und liegt die meiste Zeit des Tages auf dem Teppich und beobachtet die Räder von Autos und Lastwagen. Er hat oft Verletzungen, weil er sich an Dingen stößt und nicht aufpasst, wohin er geht (möglicherweise auch wegen einer Sehstörung). Werden Anweisungen an die Klasse gegeben, bleibt er auf dem Boden liegen, ohne zu verstehen, was er tun soll. Der Lehrer ist besorgt bezüglich des Übergangs in die 1. Klasse, da er derzeit eine Eins-zu-eins-Unterstützung von einer Frühkindpädagogin benötigt.

Gesundheitliche Beurteilung

Peter wird von einem Facharzt für Hals-Nasen-Ohren-Krankheiten betreut und hat in beiden Ohren Paukenröhrchen sowie einen Hörverlust auf der rechten Seite, der einseitig mit einem Hörgerät ausgeglichen wird. Er wird auch augenärztlich behandelt, eine operative Korrektur seines Schielens (Strabismus) ist geplant. Nach Angaben seiner Eltern galt er in der Vergangenheit als „klinisch blind". Sein Sehvermögen hat sich inzwischen verbessert.

Darüber hinaus bestehen keine gesundheitlichen Probleme.

Schlaf

Peter spricht im Schlaf, schläft aber meistens durch.

Stärken

Peter hat großes Interesse an der Ukulele, hat Unterricht und macht Fortschritte. Sein Musiklehrer passt sich ihm an und lässt sich davon leiten, was Peter Spaß macht.

Familie

Cathy: Peters Zwillingsschwester ist in derselben Klasse wie Peter und hat keine Probleme in der Schule und zu Hause. Normalerweise übernimmt sie die Führungsrolle und „bemuttert" Peter, wenn sie zusammen spielen. Peter scheint ziemlich an ihr zu hängen.

Vater: hat Angststörungen, nimmt Medikamente, gut eingestellt.

Mutter: hatte Lernschwierigkeiten als Kind, denkt, dass sie nicht die nötige Aufmerksamkeit erhalten hat, hat auch Angstzustände und nimmt Medikamente, trauert um den Verlust ihres Vaters im Dezember, arbeitet als Pädagogische Hilfskraft.

Haustiere: Die Familie hat einen Hund.

Beobachtungen und Untersuchungsbefunde

Peter kommt in das Untersuchungszimmer und begrüßt mich, als er dazu aufgefordert wird. Nachdem wir seinen Namen gesagt haben, korrigiert er mich, wie man ihn richtig ausspricht. Er sucht den Augenkontakt, lächelt und versucht, lustig zu sein. Anfangs will er mit keinem der verfügbaren Spielzeuge spielen, nach einer Weile langweilt er sich und sagt, er wolle gehen. Während er an der Tür steht, beobachtet er seine Eltern, um herauszufinden, wie sie wohl reagieren. Als wir die Tür blockieren, legt er sich auf den Boden und fängt an zu jammern, wird dann aber von seiner Mutter abgelenkt, die einige Autos für ihn zum Spielen auswählt. Er lässt sich nicht auf ein interaktives Spiel ein, sondern will die Autos auf dem Boden hin- und herbewegen, führt dabei aber ein Gespräch mit seiner Mutter darüber, dass ihr Hund zu Hause unruhig sein wird. Gegen Ende der Beratung darf er sich Videos auf einem Handy ansehen. Er findet das Video von seinem Lehrer, der Ukulele spielt, und zeigt mir, dass der Lehrer sich albern benimmt, und lacht darüber. Es werden keine Verhaltens- oder Wahrnehmungsprobleme beobachtet. Körpergröße: 112 cm (25. Perzentile), Gewicht: 18 kg (18. Perzentile).

Gesamteindruck und Planung

Peter ist ein 5-jähriger Junge mit einigen gesundheitlichen und entwicklungsbedingten Schwierigkeiten, die zu diesem Zeitpunkt nicht auf eine einzige Diagnose zurückzuführen sind. Auf der einen Seite zeigt er mehrere Merkmale, die bei Kindern mit einer Autismus-Spektrum-Störung (ASS) vorkommen, wie z. B. die Fixierung auf Routinen, stereotypes Spiel und sensorische Schwierigkeiten. Auf der anderen Seite scheint er durchaus in der Lage zu sein, sich seinem Entwicklungsstand entsprechend zu verständigen, sich einzumischen, Fragen zu stellen, zu argumentieren und seine Freude auszudrücken sowie Emotionen und Handlungen der Menschen um ihn herum zu antizipieren. Ein wichtiger Faktor für sein herausforderndes Verhalten könnte eine gewisse Neigung zu Angstzuständen sein, die durch seine Angst vor Fehlern, sein Bedürfnis, zukünftige Ereignisse vorwegzunehmen, und sein Bedürfnis nach Ordnung gekennzeichnet ist. Möglicherweise sind seine frühen Seh- und Hörstörungen mit allgemeinen Entwicklungsverzögerungen verbunden und haben ihn dazu veranlasst, sich mehr auf andere Sinne wie Tasten und Riechen zu verlassen und eine vorhersehbare Umwelt um ihn herum zu fordern.

Wir erklären den Eltern, dass wir aufgrund von Peters komplexer Präsentation nicht das Gefühl haben, an dieser Stelle eine Diagnose wie ASS stellen zu können, und dass er sicherlich auch in der 1. Klasse intensive Unterstützung benötigen wird. Für Peter ist es wichtig, Möglichkeiten für die Entwicklung einer vertrauensvollen Beziehung zu einem Lehrer und einer Pädagogischen Hilfskraft zu erhalten, damit er sich konsequenter mit Lernsituationen beschäftigen kann. Es könnte hilfreich sein, auch das Betreuungsteam der Schulbehörde miteinzubeziehen. Für die häusliche Situation überweisen wir die Eltern an unseren Verhaltenstherapeuten und führen eine kurze Diskussion über die Festlegung logischer Konsequenzen für bestimmte Verhaltensweisen und die Bedeutung von Konsistenz, um verwirrende Botschaften an Peter zu vermeiden. In etwa 6 Monaten wird eine Nachuntersuchung angeboten, um die Situation neu zu bewerten.

Auswertung

Grund für die Überweisung ist der Verdacht auf eine Autismus-Spektrum-Störung (ASS). In einigen Schulsystemen ist dies eine wichtige Frage, die geklärt werden muss, da sie den Zugang zu Dienstleistungen für den Schüler ermöglicht. Wird die Diagnose nicht gestellt, besteht das Risiko, dass das Kind keine Unterstützung in der Höhe erhält, die für ein Kind mit ähnlichen Bedürfnissen, aber mit dieser Diagnosebezeichnung zur Verfügung steht. Die Erstellung eines Funktionsprofils (siehe **Abb. 11-5**) kann helfen, unabhängig von der Diagnose die Bereiche zu finden, in denen Hilfe benötigt wird, und die Implementierung von Diensten zu ermöglichen, noch bevor eine Diagnose erstellt werden kann.

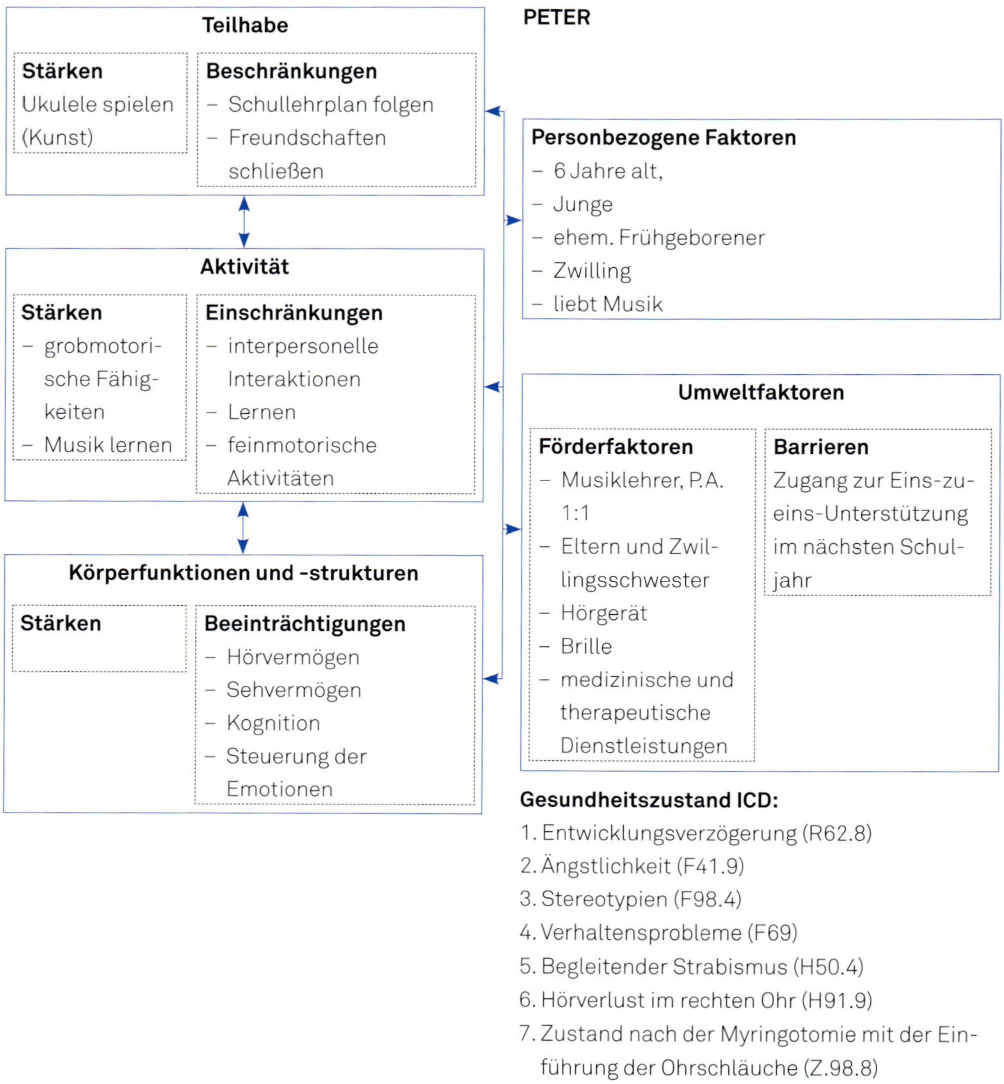

Abbildung 11-5: ICF-basiertes Funktionsprofil für Peter

11.2
Teamentwicklung – Phasen und dysfunktionale Gruppen

Tabelle 11-1: Phasen der Teamentwicklung *(Fortsetzung n. Seite)*

Art des Teams	Beschreibung der Phase
Grundteam	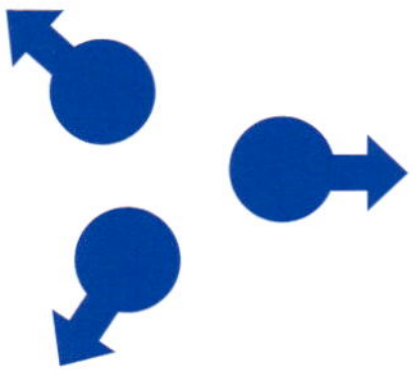 Dies ist der Ausgangspunkt für eine gesunde Teamentwicklung. Bei der Bildung des Teams ist Ausrichtung das Anliegen jedes Teammitglieds, das heißt, dass es und die andere Teammitglieder alle in die gleiche Richtung streben. Es gibt eine Reihe von Fragen, die sich jedes Mitglied beim Beitritt zu einem neuen Team stellt. Diese Fragen werden oft unbewusst gestellt und lauten: • „Strebt dieses Team dorthin, wo ich hin will?“ • „Möchte ich dorthin streben, wo dieses Team hingehen könnte?“ • „Ist es in meinem besten Interesse, Teil dieses Teams zu sein?“ • „Möchte ich wirklich ein Teil dieses Teams sein?“ Wenn jedes Mitglied keine guten Antworten auf diese Fragen erhält, ist die Bereitschaft einiger Mitglieder des Teams zur Zusammenarbeit sehr gering. Da das Team neu gebildet wird, wird sich die Unerfahrenheit des Teams in der Zusammenarbeit auch auf das Niveau der Fähigkeiten in der Zusammenarbeit auswirken, das relativ gering sein wird. Obwohl einzelne Mitglieder des Teams in bestimmten Teamprozessen recht geschickt sein können, ist hier die Gesamtkompetenz des Teams wichtig. In einem Team werden die Dinge auf eine etwas mechanistische, vorschriftsmäßige Weise erledigt. Gefühle und Meinungen werden nicht offen ausgedrückt, weil es zu viele Unbekannte gibt. Die Mitglieder sind vorsichtig untereinander. Es wird nicht viel Vertrauen gezeigt. Die Leute beurteilen sich gegenseitig. Im Grundteam liegt der Fokus der Mitglieder auf ihren eigenen Interessen. In symbolischen Darstellungen des Grundteams sieht man oft Pfeile, die in verschiedene Richtungen zeigen. Bis die Teammitglieder die Frage beantworten können, ob sie Teil des Teams sein möchten, besteht kaum eine Chance, dass sie zur nächsten Phase der Teamentwicklung gelangen. In der Tat kommen viele Teams nie über diese 1. Entwicklungsstufe hinaus. Wenn es eine gute Führung und eine klare Aufgabe gibt, erscheint das Team oft als effektiv, und in begrenztem Umfang ist es auch so. Allerdings sind die Ergebnisse eher additiv als synergistisch. Die Stärke dieses Teams liegt in seinem Potenzial und nicht in seiner aktuellen Leistung. **Fazit:** Kernthema dieser Phase ist Ausrichtung: „Will ich dahin streben, wo die anderen Mitglieder dieses Teams hinwollen?“

Tabelle 11-1: Phasen der Teamentwicklung *(Fortsetzung)*

Art des Teams	Beschreibung der Phase
Nachwuchsteam (Adoleszenzteam)	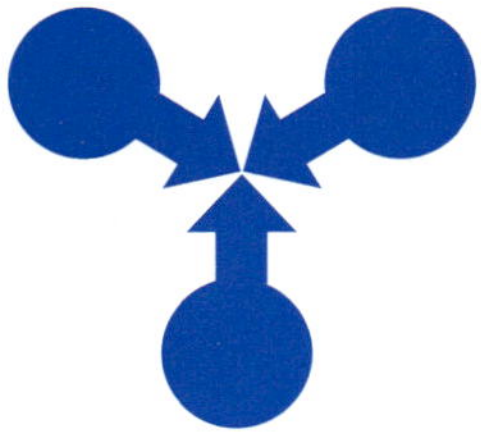 Wenn die Teammitglieder der Überzeugung sind, dass es in ihrem besten Interesse ist, Mitglied dieses Teams zu sein, beginnen sie mit der 2. Entwicklungsstufe – dem Nachwuchsteam. Sie sind in der Bereitschaftsskala nun nach oben gerückt, müssen aber noch gemeinsam die Fähigkeit zur Zusammenarbeit entwickeln. In dieser Phase sind die Teammitglieder bereit, das Risiko einzugehen, offener zu sein und persönliche Anliegen und Gefühle auszudrücken. Ihre Aufmerksamkeit beginnt sich von persönlichen zu zwischenmenschlichen Anliegen zu wenden. Vertrauen ist das zentrale Thema in dieser Phase. Der Fokus der Teammitglieder liegt auf dem Kennenlernen ihrer Mitarbeiter und deren Stärken, Schwächen und einzigartigen Beiträgen, die sie ins Team einbringen. Durch dieses Fachwissen und den Prozess des Teilens beginnt das Vertrauen zu wachsen und mit ihm die Bereitschaft, individuelle Interessen einer größeren Möglichkeit unterzuordnen. Wenn die Teammitglieder in ihrem Fachwissen und Vertrauen zueinander wachsen, erhalten sie auch ein genaueres Bild vom Umfang ihrer Aufgabe, und das Team beginnt, sich der Aufgabe zuzuwenden. **Fazit:** Kernthema in dieser Phase ist Vertrauen: „Ich glaube, ich kann den anderen Teammitgliedern vertrauen."
Lernteam	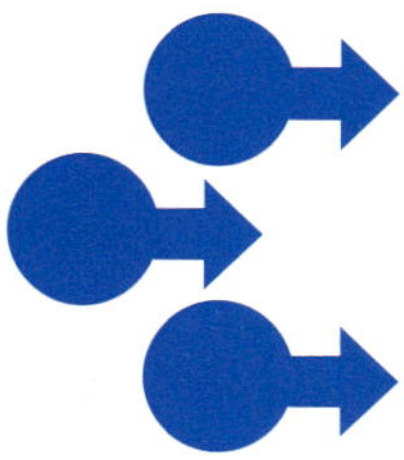 Die Bereitschaft zur Zusammenarbeit ist inzwischen hoch, und die Fähigkeit zur Zusammenarbeit beginnt zu wachsen, da das Team mehr Erfahrung in der Zusammenarbeit hat. Nachdem das Team die Probleme der Ausrichtung und des Vertrauens gelöst hat, kann es jetzt mit der eigentlichen Aufgabe fortfahren. Es gibt zwei Elemente, die das Lernteam durcharbeiten muss. Das **erste Element** besteht darin, die Verantwortung für die ihnen übertragene Aufgabe zu übernehmen. Obwohl das Team bei seiner Bildung möglicherweise eine Aufgabe erhalten hat, muss es diese jetzt nach seinen eigenen Vorstellungen neu formulieren. Sie müssen einen Konsens darüber finden, was ihre eigentliche Aufgabe ist. Wenn sie das nicht tun können, wird es wahrscheinlich Unstimmigkeiten darüber geben, was sie tun sollen, und die Energien des Teams werden wahrscheinlich in Konflikt und Wettbewerb um die Vorherrschaft bei der Festlegung der Richtung des Teams aufgelöst. Daher muss das Team die Aufgabe genau verstehen und die Fähigkeit haben, sie entsprechend zu formulieren.

Tabelle 11-1: Phasen der Teamentwicklung *(Fortsetzung)*

Art des Teams	Beschreibung der Phase
Lernteam	Gelingt dies, besteht das **zweite Element** des Lernteams darin herauszufinden, wie dies zu erreichen ist. Basierend auf dem Vertrauen, das sie bereits im Team aufgebaut haben, können sie offen über die Prozesse und Fähigkeiten diskutieren, die zur Erfüllung der Aufgabe erforderlich sind. Rollen werden besprochen und geklärt, und das Team fragt sich: „Wie können wir effektiver zusammenarbeiten?" Es gibt mehr Offenheit und mehr Vertrauen, und die Menschen sind eher bereit, einander zu helfen. Es ist offensichtlich, dass ihr Fähigkeitsgrad bezüglich der Zusammenarbeit wächst. **Fazit:** Die Kernfragen in dieser Phase sind die Eigenverantwortung für die Aufgabe und die Vereinbarung darüber, wie die Aufgabe erledigt werden kann.
Hochleistungsteam	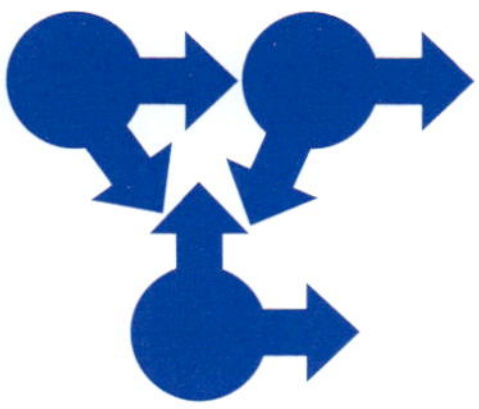 Das Team zeigt nun eine hohe **Bereitschaft** und eine hohe **Fähigkeit** zur Zusammenarbeit. Nach der Durcharbeitung der Themen Ausrichtung, Vertrauen, Aufgabe und Prozess kann das Team nun als Hochleistungsteam fungieren. In dieser Phase ist das Team in der Lage, die Spannungen zwischen Menschen und Zielen sowie zwischen Eigeninitiative und Zusammenarbeit auszugleichen. Jeder ist der ganzen Aufgabe verpflichtet. Es gibt Flexibilität und Reaktionsfähigkeit. Es gibt ernsthafte Bedenken hinsichtlich ihrer Wirksamkeit und wie sie es besser machen können. Die Teammitglieder stehen sowohl mit der Aufgabe als auch miteinander in Verbindung und haben gelernt, Aufgabe und Beziehung in Einklang zu bringen. Die Leute arbeiten gern zusammen und erledigen die Aufgabe, und die Ergebnisse können außergewöhnlich sein. Das Kernthema in dieser Phase ist die Verpflichtung, die Aufgabe zu erfüllen.

Tabelle 11-2: Teamentwicklung – dysfunktionale Gruppen

Gruppentyp	Beschreibung
Verwirrte Menge (hohe Bereitschaft, geringe Fähigkeiten)	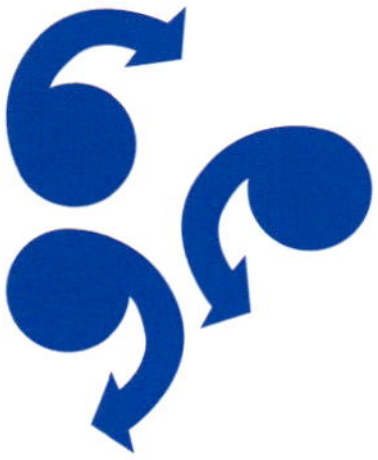 Diese Gruppe hat die besten Absichten und eine großartige Einstellung zur Zusammenarbeit, aber die Mitglieder verfügen nicht über die Fähigkeiten, um ihre Bemühungen zu bündeln und effektiv zu koordinieren. Es besteht zwar die Bereitschaft zur Zusammenarbeit, aber sie haben einfach nicht die dafür notwendigen Fähigkeiten. Das Problem könnte auf eine unzureichende Vorbereitung des Teams oder sogar auf die Zusammenstellung des Teams zurückzuführen sein (z. B. fehlende Rollen).
Konfliktparteien (geringe Bereitschaft, hohe Fähigkeiten)	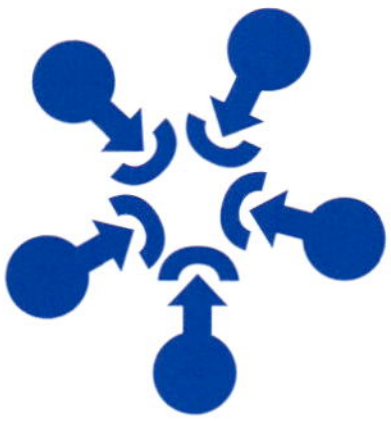 Diese Gruppe hat Fähigkeiten in der Zusammenarbeit, aber die Mitglieder sind nicht bereit, miteinander zu arbeiten. Die Gruppe zeichnet sich durch ein hohes Maß an Konkurrenzkampf, internen Regelungen oder mangelndem Vertrauen aus. Beziehungen sind so erschüttert und zerbrochen, dass es wenig Chancen gibt, dass die Individuen ihre Interessen den Bedürfnissen der Gruppe unterordnen. In einer Gruppe wie dieser ist es unwahrscheinlich, dass jemand das Risiko eingeht, etwas mit jemand anderem zu machen, oder dass es einen Konsens darüber geben wird, wer die Führung der Gruppe übernimmt. Diese Gruppe arbeitet nicht zusammen – und will es auch nicht!
Widerspenstiger Mob (geringe Bereitschaft, geringe Fähigkeiten)	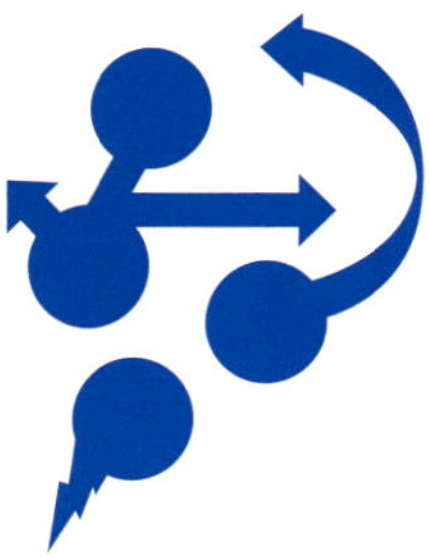 Diese Gruppe hat weder die Fähigkeiten noch die Bereitschaft zur Zusammenarbeit. Sie besteht aus Individuen, die unabhängig agieren und es einfach „auf meine Art und Weise" machen wollen!
Individuelle Stars (große Fähigkeiten, aber die Bereitschaft hängt von ihrem wahrgenommenen individuellen Interesse ab)	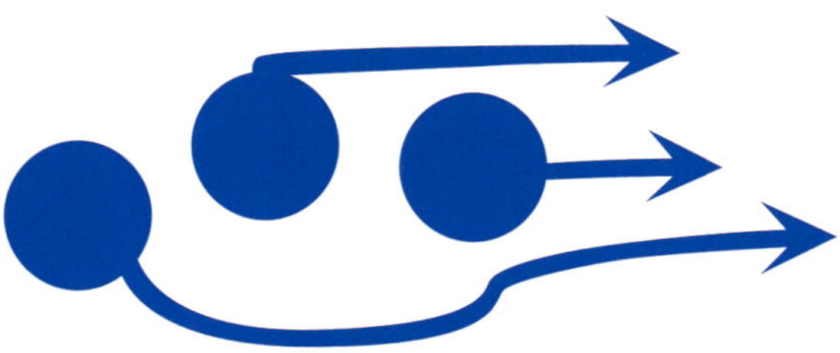 Diese Gruppenmitglieder sind hoch qualifiziert in der Zusammenarbeit, aber sie sind in der Gruppe nur für sich selbst und nicht für das Team da. Mit anderen Worten, sie haben keine Bereitschaft zur Zusammenarbeit. Erst wenn es zu ihrem individuellen Vorteil ist, nutzen sie ihre kooperativen Fähigkeiten in kollaborativer Weise. Die Menschen haben einen hohen Wettbewerbsgeist und kein Vertrauen. Es ist fast unmöglich, dass eine solche Gruppe die Bereitschaft zur Zusammenarbeit steigern kann.

11.3 Mein F-Words-Zielblatt

CanChild

f-words childhood disability

Name: ______________________ **Datum:** ______________________

Anweisungen: Bitte verwende dieses Formular, um für jedes der F-Wörter Funktion, Familie, Fitness, Spaß (engl.: Fun), Freunde und Zukunft (engl.: Future) ein Ziel aufzuschreiben und zu erklären, warum dieses Ziel für dich wichtig ist. Es können Ziele sein, an denen du zu Hause, in der Therapie, in der Schule und/oder in der Gemeinschaft arbeiten möchtest. Lass uns gemeinsam an den Zielen arbeiten, die für dich von Bedeutung sind!

Funktion:

Ziel: ______________________

Warum?: ______________________

Familie:

Ziel: ______________________

Warum?: ______________________

Fitness:

Ziel: ______________________

Warum?: ______________________

Spass (engl.: Fun):

Ziel: ______________________

Warum?: ______________________

Freunde:

Ziel: ______________________

Warum?: ______________________

Zukunft (engl.: Future):

Ziel: ______________________

Warum?: ______________________

Abbildung 11-6: Mein F-Wörter-Zielblatt [modif. nach Fuller & Susini Goal Sheet, 2015; Nachdruck mit freundlicher Genehmigung von *CanChild*, 2017]

11.4
ICF-Formular für die Entlassung oder Überweisung

Western Cape Government
Health

RURAL DISTRICT HEALTH SERVICES
ICF version 3.3-2016

Interprofessionelle personenzentrierte Beurteilung und Überweisungs-/Entlassungsbericht

1. Einrichtung: ______

2. Name: ______ **Geschlecht:** ______

Ordner-Nr.: ______ **Geburtsdatum (Alter):** ______

Adresse: ______ **Beruf:** ______

______ **Tel:** ______

3. Aktuelle Gesundheitsprobleme/Gesundheitszustände
(inkl. Art der Verletzung, Beginn, Verlauf, vorherige Behandlung, Medikamente)

______

______

4. Krankengeschichte (z. B. chronische Krankheiten, frühere Episoden, frühere Verletzungen)

______

______

5. Sozialgeschichte (z. B. soziale Determinanten der Gesundheit, Zuschüsse)

______

______

Datum	5: Produktive Aktivität	4: Wiedereingliederung in die Gemeinschaft	3: Integration im Wohnbereich	2: Physiolog. Aufrechterhaltung	1: Physiolog. Stabilität	0: Physiolog. Instabilität
Erstbeurteilung:						
Entlassung/ Überweisung:						

6. Ergebnisstufe

______

7. Spezielle Untersuchungen (z. B. HIV, TB, Röntgenbilder usw.)

______

______

8. Grund der Überweisung (falls zutreffend)

______

Abbildung 11-7: ICF-Formular für die Entlassung oder Überweisung [Nachdruck mit freundlicher Genehmigung von Rural District Health Services]

9. Beeinträchtigungen: Veränderungen von Körperfunktionen und -strukturen

Anleitung: Markieren Sie in den folgenden Schaubildern die *wesentlichen* körperlichen Beeinträchtigungen. In den Zeilen daneben können Sie die jeweilige Beeinträchtigung beschreiben und eintragen, welche Maßnahmen bereits ergriffen wurden, bzw. notwendig sind.

Liegen Veränderungen der folgenden Körperfunktionen vor?

Mentale Funktionen
Sinnesfunktionen und Schmerz
Stimm- und Sprechfunktionen
Funktionen des kardiovaskulären, hämatologischen, Immun- und Atmungssystems
Funktionen des Verdauungs-, des Stoffwechsel- und des endokrinen Systems
Funktionen des Urogenital- und reproduktiven Systems
Neuromuskuloskeletale und bewegungsbezogene Funktionen
Funktionen der Haut und Hautanhangsgebilde

Liegen Veränderungen der folgenden Körperstrukturen vor?

Strukturen des Nervensystems
Auge, Ohr und mit diesen in Zusammenhang stehende Strukturen
Strukturen, die an der Stimme und dem Sprechen beteiligt sind
Strukturen des kardiovaskulären, des Immun- und des Atmungssystems
Mit dem Verdauungs-, Stoffwechsel und endokrinen System in Zusammenhang stehende Strukturen
Mit dem Urogenital- und Reproduktionssystem in Zusammenhang stehende Strukturen
Mit der Bewegung in Zusammenhang stehende Strukturen
Strukturen der Haut und Hautanhangsgebilde

Beschreibung der Körperfunktionen und -strukturen	Notwendige/bereits ergriffene Maßnahmen
…	…

10. Funktionsfähigkeit

Beschreiben Sie, wie sich die Person in den *wesentlichen* Lebensbereichen während einer Untersuchung und / oder in ihrer gewohnten Umgebung (z. B. zu Hause, in der Schule, in der Öffentlichkeit, am Arbeitsplatz) verhält.

Bereich	Verhalten	Notwendige/bereits ergriffene Maßnahmen
Lernen & Anwenden von Wissen (Zuhören, Lernen, Aufmerksamkeit fokussieren, Denken, Entscheidungen treffen)		
Allgemeine Aufgaben & Anforderungen (Einzel- und Mehrfachaufgaben übernehmen, Durchführung der täglichen Routine, mit Stress umgehen)		
Kommunikation (Empfangen und Senden von Mitteilungen: gesprochene und non-verbale Mitteilungen, Gebärdensprache, schriftliche Mitteilungen, Gebrauch von Kommunikationsgeräten und -techniken)		
Mobilität (Körperposition ändern und aufrechterhalten, Gegenstände tragen, gehen und sich fortbewegen, Transportmittel benutzen)		
Selbstversorgung (sich waschen, seine Körperteile pflegen, die Toilette benutzen, sich anziehen, essen, trinken, auf seine Gesundheit achten)		
Häusliches Leben (Beschaffung von Lebensnotwendigkeiten, Wohnraum und Waren beschaffen, Mahlzeiten zubereiten, Arbeiten im Haushalt erledigen, anderen helfen)		
Interpersonelle Interaktionen & Beziehungen (Fremde, Familie, intime Beziehungen)		
Bedeutende Lebensbereiche (Erziehung und Bildung, Arbeit und Beschäftigung, ökonomisches Leben)		
Gemeinschafts-, soziales & staatsbürgerliches Leben (Gemeinschaftsleben, Erholung, Freizeit, Religion, Spiritualität, Menschenrechte, Politik, Leben als Bürger)		

11. Umweltfaktoren

Materielle, soziale und einstellungsbezogene Faktoren, die außerhalb des Individuums liegen und ein gutes Funktionieren erleichtern (Förderfaktoren) oder zu Barrieren dafür werden, wie eine Person lebt und leben kann.

Bereich	Förderfaktor (+) Barriere (–)	Notwendige/bereits ergriffene Maßnahmen
Produkte & Technologien (für den persönlichen Verbrauch (Lebensmittel, Medikamente), für den Bedarf des täglichen Lebens, für die Mobilität, für den Transport, für Bildung und Kommunikation, für die Berufstätigkeit, Kultur etc.)		
Physische Umwelt (Wohnviertel, Unterkunft, sanitäre Einrichtungen, Straßen, Licht, Lärm, Luftqualität etc.)		
Unterstützung, Beziehungen & Einstellungen (engster und erweiterter Familienkreis, Freunde, Arbeitgeber, Fachleute der Gesundheitsberufe etc.)		
Dienste, Systeme & Handlungsgrundsätze (Gesundheit, Unterkunft, Transport, soziale Sicherheit, Arbeit etc.)		

12. Persönliche, die Gesundheit beeinflussende Faktoren (positive und negative)

Hintergrund und Herkunft einer Person, die Merkmale umfassen, die nicht Teil ihres Körper- und Gesundheitszustandes sind. Zu diesen Faktoren können das Geschlecht, die ethnische Zugehörigkeit, das Alter, andere gesundheitliche Bedingungen, die Fitness, der Lebensstil, Gewohnheiten, Erziehung, Bewältigungsmechanismen, Haltungen, Ängste, Erwartungen, der soziale Hintergrund, Bildung und Ausbildung, Beruf, vergangene und gegenwärtige Erfahrungen (Ereignisse im früheren Leben und aktuelle Ereignisse), allgemeine Verhaltensmuster und Charakter, individuelle psychologische Anlagen und andere Charaktermerkmale gehören, die alle, oder einige davon, auf jeder Ebene eine Rolle für die Behinderung spielen können.

13. Personenzentrierte Zielsetzung und gemeinsame Entscheidungsfindung

Liste der Prioritäten/ungelöste Fragen	Ergriffene/notwendige Maßnahmen

14.

Name der Gesundheitsfachkraft	Unterschrift	Tätigkeit / Beruf	Datum und Uhrzeit

11.5 Kopiervorlage – ICF-basiertes Funktionsprofil

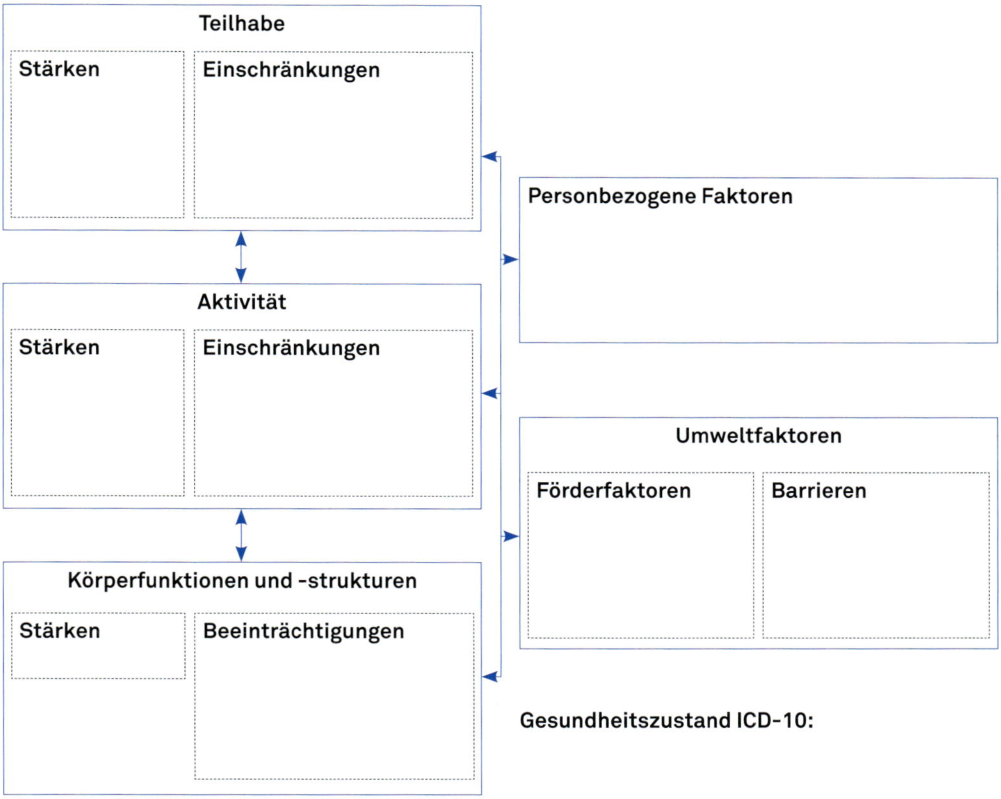

Abbildung 11-8: Kopiervorlage – ICF-basiertes Funktionsprofil

11.6
ICF-Checklisten

Beim Umgang mit den Checklisten ist folgendes zu beachten: Die Checklisten wurden in Ergänzung zu den ICF-CY Klassifikationen (Hogrefe Verlag, Bern 2017/2020) erstellt, um die Nutzung des komplexen Gesamtwerks zu erleichtern. Die WHO ist aktuell bestrebt, die ICF-CY und die ICF in eine gemeinsame, überarbeitete Version zu überführen. Es ist daher empfehlenswert sich bei Veröffentlichung an den neuen ICF-Klassifikationen zu orientieren.

11.6.1
ICF-CY: Codierungen für Kinder im Alter von 0–3 Jahren

Ausprägungen:
1: keine Beeinträchtigung / Beschränkung / Einschränkung (Moderator)
2: behindert / verzögert / eingeschränkt / beschränkt (Barriere)
I: erfordert weitere Untersuchungen
F: Schwerpunkt der Intervention / Unterstützung
N: nicht anwendbar

Blau markierte Elemente stammen von der ICF-CY und sind noch nicht in der ICF 2017 enthalten

ICF-Browser: http://apps.who.int/classifications/icfbrowser/

Körperfunktionen

Mentale Funktionen						
		1	2	I	F	N
	Globale mentale Funktionen					
b110	Funktionen des Bewusstseins					
b114	Funktionen der Orientierung					
b117	Funktionen der Intelligenz					
b122	Globale psychosoziale Funktionen					
b125	Dispositionen und intrapersonelle Funktionen					
b126	Funktionen von Temperament und Persönlichkeit					
b130	Funktionen der psychischen Energie und des Antriebs					
b134	Funktionen des Schlafs					
	Spezifische mentale Funktionen					
b140	Funktionen der Aufmerksamkeit					
b144	Funktionen des Gedächtnises					
b147	Psychomotorische Funktionen					
b152	Emotionale Funktionen					
b156	Funktionen der Wahrnehmung					
b167	Kognitiv-sprachliche Funktionen					

Sinnesfunktionen und Schmerz						
		1	2	I	F	N
	Seh- und verwandte Funktionen					
b210	Funktionen des Sehens (Sehsinn)					
	Hör- und Vestibularfunktionen					
b230	Funktionen des Hörens (Hörsinn)					
	Weitere Sinnesfunktionen					
b260	Die Propriozeptiin betreffende Funktion					
b265	Funktionen des Tastens (Tastsinn)					
	Schmerz					
b280	Schmerz					

Stimm- und Sprechfunktionen						
		1	2	I	F	N
b310	Funktionen der Stimme					
b320	Artikulationsfunktionen					
b330	Funktionen des Redeflusses und Sprechrhythmus					
b340	Alternative stimmliche Äußerungen					

Kardiovaskuläre Funktionen						
		1	2	I	F	N
	Herzfunktionen					
b410	Herzfunktionen					
	Funktionen des hämatologischen und des immunologischen Systems					
b430	Funktionen des hämatologischen Systems					
b435	Funktionen des Immunsystems					
	Funktionen des Atmungssystems					
b440	Atmungsfunktionen					
	Weitere Funktionen und Empfindungen, die das kardiovaskuläre und Atmungssystem betreffen					
b455	Funktionen der kardiorespiratorischen Belastbarkeit					

Funktionen des Verdauungs-, des Stoffwechsel- und des endokrinen Systems						
		1	2	I	F	N
	Funktionen im Zusammenhang mit dem Verdauungssystem					
b510	Funktionen der Nahrungsaufnahme					
b515	Verdauungsfunktionen					
b525	Defäkationsfunktionen					
b530	Funktionen der Aufrechterhaltung des Körpergewichts					
	Funktionen im Zusammenhang mit dem Stoffwechsel und dem endokrinen System					
b540	Allgemeine Stoffwechselfunktionen					
b555	Funktionen der endokrinen Drüse					
b560	Funktionen der Aufrechterhaltung des Körperwachstums					

Funktionen des Urogenital- und reproduktiven Systems						
		1	2	I	F	N
b610	Harnbildungsfunktionen					
b620	Miktionsfunktionen					

Neuromuskuloskelettale und bewegungsbezogene Funktionen						
		1	2	I	F	N
	Funktionen der Gelenke und Knochen					
b710	Funktionen der Gelenkbeweglichkeit					
b715	Funktionen der Gelenkstabilität					
	Funktionen der Muskeln					
b730	Funktionen der Muskelkraft					
b735	Funktionen des Muskeltonus					
b740	Funktionen der Muskelausdauer					
	Funktionen der Bewegung					
b755	Funktionen der unwillkürlichen Bewegungsreaktion					
b760	Funktionen der Kontrolle von Willkürbewegungen					
b761	Spontanbewegungen					
b765	Funktionen der unwillkürlichen Bewegungen					
b770	Funktionen der Bewegungsmuster beim Gehen					

Funktionen der Haut und Hautanhangsgebilde						
		1	2	I	F	N
	Funktionen der Haut					
b810	Schutzfunktionen der Haut					
b820	Heilfunktionen der Haut					
b830	Andere Funktionen der Haut					
b840	Auf die Haut bezogene Empfindungen					
	Funktionen des Haars und der Nägel					
b850	Funktionen des Haars					
b860	Funktionen der Nägel					

Körperstrukturen

Strukturen des Nervensystems						
		1	2	I	F	N
s110	Struktur des Gehirns					
s120	Struktur des Rückenmarks und mit ihm in Zusammenhang stehende Strukturen					

Auge, Ohr und mit ihnen in Zusammenhang stehende Strukturen						
		1	2	I	F	N
s210	Struktur der Augenhöhle (Orbita)					
s220	Struktur des Augapfels (Bulbus)					
s230	Strukturen um das Auge herum					
s240	Struktur des äußeren Ohres					
s250	Struktur des Mittelohres					
s260	Struktur des Innenohres					

Strukturen, die an der Stimme und am Sprechen beteiligt sind						
		1	2	I	F	N
s310	Struktur der Nase					
s320	Struktur des Mundes					
s330	Struktur des Pharynx					
s340	Struktur des Kehlkopfes					

Strukturen des kardiovaskulären, des Immun- und des Atmungssystems						
		1	2	I	F	N
s410	Struktur des kardiovaskulären Systems					
s420	Struktur des Immunsystems					
s430	Struktur des Atmungssystems					

Mit dem Verdauungs-, Stoffwechsel- und endokrinen System in Zusammenhang stehende Strukturen						
		1	2	I	F	N
s510	Struktur der Speicheldrüsen					
s520	Struktur der Speiseröhre					
s530	Struktur des Magens					
s540	Struktur des Darms					
s550	Struktur der Bauchspeicheldrüse					
s560	Struktur der Leber					
s570	Struktur der Gallenwege					
s580	Struktur der endokrinen Drüsen					

Mit dem Urogenital- und Reproduktionssystem Strukturen in Zusammenhang stehende Strukturen						
		1	2	I	F	N
s610	Struktur der ableitenden Harnwege					
s620	Struktur des Beckenbodens					
s630	Struktur des Geschlechtsorgane					

Mit der Bewegung in Zusammenhang stehende Strukturen						
		1	2	I	F	N
s710	Struktur der Kopf- und Halsregion					
s730	Struktur der oberen Extremitäten					
s740	Struktur der Beckenregion					
s750	Struktur der unteren Extremitäten					
s760	Struktur des Rumpfes					

Strukturen der Haut und Hautanhangsgebilde						
		1	2	I	F	N
s810	Struktur der Hautregionen					
s820	Struktur der Hautanhangsgebilde					
s830	Struktur der Nägel					
s840	Struktur der Haare					

Aktivitäten und Partizipation (Teilhabe)

Lernen und Wissensanwendung						
		1	2	I	F	N
	Bewusste sinnliche Wahrnehmungen					
d110	Zuschauen					
d115	Zuhören					
d120	Andere bewusste sinnliche Wahrnehmungen					
	Elementares Lernen					
d130	Nachmachen, nachahmen					
d131	Lernen durch Handeln mit Gegenständen					
d132	Informationen erwerben					
d133	Sprache erwerben					
d134	Zusätzliche Sprache erwerben					
d135	Üben					
d137	Konzepte aneignen					
d155	Sich Fertigkeiten eneignen					
	Wissensanwendung					
d160	Aufmerksamkeit fokussieren					
d161	Aufmerksamkeit lenken					
d163	Denken					
d175	Probleme lösen					
d177	Entscheidungen treffen					

Allgemeine Aufgaben und Anforderungen						
		1	2	I	F	N
c210	Eine Einzelaufgabe übernehmen					
d220	Mehrfachaufgaben übernehmen					
d230	Die tägliche Routine durchführen					
d240	Mit Stress und anderen psychischen Anforderungen umgehen					
d250	Sein Verhalten steuern					

Kommunikation						
		1	2	I	F	N
	Kommunizieren als Empfänger					
d310	Kommunizieren als Empfänger gesprochener Mitteilungen					
d3100	Auf die menschliche Stimme reagieren					
d3101	Einfache gesprochene Mitteilungen verstehen					
d3102	Komplexe gesprochene Mitteilungen verstehen					
d315	Kommunikation als Empfänger nonverbaler Mitteilungen					
d3150	Kommunikation als Empfänger von Gesten und Gebärden					
d3151	Kommunikation als Empfänger von allgemeinen Zeichen und Gebärden					
d3152	Kommunikation als Empfänger von Zeichnungen und Fotos					
d320	Kommunikation als Empfänger von Mitteilungen in Gebärdensprache					
	Kommunizieren als Sender					
d330	Sprechen					
d331	Präverbale Äußerungen					
d335	Nonverbale Mitteilungen produzieren					
d340	Mitteilungen in Gebärdensprache ausdrücken					
	Konversation und Gebrauch von Kommunikationsgeräten und -techniken					
d350	Konversation					

Mobilität						
		1	2	I	F	N
	Die Körperposition ändern und aufrechterhalten					
d410	Eine elementare Körperposition wechseln					
d415	In einer Körperposition verbleiben					
d4150	In liegender Position verbleiben					
d4151	In hockender Position verbleiben					
d4152	In kniender Position verbleiben					
d4153	In sitzender Position verbleiben					
d4154	In stehender Position verbleiben					
d4155	Kopfhaltung beibehalten					
d420	Sich verlagern					
	Gegenstände tragen, bewegen und handhaben					
d430	Gegenstände anheben und tragen					
d435	Gegenstände mit den unteren Extremitäten bewegen					
d440	Feinmotorischer Handgebrauch					
d4400	Einen Gegenstand Aufnehmen					
d4401	Einen Gegenstand ergreifen					
d4402	Einen Gegenstand handhaben					
d4403	Einen Gegenstand loslassen					
d445	Hand- und Armgebrauch					
	Gehen und sich fortbewegen					
d450	Gehen					
d455	Sich auf andere Weise fortbewegen					
d460	Sich in verschiedenen Umgebungen fortbewegen					
d465	Sich unter Verwendung von Geräten / Ausrüstungen fortbewegen					
	Sich mit Transportmitteln fortbewegen					
d470	Transportmittel benutzen					

Selbstversorgung						
		1	2	I	F	N
d510	Sich waschen					
d530	Die Toilette benutzen					
d540	Sich Kleiden					
d550	Essen					
d560	Trinken					

Interpersonelle Interaktionen und Beziehungen						
		1	2	I	F	N
	Allgemeine interpersonelle Interaktionen					
d710	Elementare interpersonelle Aktivitäten					
d7100	Respekt und Wärme in Beziehungen					
d7101	Anerkennung in Beziehungen					
d7102	Toleranz in Beziehungen					
d7103	Kritik in Beziehungen					
d7104	Soziale Zeichen in Beziehungen					
d7105	Körperlicher Kontakt in Beziehungen					
d7106	Unterscheidung bekannter Personen					
	Besondere interpersonelle Beziehungen					
d730	Mit Fremden umgehen					
d760	Familienbeziehungen					

Bedeutende Lebensbereiche						
		1	2	I	F	N
	Erziehung / Bildung					
d810	Informelle Bildung / Ausbildung					
	Wirtschaftliches Leben					
d880	Sich mit Spielen beschäftigen					
d8800	Solitärspiel					
d8801	Beobachtungsspiel					
d8802	Parallelspiel					
d8803	Gemeinsames Kooperationsspiel					

Gemeinschafts-, soziales und staatsbürgerliches Leben						
		1	2	I	F	N
d910	Gemeinschaftsleben					
d920	Erholung und Freizeit					
d930	Religion und Spiritualität					
d940	Menschenrechte					
d950	Politisches Leben und Staatsbürgerschaft					

Umweltfaktoren

Produkte und Technologien						
		1	2	I	F	N
e110	Produkte oder Substanzen für den persönlichen Verbrauch					
e115	Produkte und Technologien zum persönlichen Gebrauch im alltäglichen Leben					
e1152	Produkte und Technologien zum Spielen					
e120	Produkte und Technologien zur persönlichen Mobilität drinnen und draußen und zum Transport					
e125	Produkte und Technologien zur Kommunikation					
e165	Vermögenswerte					

Natürliche und vom Menschen veränderte Umwelt						
		1	2	I	F	N
e215	Bevölkerung					
e250	Laute und Geräusche					
e260	Luftqualität					

Unterstützung und Beziehungen						
		1	2	I	F	N
e310	Engster Familienkreis					
e315	Erweiterter Familiekreis					
e320	Freunde					
e325	Bekannte, Seinesgleichen (Peers), Kollegen, Nachbarn und andere Gemeindemitglieder					
e330	Autoritätspersonen					
e340	Persönliche Hilfs- und Pflegepersonen					
e350	Domestizierte Tiere					
e355	Fachleute der Gesundheitsberufe					
e360	Andere Fachleute					

Einstellungen						
		1	2	I	F	N
e410	Individuelle Einstellungen der Mitglieder des engsten Familienkreises					
e415	Individuelle Einstellungen der Mitglieder des erweiterten Familienkreises					
e430	Individuelle Einstellungen von Autoritätspersonen					
e450	Individuelle Einstellungen von Fachleuten der Gesundheitsberufe					
e465	Gesellschaftliche Normen, Konventionen und Weltanschauungen					

Dienste, Systeme und Handlungsgrundsätze						
		1	2	I	F	N
e525	Dienste, Systeme und Handlungsgrundsätze des Wohnungswesens					
e540	Dienste, Systeme und Handlungsgrundsätze des Transportwesens					
e555	Dienste, Systeme und Handlungsgrundsätze von Vereinigungen und Organisationen					
e570	Dienste, Systeme und Handlungsgrundsätze der sozialen Sicherheit					
e575	Dienste, Systeme und Handlungsgrundsätze der allgemeinen sozialen Unterstützung					
e580	Dienste, Systeme und Handlungsgrundsätze des Gesundheitswesens					
e585	Dienste, Systeme und Handlungsgrundsätze des Bildungs- und Ausbildungswesens					

11.6.2
ICF-CY: Codierungen für Kinder im Alter von 4–6 Jahren

Ausprägungen:
1: keine Beeinträchtigung / Beschränkung / Einschränkung (Moderator)
2: behindert / verzögert / eingeschränkt / beschränkt (Barriere)
I: erfordert weitere Untersuchungen
F: Schwerpunkt der Intervention / Unterstützung
N: nicht anwendbar

Blau markierte Elemente stammen von der ICF-CY und sind noch nicht in der ICF 2017 enthalten

ICF-Browser: http://apps.who.int/classifications/icfbrowser/

Körperfunktionen

Mentale Funktionen						
		1	2	I	F	N
	Globale mentale Funktionen					
b110	Funktionen des Bewusstseins					
b114	Funktionen der Orientierung					
b117	Funktionen der Intelligenz					
b122	Globale psychosoziale Funktionen					
b125	Dispositionen und intrapersonelle Funktionen					
b126	Funktionen von Temperament und Persönlichkeit					
b130	Funktionen der psychischen Energie und des Antriebs					
b134	Funktionen des Schlafs					
	Spezifische mentale Funktionen					
b140	Funktionen der Aufmerksamkeit					
b144	Funktionen des Gedächtnises					
b147	Psychomotorische Funktionen					
b152	Emotionale Funktionen					
b156	Funktionen der Wahrnehmung					
b163	Basale kognitive Funktionen					
b167	Kognitiv-sprachliche Funktionen					
b172	Das Rechnen betreffende Funktionen					
b176	Mentale Funktionen, die die Durchführung komplexer Behandlungen betreffen					
b180	Die Selbstwahrnehmung und die Zeitwahrnehmung betreffende Funktionen					

Sinnesfunktionen und Schmerz						
		1	**2**	**I**	**F**	**N**
	Seh- und verwandte Funktionen					
b210	Funktionen des Sehens (Sehsinn)					
b215	Funktionen von Strukturen, die mit dem Auge in Verbindung stehen					
	Hör- und Vestibularfunktionen					
b230	Funktionen des Hörens (Hörsinn)					
	Weitere Sinnesfunktionen					
b260	Die Propriozeptiin betreffende Funktion					
b265	Funktionen des Tastens (Tastsinn)					
b270	Sinnesfunktionen bezüglich Temperatur und anderer Reize					
	Schmerz					
b280	Schmerz					

Stimm- und Sprechfunktionen						
		1	**2**	**I**	**F**	**N**
b310	Funktionen der Stimme					
b320	Artikulationsfunktionen					
b330	Funktionen des Redeflusses und Sprechrhythmus					
b340	Alternative stimmliche Äußerungen					

Funktionen des kardiovaskulären, hämatologischen, Immun- und Atmungssystems						
		1	**2**	**I**	**F**	**N**
	Funktionen des kardiovaskulären Systems					
b410	Herzfunktionen					
	Funktionen des hämatologischen und des Immunsystems					
b430	Funktionen des hämatologischen Systems					
b435	Funktionen des Immunsystems					
	Funktionen des Atmungssystems					
b440	Atmungsfunktionen					
	Weitere Funktionen und Empfindungen, die das kardiovaskuläre und Atmungssystem betreffen					
b455	Funktionen der kardiovaskulären Belastbarkeit					

Funktionen des Verdauungs-, des Stoffwechsel- und des endokrinen Systems						
		1	2	I	F	N
	Funktionen im Zusammenhang mit dem Verdauungssystem					
b510	Funktionen der Nahrungsaufnahme					
b515	Verdauungsfunktionen					
b525	Defäkationsfunktionen					
b530	Funktionen der Aufrechterhaltung des Körpergewichts					
	Funktionen im Zusammenhang mit dem Stoffwechsel und dem endokrinen System					
b540	Allgemeine Stoffwechselfunktionen					
b555	Funktionen der endokrinen Drüse					
b560	Funktionen der Aufrechterhaltung des Körperwachstums					

Funktionen des Urogenital- und reproduktiven Systems						
		1	2	I	F	N
b610	Harnbildungsfunktionen					
b620	Miktionsfunktionen					

Neuromuskuloskelettale und bewegungsbezogene Funktionen						
		1	2	I	F	N
	Funktionen der Gelenke und Knochen					
b710	Funktionen der Gelenkbeweglichkeit					
b715	Funktionen der Gelenkstabilität					
	Funktionen der Muskeln					
b730	Funktionen der Muskelkraft					
b735	Funktionen des Muskeltonus					
b740	Funktionen der Muskelausdauer					
	Funktionen der Bewegung					
b755	Funktionen der unwillkürlichen Bewegungsreaktion					
b760	Funktionen der Kontrolle von Willkürbewegungen					
b761	Spontanbewegungen					
b765	Funktionen der unwillkürlichen Bewegungen					
b770	Funktionen der Bewegungsmuster beim Gehen					

Funktionen der Haut und Hautanhangsgebilde						
		1	2	I	F	N
	Funktionen der Haut					
b810	Schutzfunktionen der Haut					
b820	Heilfunktionen der Haut					
b830	Andere Funktionen der Haut					
b840	Auf die Haut bezogene Empfindungen					
	Funktionen des Haars und der Nägel					
b850	Funktionen des Haars					
b860	Funktionen der Nägel					

Körperstrukturen

Strukturen des Nervensystems						
		1	2	I	F	N
s110	Struktur des Gehirns					
s120	Struktur des Rückenmarks und mit ihm in Zusammenhang stehende Strukturen					

Auge, Ohr und mit ihnen in Zusammenhang stehende Strukturen						
		1	2	I	F	N
s210	Struktur der Augenhöhle (Orbita)					
s220	Struktur des Augapfels (Bulbus)					
s230	Strukturen um das Auge herum					
s240	Struktur des äußeren Ohres					
s250	Struktur des Mittelohres					
s260	Struktur des Innenohres					

Strukturen, die an der Stimme und am Sprechen beteiligt sind						
		1	2	I	F	N
s310	Struktur der Nase					
s320	Struktur des Mundes					
s330	Struktur des Pharynx					
s340	Struktur des Kehlkopfes					

Strukturen des kardiovaskulären, des Immun- und des Atmungssystems						
		1	2	I	F	N
s410	Struktur des kardiovaskulären Systems					
s420	Struktur des Immunsystems					
s430	Struktur des Atmungssystems					

Mit dem Verdauungs-, Stoffwechsel- und endokrinen System in Zusammenhang stehende Strukturen						
		1	2	I	F	N
s510	Struktur der Speicheldrüsen					
s520	Struktur der Speiseröhre					
s530	Struktur des Magens					
s540	Struktur des Darms					
s550	Struktur der Bauchspeicheldrüse					
s560	Struktur der Leber					
s570	Struktur der Gallenwege					
s580	Struktur der endokrinen Drüsen					

Mit dem Urogenital- und Reproduktionssystem in Zusammenhang stehende Strukturen						
		1	2	I	F	N
s610	Struktur der ableitenden Harnwege					
s620	Struktur des Beckenbodens					
s630	Struktur des Geschlechtsorgane					

Mit der Bewegung in Zusammenhang stehende Strukturen						
		1	2	I	F	N
s710	Struktur der Kopf- und Halsregion					
s730	Struktur der oberen Extremitäten					
s740	Struktur der Beckenregion					
s750	Struktur der unteren Extremitäten					
s760	Struktur des Rumpfes					

Strukturen der Haut und Hautanhangsgebilde						
		1	2	I	F	N
s810	Struktur der Hautregionen					
s820	Struktur der Hautanhangsgebilde					
s830	Struktur der Nägel					
s840	Struktur der Haare					

Aktivitäten und Partizipation (Teilhabe)

Lernen und Wissensanwendung						
		1	2	I	F	N
	Bewusste sinnliche Wahrnehmungen					
d110	Zuschauen					
d115	Zuhören					
d120	Andere bewusste sinnliche Wahrnehmungen					
	Elementares Lernen					
d130	Nachmachen, nachahmen					
d131	Lernen durch Handeln mit Gegenständen					
d132	Informationen erwerben					
d133	Sprache erwerben					
d134	Zusätzliche Sprache erwerben					
d135	Üben					
d137	Konzepte aneignen					
d140	Lesen lernen					
d145	Schreiben lernen					
d150	Rechnen lernen					
d155	Sich Fertigkeiten eneignen					
	Wissensanwendung					
d160	Aufmerksamkeit fokussieren					
d161	Aufmerksamkeit lenken					
d163	Denken					
d166	Lesen					

d170	Schreiben					
d172	Rechnen					
d175	Probleme lösen					
d177	Entscheidungen treffen					

Allgemeine Aufgaben und Anforderungen						
		1	**2**	**I**	**F**	**N**
d210	Eine Einzelaufgabe übernehmen					
d220	Mehrfachaufgaben übernehmen					
d230	Die tägliche Routine durchführen					
d240	Mit Stress und anderen psychischen Anforderungen umgehen					
d250	Sein Verhalten steuern					

Kommunikation						
		1	**2**	**I**	**F**	**N**
	Kommunizieren als Empfänger					
d310	Kommunizieren als Empfänger gesprochener Mitteilungen					
d3100	Auf die menschliche Stimme reagieren					
d3101	Einfache gesprochene Mitteilungen verstehen					
d3102	Komplexe gesprochene Mitteilungen verstehen					
d315	Kommunikation als Empfänger nonverbaler Mitteilungen					
d3150	Kommunikation als Empfänger von Gesten und Gebärden					
d3151	Kommunikation als Empfänger von allgemeinen Zeichen und Gebärden					
d3152	Kommunikation als Empfänger von Zeichnungen und Fotos					
d320	Kommunikation als Empfänger von Mitteilungen in Gebärdensprache					
	Kommunizieren als Sender					
d330	Sprechen					
d331	Präverbale Äußerungen					
d335	Nonverbale Mitteilungen produzieren					
d340	Mitteilungen in Gebärdensprache ausdrücken					
	Konversation und Gebrauch von Kommunikationsgeräten und -techniken					
d350	Konversation					

d355	Diskussion					
d360	Kommunikationsgeräte und -techniken benutzen					

Mobilität						
		1	**2**	**I**	**F**	**N**
	Die Körperposition ändern und aufrechterhalten					
d410	Eine elementare Körperposition wechseln					
d415	In einer Körperposition verbleiben					
d4150	In liegender Position verbleiben					
d4151	In hockender Position verbleiben					
d4152	In kniender Position verbleiben					
d4153	In sitzender Position verbleiben					
d4154	In stehender Position verbleiben					
d4155	Kopfhaltung beibehalten					
d420	Sich verlagern					
	Gegenstände tragen, bewegen und handhaben					
d430	Gegenstände anheben und tragen					
d435	Gegenstände mit den unteren Extremitäten bewegen					
d440	Feinmotorischer Handgebrauch					
d4400	Einen Gegenstand Aufnehmen					
d4401	Einen Gegenstand ergreifen					
d4402	Einen Gegenstand handhaben					
d4403	Einen Gegenstand loslassen					
d445	Hand- und Armgebrauch					
	Gehen und sich fortbewegen					
d450	Gehen					
d455	Sich auf andere Weise fortbewegen					
d460	Sich in verschiedenen Umgebungen fortbewegen					
d465	Sich unter Verwendung von Geräten / Ausrüstungen fortbewegen					
	Sich mit Transportmitteln fortbewegen					
d470	Transportmittel benutzen					
d475	Ein Fahrzeug fahren					

Selbstversorgung						
		1	**2**	**I**	**F**	**N**
d510	Sich waschen					
d520	Seine Körperteile pflegen					
d530	Die Toilette benutzen					
d540	Sich Kleiden					
d550	Essen					
d560	Trinken					
d570	Auf seine Gesundheit achten					
d571	Auf seine Sicherheit achten					

Häusliches Leben						
		1	**2**	**I**	**F**	**N**
	Haushaltsgegenstände pflegen und anderen helfen					
d660	Anderen helfen					

Interpersonelle Interaktionen und Beziehungen						
		1	**2**	**I**	**F**	**N**
	Allgemeine interpersonelle Interaktionen					
d710	Elementare interpersonelle Aktivitäten					
d7100	Respekt und Wärme in Beziehungen					
d7101	Anerkennung in Beziehungen					
d7102	Toleranz in Beziehungen					
d7103	Kritik in Beziehungen					
d7104	Soziale Zeichen in Beziehungen					
d7105	Körperlicher Kontakt in Beziehungen					
d7106	Unterscheidung bekannter Personen					
d720	Komplexe interpersonelle Interaktionen					
	Besondere interpersonelle Beziehungen					
d730	Mit Fremden umgehen					
d740	Formelle Berziehungen					
d750	Informelle soziale Beziehungen					
d760	Familienbeziehungen					

Bedeutende Lebensbereiche						
		1	2	I	F	N
	Erziehung / Bildung					
d810	Informelle Bildung / Ausbildung					
d815	Vorschulerziehung					
d820	Schulbildung					
	Wirtschaftliches Leben					
d880	Sich mit Spielen beschäftigen					
d8800	Solitärspiel					
d8801	Beobachtungsspiel					
d8802	Parallelspiel					
d8803	Gemeinsames Kooperationsspiel					

Gemeinschafts-, soziales und staatsbürgerliches Leben						
		1	2	I	F	N
d910	Gemeinschaftsleben					
d920	Erholung und Freizeit					
d930	Religion und Spiritualität					
d940	Menschenrechte					
d950	Politisches Leben und Staatsbürgerschaft					

Umweltfaktoren

Produkte und Technologien						
		1	2	I	F	N
e110	Produkte oder Substanzen für den persönlichen Verbrauch					
e115	Produkte und Technologien zum persönlichen Gebrauch im alltäglichen Leben					
e1152	Produkte und Technologien zum Spielen					
e120	Produkte und Technologien zur persönlichen Mobilität drinnen und draußen und zum Transport					
e125	Produkte und Technologien zur Kommunikation					
e130	Produkte und Technologien für Bildung / Ausbildung					
e140	Produkte und Technologien für Kultur, Freizeit und Sport					
e150	Entwurf, Konstruktion sowie Bauprodukte und Technologien von öffentlichen Gebäuden					
e155	Entwurf, Konstruktion sowie Bauprodukte und Technologien von privaten Gebäuden					
e165	Vermögenswerte					

Natürliche und vom Menschen veränderte Umwelt						
		1	2	I	F	N
e215	Bevölkerung					
e250	Laute und Geräusche					
e260	Luftqualität					

Unterstützung und Beziehungen						
		1	2	I	F	N
e310	Engster Familienkreis					
e315	Erweiterter Familiekreis					
e320	Freunde					
e325	Bekannte, Seinesgleichen (Peers), Kollegen, Nachbarn und andere Gemeindemitglieder					
e330	Autoritätspersonen					
e340	Persönliche Hilfs- und Pflegepersonen					
e350	Domestizierte Tiere					
e355	Fachleute der Gesundheitsberufe					
e360	Andere Fachleute					

Einstellungen						
		1	2	I	F	N
e410	Individuelle Einstellungen der Mitglieder des engsten Familienkreises					
e415	Individuelle Einstellungen der Mitglieder des erweiterten Familienkreises					
e425	Individuelle Einstellungen von Bekannten, Seinesgleichen (Peers), Kollegen, Nachbarn und anderen Gemeindemitgliedern					
e430	Individuelle Einstellungen von Autoritätspersonen					
e440	Individuelle Einstellungen von persönlichen Hilfs- und Pflegepersonen					
e450	Individuelle Einstellungen von Fachleuten der Gesundheitsberufe					
e465	Gesellschaftliche Normen, Konventionen und Weltanschauungen					

Dienste, Systeme und Handlungsgrundsätze						
		1	2	I	F	N
e525	Dienste, Systeme und Handlungsgrundsätze des Wohnungswesens					
e540	Dienste, Systeme und Handlungsgrundsätze des Transportwesens					
e555	Dienste, Systeme und Handlungsgrundsätze von Vereinigungen und Organisationen					
e570	Dienste, Systeme und Handlungsgrundsätze der sozialen Sicherheit					
e575	Dienste, Systeme und Handlungsgrundsätze der allgemeinen sozialen Unterstützung					
e580	Dienste, Systeme und Handlungsgrundsätze des Gesundheitswesens					
e585	Dienste, Systeme und Handlungsgrundsätze des Bildungs- und Ausbildungswesens					

11.6.3
ICF-CY: Codierungen für Kinder im Alter von 7–12 Jahren

Ausprägungen:
1: keine Beeinträchtigung / Beschränkung / Einschränkung (Moderator)
2: behindert / verzögert / eingeschränkt / beschränkt (Barriere)
I: erfordert weitere Untersuchungen
F: Schwerpunkt der Intervention / Unterstützung
N: nicht anwendbar

Blau markierte Elemente stammen von der ICF-CY und sind noch nicht in der ICF 2017 enthalten

ICF-Browser: http://apps.who.int/classifications/icfbrowser/

Körperfunktionen

Mentale Funktionen						
		1	2	I	F	N
	Globale mentale Funktionen					
b110	Funktionen des Bewusstseins					
b114	Funktionen der Orientierung					
b117	Funktionen der Intelligenz					
b122	Globale psychosoziale Funktionen					
b125	Dispositionen und intrapersonelle Funktionen					
b126	Funktionen von Temperament und Persönlichkeit					
b130	Funktionen der psychischen Energie und des Antriebs					
b134	Funktionen des Schlafs					
	Spezifische mentale Funktionen					
b140	Funktionen der Aufmerksamkeit					
b144	Funktionen des Gedächtnises					
b147	Psychomotorische Funktionen					
b152	Emotionale Funktionen					
b156	Funktionen der Wahrnehmung					
b163	Basale kognitive Funktionen					
b164	Höhere kognitive Funktionen					
b167	Kognitiv-sprachliche Funktionen					
b172	Das Rechnen betreffende Funktionen					

b176	Mentale Funktionen, die die Durchführung komplexer Behandlungen betreffen					
b180	Die Selbstwahrnehmung und die Zeitwahrnehmung betreffende Funktionen					

Sinnesfunktionen und Schmerz						
		1	2	I	F	N
	Seh- und verwandte Funktionen					
b210	Funktionen des Sehens (Sehsinn)					
b215	Funktionen von Strukturen, die mit dem Auge in Verbindung stehen					
	Hör- und Vestibularfunktionen					
b230	Funktionen des Hörens (Hörsinn)					
	Weitere Sinnesfunktionen					
b260	Die Propriozeptiin betreffende Funktion					
b265	Funktionen des Tastens (Tastsinn)					
b270	Sinnesfunktionen bezüglich Temperatur und anderer Reize					
	Schmerz					
b280	Schmerz					

Stimm- und Sprechfunktionen						
		1	2	I	F	N
b310	Funktionen der Stimme					
b320	Artikulationsfunktionen					
b330	Funktionen des Redeflusses und Sprechrhythmus					
b340	Alternative stimmliche Äußerungen					

Körperstrukturen

Strukturen des Nervensystems						
		1	2	I	F	N
s110	Struktur des Gehirns					
s120	Struktur des Rückenmarks und mit ihm in Zusammenhang stehende Strukturen					

Auge, Ohr und mit ihnen in Zusammenhang stehende Strukturen						
		1	2	I	F	N
s210	Struktur der Augenhöhle (Orbita)					
s220	Struktur des Augapfels (Bulbus)					
s230	Strukturen um das Auge herum					
s240	Struktur des äußeren Ohres					
s250	Struktur des Mittelohres					
s260	Struktur des Innenohres					

Strukturen, die an der Stimme und am Sprechen beteiligt sind						
		1	2	I	F	N
s310	Struktur der Nase					
s320	Struktur des Mundes					
s330	Struktur des Pharynx					
s340	Struktur des Kehlkopfes					

Strukturen des kardiovaskulären, des Immun- und des Atmungssystems						
		1	2	I	F	N
s410	Struktur des kardiovaskulären Systems					
s420	Struktur des Immunsystems					
s430	Struktur des Atmungssystems					

Mit dem Verdauungs-, Stoffwechsel- und endokrinen System in Zusammenhang stehende Strukturen						
		1	2	I	F	N
s510	Struktur der Speicheldrüsen					
s520	Struktur der Speiseröhre					
s530	Struktur des Magens					
s540	Struktur des Darms					
s550	Struktur der Bauchspeicheldrüse					
s560	Struktur der Leber					
s570	Struktur der Gallenwege					
s580	Struktur der endokrinen Drüsen					

Mit dem Urogenital- und Reproduktionssystem Strukturen in Zusammenhang stehende Strukturen						
		1	2	I	F	N
s610	Struktur der ableitenden Harnwege					
s620	Struktur des Beckenbodens					
s630	Struktur des Geschlechtsorgane					

Mit der Bewegung in Zusammenhang stehende Strukturen						
		1	2	I	F	N
s710	Struktur der Kopf- und Halsregion					
s730	Struktur der oberen Extremitäten					
s740	Struktur der Beckenregion					
s750	Struktur der unteren Extremitäten					
s760	Struktur des Rumpfes					

Strukturen der Haut und Hautanhangsgebilde						
		1	2	I	F	N
s810	Struktur der Hautregionen					
s820	Struktur der Hautanhangsgebilde					
s830	Struktur der Nägel					
s840	Struktur der Haare					

Aktivitäten und Partizipation (Teilhabe)

Lernen und Wissensanwendung						
		1	2	I	F	N
	Bewusste sinnliche Wahrnehmungen					
d110	Zuschauen					
d115	Zuhören					
d120	Andere bewusste sinnliche Wahrnehmungen					
	Elementares Lernen					
d130	Nachmachen, nachahmen					
d131	Lernen durch Handeln mit Gegenständen					
d132	Informationen erwerben					
d133	Sprache erwerben					
d134	Zusätzliche Sprache erwerben					
d135	Üben					
d137	Konzepte aneignen					
d140	Lesen lernen					
d145	Schreiben lernen					
d150	Rechnen lernen					
d155	Sich Fertigkeiten eneignen					
	Wissensanwendung					
d160	Aufmerksamkeit fokussieren					
d161	Aufmerksamkeit lenken					
d163	Denken					
d166	Lesen					
d170	Schreiben					
d172	Rechnen					
d175	Probleme lösen					
d177	Entscheidungen treffen					

Allgemeine Aufgaben und Anforderungen						
		1	2	I	F	N
d210	Eine Einzelaufgabe übernehmen					
d220	Mehrfachaufgaben übernehmen					
d230	Die tägliche Routine durchführen					
d240	Mit Stress und anderen psychischen Anforderungen umgehen					
d250	Sein Verhalten steuern					

Kommunikation						
		1	2	I	F	N
	Kommunizieren als Empfänger					
d310	Kommunizieren als Empfänger gesprochener Mitteilungen					
d3100	Auf die menschliche Stimme reagieren					
d3101	Einfache gesprochene Mitteilungen verstehen					
d3102	Komplexe gesprochene Mitteilungen verstehen					
d315	Kommunikation als Empfänger nonverbaler Mitteilungen					
d3150	Kommunikation als Empfänger von Gesten und Gebärden					
d3151	Kommunikation als Empfänger von allgemeinen Zeichen und Gebärden					
d3152	Kommunikation als Empfänger von Zeichnungen und Fotos					
d320	Kommunikation als Empfänger von Mitteilungen in Gebärdensprache					
	Kommunizieren als Sender					
d330	Sprechen					
d331	Präverbale Äußerungen					
d335	Nonverbale Mitteilungen produzieren					
d340	Mitteilungen in Gebärdensprache ausdrücken					
	Konversation und Gebrauch von Kommunikationsgeräten und -techniken					
d350	Konversation					
d355	Diskussion					
d360	Kommunikationsgeräte und -techniken benutzen					

Mobilität						
		1	2	I	F	N
	Die Körperposition ändern und aufrechterhalten					
d410	Eine elementare Körperposition wechseln					
d415	In einer Körperposition verbleiben					
d4150	In liegender Position verbleiben					
d4151	In hockender Position verbleiben					
d4152	In kniender Position verbleiben					
d4153	In sitzender Position verbleiben					
d4154	In stehender Position verbleiben					
d4155	Kopfhaltung beibehalten					
d420	Sich verlagern					
	Gegenstände tragen, bewegen und handhaben					
d430	Gegenstände anheben und tragen					
d435	Gegenstände mit den unteren Extremitäten bewegen					
d440	Feinmotorischer Handgebrauch					
d4400	Einen Gegenstand Aufnehmen					
d4401	Einen Gegenstand ergreifen					
d4402	Einen Gegenstand handhaben					
d4403	Einen Gegenstand loslassen					
d445	Hand- und Armgebrauch					
	Gehen und sich fortbewegen					
d450	Gehen					
d455	Sich auf andere Weise fortbewegen					
d460	Sich in verschiedenen Umgebungen fortbewegen					
d465	Sich unter Verwendung von Geräten / Ausrüstungen fortbewegen					
	Sich mit Transportmitteln fortbewegen					
d470	Transportmittel benutzen					
d475	Ein Fahrzeug fahren					

Selbstversorgung						
		1	2	I	F	N
d510	Sich waschen					
d520	Seine Körperteile pflegen					
d530	Die Toilette benutzen					
d540	Sich Kleiden					
d550	Essen					
d560	Trinken					
d570	Auf seine Gesundheit achten					
d571	Auf seine Sicherheit achten					

Häusliches Leben						
		1	2	I	F	N
	Haushaltsgegenstände pflegen und anderen helfen					
d650	Haushaltsgegenstände pflegen					
d660	Anderen helfen					

Interpersonelle Interaktionen und Beziehungen						
		1	2	I	F	N
	Allgemeine interpersonelle Interaktionen					
d710	Elementare interpersonelle Aktivitäten					
d7100	Respekt und Wärme in Beziehungen					
d7101	Anerkennung in Beziehungen					
d7102	Toleranz in Beziehungen					
d7103	Kritik in Beziehungen					
d7104	Soziale Zeichen in Beziehungen					
d7105	Körperlicher Kontakt in Beziehungen					
d7106	Unterscheidung bekannter Personen					
d720	Komplexe interpersonelle Interaktionen					
	Besondere interpersonelle Beziehungen					
d730	Mit Fremden umgehen					
d740	Formelle Berziehungen					
d750	Informelle soziale Beziehungen					
d760	Familienbeziehungen					

Bedeutende Lebensbereiche						
		1	2	I	F	N
	Erziehung / Bildung					
d810	Informelle Bildung / Ausbildung					
d815	Vorschulerziehung					
d820	Schulbildung					
	Wirtschaftliches Leben					
d860	Elementare wirtschaftliche Transaktionen					
d880	Sich mit Spielen beschäftigen					
d8800	Solitärspiel					
d8801	Beobachtungsspiel					
d8802	Parallelspiel					
d8803	Gemeinsames Kooperationsspiel					

Gemeinschafts-, soziales und staatsbürgerliches Leben						
		1	2	I	F	N
d910	Gemeinschaftsleben					
d920	Erholung und Freizeit					
d930	Religion und Spiritualität					
d940	Menschenrechte					
d950	Politisches Leben und Staatsbürgerschaft					

Umweltfaktoren

Produkte und Technologien						
		1	2	I	F	N
e110	Produkte oder Substanzen für den persönlichen Verbrauch					
e115	Produkte und Technologien zum persönlichen Gebrauch im alltäglichen Leben					
e1152	Produkte und Technologien zum Spielen					
e120	Produkte und Technologien zur persönlichen Mobilität drinnen und draußen und zum Transport					
e125	Produkte und Technologien zur Kommunikation					
e130	Produkte und Technologien für Bildung / Ausbildung					
e140	Produkte und Technologien für Kultur, Freizeit und Sport					
e150	Entwurf, Konstruktion sowie Bauprodukte und Technologien von öffentlichen Gebäuden					
e155	Entwurf, Konstruktion sowie Bauprodukte und Technologien von privaten Gebäuden					
e165	Vermögenswerte					

Natürliche und vom Menschen veränderte Umwelt						
		1	2	I	F	N
e215	Bevölkerung					
e250	Laute und Geräusche					
e260	Luftqualität					

Unterstützung und Beziehungen						
		1	2	I	F	N
e310	Engster Familienkreis					
e315	Erweiterter Familiekreis					
e320	Freunde					
e325	Bekannte, Seinesgleichen (Peers), Kollegen, Nachbarn und andere Gemeindemitglieder					
e330	Autoritätspersonen					
e340	Persönliche Hilfs- und Pflegepersonen					
e350	Domestizierte Tiere					
e355	Fachleute der Gesundheitsberufe					
e360	Andere Fachleute					

Einstellungen						
		1	2	I	F	N
e410	Individuelle Einstellungen der Mitglieder des engsten Familienkreises					
e415	Individuelle Einstellungen der Mitglieder des erweiterten Familienkreises					
e425	Individuelle Einstellungen von Bekannten, Seinesgleichen (Peers), Kollegen, Nachbarn und anderen Gemeindemitgliedern					
e430	Individuelle Einstellungen von Autoritätspersonen					
e440	Individuelle Einstellungen von persönlichen Hilfs- und Pflegepersonen					
e450	Individuelle Einstellungen von Fachleuten der Gesundheitsberufe					
e465	Gesellschaftliche Normen, Konventionen und Weltanschauungen					

Dienste, Systeme und Handlungsgrundsätze						
		1	2	I	F	N
e525	Dienste, Systeme und Handlungsgrundsätze des Wohnungswesens					
e540	Dienste, Systeme und Handlungsgrundsätze des Transportwesens					
e555	Dienste, Systeme und Handlungsgrundsätze von Vereinigungen und Organisationen					
e570	Dienste, Systeme und Handlungsgrundsätze der sozialen Sicherheit					
e575	Dienste, Systeme und Handlungsgrundsätze der allgemeinen sozialen Unterstützung					
e580	Dienste, Systeme und Handlungsgrundsätze des Gesundheitswesens					
e585	Dienste, Systeme und Handlungsgrundsätze des Bildungs- und Ausbildungswesens					

11.6.4
ICF-CY: Codierungen für Kinder im Alter von 13–18 Jahren

Ausprägungen:
1: keine Beeinträchtigung / Beschränkung / Einschränkung (Moderator)
2: behindert / verzögert / eingeschränkt / beschränkt (Barriere)
I: erfordert weitere Untersuchungen
F: Schwerpunkt der Intervention / Unterstützung
N: nicht anwendbar

Blau markierte Elemente stammen von der ICF-CY und sind noch nicht in der ICF 2017 enthalten

ICF-Browser: http://apps.who.int/classifications/icfbrowser/

Körperfunktionen

Mentale Funktionen						
		1	2	I	F	N
	Globale mentale Funktionen					
b110	Funktionen des Bewusstseins					
b114	Funktionen der Orientierung					
b117	Funktionen der Intelligenz					
b122	Globale psychosoziale Funktionen					
b125	Dispositionen und intrapersonelle Funktionen					
b126	Funktionen von Temperament und Persönlichkeit					
b130	Funktionen der psychischen Energie und des Antriebs					
b134	Funktionen des Schlafs					
	Spezifische mentale Funktionen					
b140	Funktionen der Aufmerksamkeit					
b144	Funktionen des Gedächtnises					
b147	Psychomotorische Funktionen					
b152	Emotionale Funktionen					
b156	Funktionen der Wahrnehmung					
b160	Funktionen des Denkens					
b163	Basale kognitive Funktionen					
b164	Höhere kognitive Funktionen					
b167	Kognitiv-sprachliche Funktionen					
b172	Das Rechnen betreffende Funktionen					

b176	Mentale Funktionen, die die Durchführung komplexer Behandlungen betreffen					
b180	Die Selbstwahrnehmung und die Zeitwahrnehmung betreffende Funktionen					

Sinnesfunktionen und Schmerz						
		1	**2**	**I**	**F**	**N**
	Seh- und verwandte Funktionen					
b210	Funktionen des Sehens (Sehsinn)					
b215	Funktionen von Strukturen, die mit dem Auge in Verbindung stehen					
	Hör- und Vestibularfunktionen					
b230	Funktionen des Hörens (Hörsinn)					
	Weitere Sinnesfunktionen					
b260	Die Propriozeptiin betreffende Funktion					
b265	Funktionen des Tastens (Tastsinn)					
b270	Sinnesfunktionen bezüglich Temperatur und anderer Reize					
	Schmerz					
b280	Schmerz					

Stimm- und Sprechfunktionen						
		1	**2**	**I**	**F**	**N**
b310	Funktionen der Stimme					
b320	Artikulationsfunktionen					
b330	Funktionen des Redeflusses und Sprechrhythmus					

Funktionen des kardiovaskulären, hämatologischen, Immun- und Atmungssystems						
		1	2	I	F	N
	Funktionen des kardiovaskulären Systems					
b410	Herzfunktionen					
b420	Blutdruckfunktionen					
	Funktionen des hämatologischen und des Immunsystems					
b430	Funktionen des hämatologischen Systems					
b435	Funktionen des Immunsystems					
	Funktionen des Atmungssystems					
b440	Atmungsfunktionen					
	Weitere Funktionen und Empfindungen, die das kardiovaskuläre und Atmungssystem betreffen					
b455	Funktionen der kardiovaskulären Belastbarkeit					

Funktionen des Verdauungs-, des Stoffwechsel- und des endokrinen Systems						
		1	2	I	F	N
	Funktionen im Zusammenhang mit dem Verdauungssystem					
b510	Funktionen der Nahrungsaufnahme					
b515	Verdauungsfunktionen					
b525	Defäkationsfunktionen					
b530	Funktionen der Aufrechterhaltung des Körpergewichts					
	Funktionen im Zusammenhang mit dem Stoffwechsel und dem endokrinen System					
b540	Allgemeine Stoffwechselfunktionen					
b555	Funktionen der endokrinen Drüse					
b560	Funktionen der Aufrechterhaltung des Körperwachstums					

Funktionen des Urogenital- und reproduktiven Systems						
		1	2	I	F	N
b610	Harnbildungsfunktionen					
b620	Miktionsfunktionen					
	Genital- und reproduktive Funktionen					
b640	Sexuelle Funktionen					
b650	Menstruationsfunktionen					
b660	Fortpflanzungsfunktionen					
b670	Mit den Genital- und reproduktiven Funktionen verbundene Empfindungen					

Neuromuskuloskelettale und bewegungsbezogene Funktionen						
		1	2	I	F	N
	Funktionen der Gelenke und Knochen					
b710	Funktionen der Gelenkbeweglichkeit					
b715	Funktionen der Gelenkstabilität					
	Funktionen der Muskeln					
b730	Funktionen der Muskelkraft					
b735	Funktionen des Muskeltonus					
b740	Funktionen der Muskelausdauer					
	Funktionen der Bewegung					
b755	Funktionen der unwillkürlichen Bewegungsreaktion					
b760	Funktionen der Kontrolle von Willkürbewegungen					
b765	Funktionen der unwillkürlichen Bewegungen					
b770	Funktionen der Bewegungsmuster beim Gehen					

Funktionen der Haut und Hautanhangsgebilde						
		1	2	I	F	N
	Funktionen der Haut					
b810	Schutzfunktionen der Haut					
b820	Heilfunktionen der Haut					
b830	Andere Funktionen der Haut					
b840	Auf die Haut bezogene Empfindungen					
	Funktionen des Haars und der Nägel					
b850	Funktionen des Haars					
b860	Funktionen der Nägel					

Körperstrukturen

Strukturen des Nervensystems						
		1	2	I	F	N
s110	Struktur des Gehirns					
s120	Struktur des Rückenmarks und mit ihm in Zusammenhang stehende Strukturen					

Auge, Ohr und mit ihnen in Zusammenhang stehende Strukturen						
		1	2	I	F	N
s210	Struktur der Augenhöhle (Orbita)					
s220	Struktur des Augapfels (Bulbus)					
s230	Strukturen um das Auge herum					
s240	Struktur des äußeren Ohres					
s250	Struktur des Mittelohres					
s260	Struktur des Innenohres					

Strukturen, die an der Stimme und am Sprechen beteiligt sind						
		1	2	I	F	N
s310	Struktur der Nase					
s320	Struktur des Mundes					
s330	Struktur des Pharynx					
s340	Struktur des Kehlkopfes					

Strukturen des kardiovaskulären, des Immun- und des Atmungssystems						
		1	2	I	F	N
s410	Struktur des kardiovaskulären Systems					
s420	Struktur des Immunsystems					
s430	Struktur des Atmungssystems					

Mit dem Verdauungs-, Stoffwechsel- und endokrinen System in Zusammenhang stehende Strukturen						
		1	2	I	F	N
s510	Struktur der Speicheldrüsen					
s520	Struktur der Speiseröhre					
s530	Struktur des Magens					
s540	Struktur des Darms					
s550	Struktur der Bauchspeicheldrüse					
s560	Struktur der Leber					
s570	Struktur der Gallenwege					
s580	Struktur der endokrinen Drüsen					

Mit dem Urogenital- und Reproduktionssystem Strukturen in Zusammenhang stehende Strukturen						
		1	2	I	F	N
s610	Struktur der ableitenden Harnwege					
s620	Struktur des Beckenbodens					
s630	Struktur des Geschlechtsorgane					

Mit der Bewegung in Zusammenhang stehende Strukturen						
		1	2	I	F	N
s710	Struktur der Kopf- und Halsregion					
s730	Struktur der oberen Extremitäten					
s740	Struktur der Beckenregion					
s750	Struktur der unteren Extremitäten					
s760	Struktur des Rumpfes					

Strukturen der Haut und Hautanhangsgebilde						
		1	2	I	F	N
s810	Struktur der Hautregionen					
s820	Struktur der Hautanhangsgebilde					
s830	Struktur der Nägel					
s840	Struktur der Haare					

Aktivitäten und Partizipation (Teilhabe)

Lernen und Wissensanwendung						
		1	2	I	F	N
	Bewusste sinnliche Wahrnehmungen					
d110	Zuschauen					
d115	Zuhören					
d120	Andere bewusste sinnliche Wahrnehmungen					
	Elementares Lernen					
d130	Nachmachen, nachahmen					
d131	Lernen durch Handeln mit Gegenständen					
d132	Informationen erwerben					
d133	Sprache erwerben					
d134	Zusätzliche Sprache erwerben					
d135	Üben					
d137	Konzepte aneignen					
d140	Lesen lernen					
d145	Schreiben lernen					
d150	Rechnen lernen					
d155	Sich Fertigkeiten eneignen					
	Wissensanwendung					
d160	Aufmerksamkeit fokussieren					
d161	Aufmerksamkeit lenken					
d163	Denken					
d166	Lesen					
d170	Schreiben					
d172	Rechnen					
d175	Probleme lösen					
d177	Entscheidungen treffen					

Allgemeine Aufgaben und Anforderungen						
		1	2	I	F	N
d210	Eine Einzelaufgabe übernehmen					
d220	Mehrfachaufgaben übernehmen					
d230	Die tägliche Routine durchführen					
d240	Mit Stress und anderen psychischen Anforderungen umgehen					
d250	Sein Verhalten steuern					

Kommunikation						
		1	2	I	F	N
	Kommunizieren als Empfänger					
d310	Kommunizieren als Empfänger gesprochener Mitteilungen					
d3100	Auf die menschliche Stimme reagieren					
d3101	Einfache gesprochene Mitteilungen verstehen					
d3102	Komplexe gesprochene Mitteilungen verstehen					
d315	Kommunikation als Empfänger nonverbaler Mitteilungen					
d3150	Kommunikation als Empfänger von Gesten und Gebärden					
d3151	Kommunikation als Empfänger von allgemeinen Zeichen und Gebärden					
d3152	Kommunikation als Empfänger von Zeichnungen und Fotos					
d320	Kommunikation als Empfänger von Mitteilungen in Gebärdensprache					
	Kommunizieren als Sender					
d330	Sprechen					
d331	Präverbale Äußerungen					
d335	Nonverbale Mitteilungen produzieren					
d340	Mitteilungen in Gebärdensprache ausdrücken					
d345	Mitteilungen schreiben					
	Konversation und Gebrauch von Kommunikationsgeräten und -techniken					
d350	Konversation					
d355	Diskussion					
d360	Kommunikationsgeräte und -techniken benutzen					

Mobilität						
		1	2	I	F	N
	Die Körperposition ändern und aufrechterhalten					
d410	Eine elementare Körperposition wechseln					
d415	In einer Körperposition verbleiben					
d4150	In liegender Position verbleiben					
d4151	In hockender Position verbleiben					
d4152	In kniender Position verbleiben					
d4153	In sitzender Position verbleiben					
d4154	In stehender Position verbleiben					
d4155	Kopfhaltung beibehalten					
d420	Sich verlagern					
	Gegenstände tragen, bewegen und handhaben					
d430	Gegenstände anheben und tragen					
d435	Gegenstände mit den unteren Extremitäten bewegen					
d440	Feinmotorischer Handgebrauch					
d4400	Einen Gegenstand Aufnehmen					
d4401	Einen Gegenstand ergreifen					
d4402	Einen Gegenstand handhaben					
d4403	Einen Gegenstand loslassen					
d445	Hand- und Armgebrauch					
	Gehen und sich fortbewegen					
d450	Gehen					
d455	Sich auf andere Weise fortbewegen					
d460	Sich in verschiedenen Umgebungen fortbewegen					
d465	Sich unter Verwendung von Geräten / Ausrüstungen fortbewegen					
	Sich mit Transportmitteln fortbewegen					
d470	Transportmittel benutzen					
d475	Ein Fahrzeug fahren					

Selbstversorgung						
		1	2	I	F	N
d510	Sich waschen					
d520	Seine Körperteile pflegen					
d530	Die Toilette benutzen					
d540	Sich Kleiden					
d550	Essen					
d560	Trinken					
d570	Auf seine Gesundheit achten					
d571	Auf seine Sicherheit achten					

Häusliches Leben						
		1	2	I	F	N
	Haushaltsaufgaben					
d630	Mahlzeiten vorbereiten					
d640	Hausarbeiten erledigen					
	Haushaltsgegenstände pflegen und anderen helfen					
d650	Haushaltsgegenstände pflegen					
d660	Anderen helfen					

Interpersonelle Interaktionen und Beziehungen						
		1	2	I	F	N
	Allgemeine interpersonelle Interaktionen					
d710	Elementare interpersonelle Aktivitäten					
d7100	Respekt und Wärme in Beziehungen					
d7101	Anerkennung in Beziehungen					
d7102	Toleranz in Beziehungen					
d7103	Kritik in Beziehungen					
d7104	Soziale Zeichen in Beziehungen					
d7105	Körperlicher Kontakt in Beziehungen					
d7106	Unterscheidung bekannter Personen					
d720	Komplexe interpersonelle Interaktionen					

	Besondere interpersonelle Beziehungen					
d730	Mit Fremden umgehen					
d740	Formelle Berziehungen					
d750	Informelle soziale Beziehungen					
d760	Familienbeziehungen					
d770	Intime Beziehungen					

Bedeutende Lebensbereiche						
		1	**2**	**I**	**F**	**N**
	Erziehung / Bildung					
d810	Informelle Bildung / Ausbildung					
d815	Vorschulerziehung					
d820	Schulbildung					
d830	Höhere Bildung und Ausbildung					
d835	Schulleben und damit verbundene Aktivitäten					
	Arbeit und Beschäftigung					
d840	Vorbereitung auf Erwerbstätigkeit					
d845	Eine Arbeit erhalten, behalten und beenden					
d850	Bezahlte Tätigkeit					
d855	Unbezahlte Tätigkeit					
	Wirtschaftliches Leben					
d860	Elementare wirtschaftliche Transaktionen					
d865	Komplexe wirtschaftliche Transaktionen					
d870	Wirtschaftliche Eigenständigkeit					
d880	Sich mit Spielen beschäftigen					
d8800	Solitärspiel					
d8801	Beobachtungsspiel					
d8802	Parallelspiel					
d8803	Gemeinsames Kooperationsspiel					

Gemeinschafts-, soziales und staatsbürgerliches Leben						
		1	2	I	F	N
d910	Gemeinschaftsleben					
d920	Erholung und Freizeit					
d930	Religion und Spiritualität					
d940	Menschenrechte					
d950	Politisches Leben und Staatsbürgerschaft					

Umweltfaktoren

Produkte und Technologien						
		1	2	I	F	N
e110	Produkte oder Substanzen für den persönlichen Verbrauch					
e115	Produkte und Technologien zum persönlichen Gebrauch im alltäglichen Leben					
e1152	Produkte und Technologien zum Spielen					
e120	Produkte und Technologien zur persönlichen Mobilität drinnen und draußen und zum Transport					
e125	Produkte und Technologien zur Kommunikation					
e130	Produkte und Technologien für Bildung / Ausbildung					
e135	Produkte und Technologien für die Erwerbstätigkeit					
e140	Produkte und Technologien für Kultur, Freizeit und Sport					
e145	Produkte und Technologien zur Ausübung von Religion und Spiritualität					
e150	Entwurf, Konstruktion sowie Bauprodukte und Technologien von öffentlichen Gebäuden					
e155	Entwurf, Konstruktion sowie Bauprodukte und Technologien von privaten Gebäuden					
e165	Vermögenswerte					

Natürliche und vom Menschen veränderte Umwelt						
		1	2	I	F	N
e215	Bevölkerung					
e250	Laute und Geräusche					
e260	Luftqualität					

Unterstützung und Beziehungen						
		1	2	I	F	N
e310	Engster Familienkreis					
e315	Erweiterter Familiekreis					
e320	Freunde					
e325	Bekannte, Seinesgleichen (Peers), Kollegen, Nachbarn und andere Gemeindemitglieder					
e330	Autoritätspersonen					
e340	Persönliche Hilfs- und Pflegepersonen					
e350	Domestizierte Tiere					
e355	Fachleute der Gesundheitsberufe					
e360	Andere Fachleute					

Einstellungen						
		1	2	I	F	N
e410	Individuelle Einstellungen der Mitglieder des engsten Familienkreises					
e415	Individuelle Einstellungen der Mitglieder des erweiterten Familienkreises					
e420	Individuelle Einstellungen von Freunden					
e425	Individuelle Einstellungen von Bekannten, Seinesgleichen (Peers), Kollegen, Nachbarn und anderen Gemeindemitgliedern					
e430	Individuelle Einstellungen von Autoritätspersonen					
e440	Individuelle Einstellungen von persönlichen Hilfs- und Pflegepersonen					
e450	Individuelle Einstellungen von Fachleuten der Gesundheitsberufe					
e455	Individuelle Einstellungen von anderen Fachleuten					
e460	Gesellschaftliche Einstellungen					
e465	Gesellschaftliche Normen, Konventionen und Weltanschauungen					

Dienste, Systeme und Handlungsgrundsätze						
		1	2	I	F	N
e525	Dienste, Systeme und Handlungsgrundsätze des Wohnungswesens					
e535	Dienste, Systeme und Handlungsgrundsätze des Kommunikationswesens					
e540	Dienste, Systeme und Handlungsgrundsätze des Transportwesens					
e555	Dienste, Systeme und Handlungsgrundsätze von Vereinigungen und Organisationen					
e560	Dienste, Systeme und Handlungsgrundsätze des Medienwesens					
e570	Dienste, Systeme und Handlungsgrundsätze der sozialen Sicherheit					
e575	Dienste, Systeme und Handlungsgrundsätze der allgemeinen sozialen Unterstützung					
e580	Dienste, Systeme und Handlungsgrundsätze des Gesundheitswesens					
e585	Dienste, Systeme und Handlungsgrundsätze des Bildungs- und Ausbildungswesens					
e590	Dienste, Systeme und Handlungsgrundsätze des Arbeits- und Beschäftigungswesens					
e595	Dienste, Systeme und Handlungsgrundsätze der Politik					

11.7 Nützliche Links und weitere Ressourcen zur ICF

Offizielle WHO ICF-Website:
http://www.who.int/classifications/icf/en/

ICF Education-Website:
Diese Website ist eine Onlinesammlung von Lehrmaterial über die ICF aus der ganzen Welt. Sie wird von ICF-Experten gepflegt, von denen viele Teil der WHO-Referenzgruppe für Funktionsfähigkeit und Behinderung sind oder waren: http://icfeducation.org

ICF Research Branch-Website:
Diese Website wird in Zusammenarbeit mit dem Deutschen WHO-Kooperationszentrum (DIMDI) gepflegt und vom Schweizer Paraplegiker-Zentrum gehostet. Es bietet Materialien und Kurse zu verschiedenen Themen der ICF an: https://www.icf-research-branch.org

F-Wörter auf der Childhood Disability Knowledge Hub-Website:
Diese Website wird von *CanChild* in Kanada gehostet und bietet eine Sammlung von Ressourcen, die entwickelt wurden, um Übersetzungen von Fachwissen und Implementierungsaktivitäten im Zusammenhang mit der ICF zu unterstützen: https://www.canchild.ca/en/research-in-practice/f-words-in-childhood-disability/icf-resources

RehaKIND-Internetseite:
Der rehaKIND (www.rehakind.de) Bedarfsermittlungsbogen für die Hilfsmittelversorgung im Hilfsmittelbereich gibt es als herunterladbares Formular: https://www.rehakind.de/m.php?sid=10

Autorenvitae

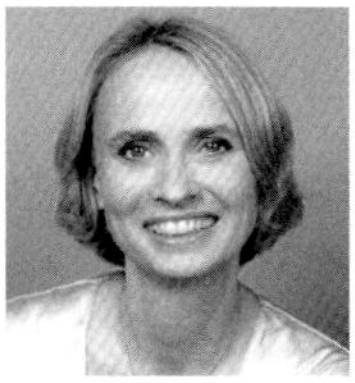

Prof. Dr. Liane Simon, Hamburg
Liane Simon ist Pädagogin und systemische Familientherapeutin. Sie war 25 Jahre in der Frühförderung tätig und arbeitet seit 2013 als Professorin für Transdisziplinäre Frühförderung an der MSH Medical School Hamburg. Ihr Forschungsinteresse gilt der Implementierung der ICF in der Praxis und der damit verbundenen interdisziplinären Zusammenarbeit.

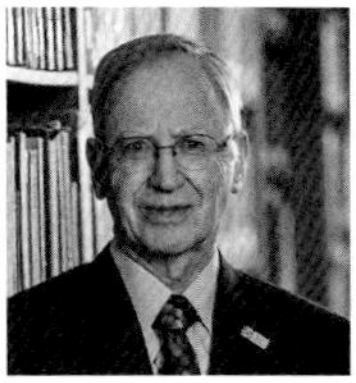

Prof. Dr. Gabriel M. Ronen, MD, PhD, Hamilton Kanada
Gabriel Ronen ist Kinderneurologe, Professor der Kinderheilkunde an der McMaster Universität und forscht bei *CanChild*. Sein Forschungsschwerpunkt ist die Untersuchung patientenberichteter Ergebnisse und die Nutzung der ICF an Epilepsie erkrankten Kindern und Jugendlichen. Er publiziert über Ethik, Lebensqualität und ICF.

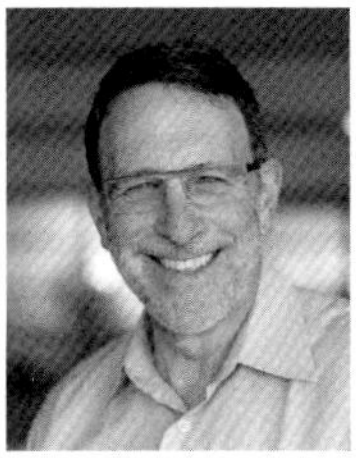

Prof. Dr. Peter Rosenbaum, MD, FRCP(C), Hamilton Kanada
Peter Rosenbaum ist ein kanadischer Entwicklungspädiater und Forscher, dessen Name eng mit dem *CanChild* Centre for Childhood Disability Research, welches er 1989 an der McMaster Universität gegründet hat, verbunden ist. Er ist Professor der Kinderheilkunde und mit über 370 Publikationen und Lehrveranstaltungen in mehr als 30 Ländern ein weltweit gefragter Wissenschaftler, Berater und Lehrer.

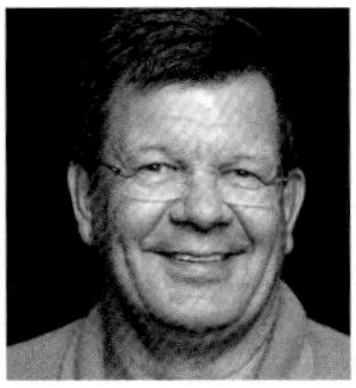

Prof. Dr. Olaf Kraus de Camargo, MD, PhD, FRCPC, Hamilton Kanada
Olaf Kraus de Camargo ist Sozialpädiater. Nach Stationen in deutschen SPZs und einer Professur an der FH Nordhausen arbeitet er seit 2008 als Associate Professor in der Abteilung Entwicklungspädiatrie der McMaster Universität und forscht bei *CanChild*. Sein Forschungsinteresse gilt der Implementierung der ICF in Lehre und Praxis.

Sachwortregister

A

Abhängigkeit, vollständige 126
Adoleszenzteam 92
Aktivitäten 19, 69
- CAPE (Children's Assessment of Participation and Enjoyment) 23
- Einschränkungen 27
- ICF-Codes 170
- individuelle Bedeutung 20, 94
- passive Ausführung 125
- PROMs (Person-(Patient-)Reported Outcome Measures) 53

Alberta (Kanada), ICF-Ausbildung 103
Allgemeine Systemtheorie 28
Alltagstätigkeiten 77
American Physical Therapy Association 102
American Speech-Language-Hearing Association 102
Anthropologie 19
Atopisches Ekzem 146
Aufmerksamkeitsdefizit-Hyperaktivitätsstörung (ADHS) 74
Autismus-Spektrum-Störung (ASS) 127, 146
Autonomie 36, 46

B

Beeinträchtigung 10, 18, 20, 27, 29, 47, 67
Beeinträchtigung, kognitive 56
Befähigungsansatz 28
Behindertenparadoxon (disability paradox) 57
Behinderung 67
- Begriffsdefinition 27
- DCP-Modell (Disability-Creation-Process Model) 35
- Definition 20
- ICF-CY 9, 122
- ICF, Eltern-Erfahrungsbericht 121
- ICIDH-Definition 35
- Identifizierung und Beseitigung von Barrieren 19, 22, 38, 76, 100, 111, 136
- Perspektivenwechsel 123
- Prozess der Entstehung von Behinderung 35
- Umfrage in Spanien 116
- vollständige Abhängigkeit 126
- Ziel- und Entscheidungsfindung 82

Bertillon, Jacques 17
Berufsausbildung im Gesundheitswesen (HPE) 9, 99, 100, 101, 102
Beschlussphase 93
Betreuung
- Funktionsprofil 75
- Interdisziplinäre Teams 86
- Maßnahmen-Evaluation 23
- personenzentrierte 31, 40
- Person-(Patient-)Reported Outcome, Kinder 56
- Person-(Patient-)Reported Outcomes 46
- Zieldefinition 81

Beurteilungsinstrumente 23, 128
Bewältigungsstrategie 39, 47, 96
biomedizinisches Krankheitsmodell 18, 100, 122, 126, 135
bio-psycho-soziales Gesundheitsmodell 83
- Funktionsfähigkeit 31, 135
- George Engel 28, 99
- Gesundheitspolitik, Finnland 38
- ICF, Gesundheitsmodell der WHO 18
- Kontextfaktoren 33
- positive Gesundheit 30

bio-psycho-sozial-spirituelles Gesundheitsmodell 19, 53, 100, 106
Brasilien, ICF-Ausbildung 104

C

CAIPE (Centre for the Advancement of Interprofessional Education) 83
Canadian Interprofessional Health Collaborative 83
Canadian Occupational Performance Measure\"

(COPM) 21
CanChild 80, 106
CAPE (Children's Assessment of Participation and Enjoyment) 23
CDC (Centers for Disease Control) Vision für die Überwachung der öffentlichen Gesundheit für das 21. Jahrhundert 137
Child Health Questionnaire 54
Chile, ICF-Ausbildung 104
Compliance, mangelnde 23
Conselho Federal de Fisioterapie e Terapia Ocupacional (COFFITO) 102
Core Sets 22, 113, 136

D

Datenschutz 58
Depression 30, 56
Depression Distortion Hypothesis (Hypothese der Depressionsverzerrung) 56
Deutsche Gesellschaft für Physikalische Medizin und Rehabilitation 102
Deutsche Gesellschaft für Rehabilitationswissenschaft 102
Deutsche Gesellschaft für Sozialpädiatrie und Jugendmedizin (DGSPJ) 102
Deutschland, ICF-Ausbildung 102
Diagnose 74, 116, 124, 135
diagnostische Beschreibung 74
Disability-Creation-Process Model (DCP-Modell) 35
DISABKIDS 23, 54
Diskriminierungsrisiko 41
Dokumentationsinstrument 37, 67, 111, 122, 136
Dystonie 121

E

elektronische Gesundheitsportale 38
Eltern 23, 56, 59, 83, 121, 124
Emotionen 124
Engel, George 99
Entscheidungsfindung, Intervention 124
Entscheidungsfreiheit 30
Entwicklung, kindliche 88
Entwicklungsdyspraxie 74
Entwicklungsförderung 88
Enzephalopathie nach Kernikterus 154
ethische Leitlinien 96, 112
Evaluation von Betreuungsmaßnahmen und Interventionen 23
Evidenzbasierte Medizin (EBM) 35, 45, 57, 103, 111

F

Fachleute der Gesundheitsberufe
- Auftragsklärung 94
- Ausbildung 99
- Dokumentation und bottom-up-Datenerfassung 136
- Interprofessionelle Kommunikation 85
- Paradigmenwechsel, biomedizinische Sicht 122
- Teamarbeit 96
- Umweltfaktor 93
- versteckte Ziele 96
- Zeitmangel und Kostendruck 129
FACT (Functioning Assessment Classification Tool) 137
Fähigkeit (capability) 28
Fallbeispiel
- Autismus-Spektrum-Störung (ASS), schweres atopisches Ekzem 144
- Enzephalopathie nach Kernikterus 152
- Frühgeburt, Meningokokkensepsis, Hydrocephalus 150
- motorische Unruhe 70
- myoklonische Dystonie 76
- spastische tetraplegische Zerebralparese 121
- Verdacht auf Autismus-Spektrum-Störung 155
Farr, William 17
Feeding Matters 114
Findungsphase 92
Förderfaktoren 19, 69, 73, 100, 136
- standardisierte vs. narrative Erfassung 22
Frühförderung 38
- altersabhängig vs. diagnoseabhängig 22
- Beurteilungsinstrumente 23
- ICF-basierte Bedarfsermittlung 75
- interdisziplinäre Teams 89
- Problem-Orientierung 82
Functioning and Disability Reference Group (FDRG) 20, 133
funktionale Fähigkeit (functional ability) 28
funktionale Gesundheit 18, 38
- Definition 20
- Evaluierung mit ICF-Instrument 133
- personbezogene Faktoren 20, 34
Funktionsbeeinträchtigung 115
Funktionsfähigkeit (functioning) 28, 97
- Begriffsdefinition 27
- Behinderung mit vollständiger Abhängigkeit 126
- Beurteilungsmerkmale 135
- bio-psycho-soziales Gesundheitsmodell 18, 29
- erfolgreiche 29
- ICF-Kategorien zur Erfassung 31
- objektive und subjektive Sicht 29

- Personbezogene Faktoren 34
- PROMs (Person-(Patient-)Reported Outcome Measures) 53
- selbstdefinierte 46
- standardisierte vs. narrative Erfassung 22
- vs. Diagnose; Diagnose 116
Funktionsprofil 12, 41, 75, 135, 146, 157
Funktionsstatus 51
F-Wörter (Funktion, Familie, Spaß [fun], Freunde, Fitness und Zukunft [future]) 80, 87, 163

G
Geistliche 83
Gesundheit 97
- Definition 46
- digitale 100
- ganzheitliche Sicht 29, 49
- Gerechtigkeit 28, 100
- Gesundheitszustand 133
- positive 30, 47, 50
- Spiritualität 19
- systematische Datenerfassung 17, 37
- und Krankheit, Perspektivenwechsel; Krankheit 17
- Wahrnehmung 51
Gesundheitliche Auswirkungen 47
Gesundheitliche Chancengleichheit (Health equity) 100
Gesundheitsdaten 37, 129
- Längsschnitt-Studien 52, 59, 60
- Personbezogene Daten 112
- PROMs (Person-(Patient-)Reported Outcome Measures) 52
- top-down vs. bottom-up-Erfassung 136
Gesundheitsindikatoren 38
Gesundheitsmodell 9
Gesundheitspolitik 111, 114
Gesundheitssystem
- Funktionsfähigkeit 30
- ICF-Datenerfassung 91
- interdisziplinäre personbezogene Teamarbeit 87, 100
- Qualitätssicherung mit PROM 49, 61
Gesundheits-Team 83
Gesundheitswesen
- Berufsausbildungs-Transformation 100
- biomedizinische Perspektive 38
- Datenerfassung 37
- fehlende Evaluierung 58
- ICF-Datenerfassung 38
- Perspektivenwechsel durch ICF 11, 122
- PROM-Integration 58
Gesundheitszustand 111
Gesundheitszustand und Krankheitsbild des Kindes 54
geteilte Entscheidungsfindung (Shared decision making) 101
Goal Attainment Scaling (Ziel-Erreichungs-Skala, GAS) 23
Grundteam 92

H
Handicap 67
Hannover-Modell 102
Health Utility Index 54
Hochleistungsteam 93
Hollis, Florence 99
Hörverlust 74, 121, 152

I
ICanFunction mHealth (mICF) 106, 136
ICD (Internationale Klassifikation von Krankheitszuständen) 17, 21
ICF-Codes 170
ICF-CY (Children and Youth)
- Codierungen für Kinder im Alter von 0–3 Jahren 170
- Codierungen für Kinder im Alter von 4–6 Jahren 181
- Codierungen für Kinder im Alter von 7–12 Jahren 193
- Codierungen für Kinder im Alter von 13–18 Jahren 206
ICF-CY (Internationale Klassifikation der Funktionsfähigkeit, Behinderung und Gesundheit für Kinder und Jugendliche) 9, 18, 133
- familien- und patientenzentrierte Therapieplanung 21
- standardisierte vs. narrative Erfassung der Bedürfnisse 22
- Zielvereinbarung und Evaluation 23
ICF (Internationale Klassifikation der Funktionsfähigkeit, Behinderung und Gesundheit) 9
- Administrative Anwendungen 111
- Berufsausbildung im Gesundheitswesen 100, 102
- bio-psycho-soziales Gesundheitsmodell 18, 28, 31, 33, 38
- bio-psycho-sozial-spirituelles Gesundheitsmodell 19

- Core Sets 22
- demokratischer Ansatz der Gesundheitsversorgung 31
- diagnostische Beschreibung 74
- Dialoginstrument 125
- Dokumentationsinstrument 113
- elektronische Gesundheitsportale 38
- Elternperspektive 121
- Entlassungs-, Überweisungs-Formular 164
- Fallanalyse 70
- Fallbeispiele, Patientenbeschreibungen 144
- Funktionsprofil 136
- Gerüst, leeres 169
- Gesundheitsdaten-Erfassung 34, 38
- ICF-Checklisten 170
- Implementierung 135
- Instrument für Betreuungsteam 126
- Kategorien 22, 78
- Kategorien und personbezogene Faktoren 40
- Kodierung 75
- Komponenten 68
- Links und Ressourcen 221
- Mensch aus ganzheitlicher Sicht 29
- PROMs (Person-(Patient-)Reported Outcome Measures) 45, 50
- standardisierte vs. narrative Erfassung der Bedürfnisse 22
- Taxonomie 111
- Teamarbeit 81
- Umsetzungsherausforderungen 133
- Ziele 81

ICIDH (International Classification of Impairments, Disabilities and Handicaps) 18, 35, 67
Institute of Medicine in North America 102
Interdisziplinäre Kommunikation 76
Interdisziplinäre Zusammenarbeit 70, 81, 83
International Bobath Association (IBITA) 102
Interprofessionelle Kommunikation 85, 106, 129
Interprofessionelle Konfliktlösung 90
Interprofessionelle Zusammenarbeit 83
Intervention
- Entscheidungsfindung 124
- Evaluation 23, 58
- Fallbeispiele 144
- ganzheitliche 101
- Person-, familien- und gemeinschaftszentrierte 87
- Ziele und Planung 76, 123

J

Journal of Interprofessional Care 83

K

KIDSCREEN 23, 52, 54
Klassifikationssysteme 17, 21, 37, 111, 128, 133
Kollaborative Führung 90
Kommunikation, interprofessionelle 122
Kommunikationsinstrument 130, 131
Konsensuspapier 115
Kontextfaktoren 35, 69
- persönliche Faktoren 19, 33
- Resilienz 52
- Umweltfaktoren 19
- Zufriedenheit mit der Gesundheitsversorgung 52

Körperfunktionen 19, 20, 68, 74
- ICF-Codes 170

Körperstrukturen 19, 20, 68
- ICF-Codes 170

Krankheit 67
- Core Sets vs. Diagnose 22, 30
- Gesundheitsstatistiken 38
- ICD (Internationale Klassifikation von Krankheitszuständen) 17, 21
- systematische Erfassung 17
- und Gesundheit, konzeptionelles Verhältnis;Gesundheit 17

Krisenphase 93
Kulturelle Unterschiede 127

L

Längsschnitt-Studie 52, 59, 60
Lebensqualität, allgemeine (quality of life, QoL) 12, 39, 48, 51, 52, 60
Lebensqualität, gesundheitsbezogene (health related quality of life, HRQoL) 48, 53
Lehrer 83
Leistung (performance) 27
Leistungsfähigkeit (capacity) 27
Leistungsphase (Arbeitsphase) 93
Lernbehinderung 74
Lernteams 93

M

Mitgefühl 131
mobile Gesundheitsapp (mHealth-App) 106
myoklonische Dystonie 76

N

Nachwuchsteam 92
National Interprofessional Competency Framework 83
Niederlande, ICF-Ausbildung 103
Normierungsphase (Übereinkommensphase) 93

O

Ontario (Kanada), ICF-Ausbildung 104

P

Participation and Environment Measure for Children and Youth \ (PEM-CY) 21
Patientenvertreter 114, 115
Patient Reported Outcome Measurement-Informationssystem (PROMIS) 53
PedQL® 52, 54
Perceived Efficacy and Goal Setting (PEGS) 21, 23
Periventrikuläre Leukomalazie 152
Personbezogene Daten 112
Personbezogene Faktoren 19, 33, 69
- Definition 21
- Evidenzbasierte Medizin (EBM) 35
- fehlende ICF-Kategorien und Codes 34, 39, 73
- Gesundheitszustand 133
- Risiken definierter ICF-Kategorien 40
- Sozialmedizin 112
- Studie zu Patienten mit Rückenmarkverletzungen 39
- systematisches Erfassen 39

Persönlichkeit 33, 37
Persönlichkeitsdiagnostik 39
Person (Patient)
- Autonomie 46
- Begriffsbeschreibung 36
- Bewältigungskompetenz 40
- Gesundheitsverständnis 46
- gleichberechtigte Teilhabe 39
- persönlicher Gesundheitsbericht 48
- Person vs. Patient 48
- problemorientierte Ziele 81

POLI-(Problem-oriented-learning-interdisciplinary) Tage 103
problembasiertes Lernen (PBL) 99
PROMIS (Person-(Patient-)Reported Outcome Measurement-Informationssystem) 53
PROMs (Person-(Patient-)Reported Outcome Measures) 45, 49
- Auswahl 53
- Implementierung 59
- Kinder, eigene Perspektive 56
- Patienten, kognitive Beeinträchtigungen 56

PROs (Person-(Patient-)Reported Outcomes) 48, 53, 101
Prozess der Entstehung von Behinderung 35

Q

Quality of Life Instruments Database (PROQOLID) 53

R

Rehabilitation
- Arbeitsplatz 38
- Evaluation-/Beurteilungsinstrumente 23
- Goal Attainment Scaling, GAS 23
- ICF-Ausbildung 103
- Leistungsentscheidungen 39
- mobile Gesundheitsapp (mHealth-App) 136
- Personbezogene Förderziele 21
- PROMs (Person-(Patient-)Reported Outcome Measures) 60

REHADAT ICF-GUIDE 137
Resilienz 52
Respekt 30
Response Shift (Veränderung des Bewertungshintergrunds) 57
Richtlinien 116
Rückenmarksverletzung 39

S

Salutogenese 30
Satisfaction with Life Scale (Diener) 54
Schizophrenie 37
Sehstörungen 152
Snow, John 17, 37
Sozialarbeiter 83
Sozialmedizin 17, 112
Sozialpflege-Team 83
Sozioökonomischer Status 54, 127
spastische tetraplegische Zerebralparese 121
Spiritualität 19, 47, 60
Stigma 124
Stimmerkennungssoftware 19
Störungen bei der Nahrungsaufnahme im Kindesalter 115
Stottern 146
Streitphase (Sturmphase) 92
Südafrika, ICF-Ausbildung 104
Symptomstatus 51

T

Taxonomie 111
Team 122
- Entwicklungsphasen 91
- Interdisziplinäre Kommunikation 76

- Interdisziplinäre Zusammenarbeit 70, 80, 81, 83, 89
- Interprofessionelle Kommunikation 85, 129
- Interprofessionelle Konfliktlösung 90
- Interprofessionelle Zusammenarbeit 83, 87, 100, 103, 106
- Kollaborative Führung 90
- Planungs- und Kommunikationsinstrument 81, 130
- Problem-Orientierung 94
- Rollenklärung 88

team around the child (TAC) 83
Teamentwicklung
- dysfunktionale Gruppen 162
- Phasen 159, 160, 161

Teamfähigkeit 89
Teilhabe (Partizipation) 19, 69, 74
- Behinderung mit vollständiger Abhängigkeit 126
- Beurteilungsinstrumente 23
- Definition 20
- gleichberechtigte 39
- ICF-Codes 170
- Participation and Environment Measure for Children and Youth \ (PEM-CY) 21
- soziale 38
- Verantwortung der Gesellschaft 19

Therapie
- Entscheidungskonflikt der Eltern 125
- familien- und patientenzentrierte, mit ICF-CY-Instrumenten 21, 74, 76
- Krankheitskonzept vs. Konzept der Funktionsfähigkeit 30
- PROM (Person-(Patient-)Reported Outcome Measures) 46, 49

Tiefe Hirnstimulation 124

U

Umweltbarrieren 19, 22, 39, 76, 100, 111, 114, 136
Umweltfaktoren 19, 34, 69
- Definition 21
- Elternbeziehung 125
- Fachleute der Gesundheitsberufe 93
- Funktionsfähigkeit 18
- ICF-Codes 170
- Participation and Environment Measure for Children and Youth (PEM-CY) 21
- standardisierte vs. narrative Erfassung 22

V

Vereinigung für Interdisziplinäre Frühförderung (ViFF) 21
Virchow, Rudolf Karl 17, 37

W

WHO-FIC (Familie internationaler Klassifikationen der WHO) 20, 133
WHO (Weltgesundheitsorganisation) 9, 111
- Definitionen 54
- Gründung 17
- ICF 9

Wohlbefinden 19, 29, 30, 38, 51
WTQ (What's the Question? – Wie lautet die Frage?) 82
Würde 30

Z

Zerebralparese 152
Ziele
- Definition 82
- personenzentrierte 82, 87
- Perspektiven, unterschiedliche 81
- Planung 76, 79
- versteckte 81, 96

Ziel-Erreichungs-Skala, GAS 23
Zufriedenheit mit der Gesundheitsversorgung 52